肿瘤放射治疗营养护理实践

名誉主编　郎锦义　李　涛
主　　编　江庆华　殷　利　庞华容
副主编　唐丽琴　彭姗姗　吕俭霞

科学出版社
北京

内 容 简 介

本书主要介绍肿瘤放射治疗患者营养护理的现状、原则和实践方法，共分六章。首先简要介绍放射治疗的基本原理和机制、肿瘤患者的营养现状及营养治疗对肿瘤放疗患者的影响、专科护士在肿瘤放疗患者营养治疗中的作用。其次系统介绍肿瘤营养治疗的通则，包括营养筛查与评估、营养治疗、疗效评价与随访、饮食指导及居家康复指导。然后重点介绍放疗患者的营养诊断、营养咨询与营养教育、不同营养治疗途径的护理、放疗患者所需营养素及常用的营养制剂、营养治疗的疗效及不良反应评价、并发症的预防与护理等。最后，针对不同部位的代表性癌种放疗患者营养不良特点的差异和营养治疗的具体护理实践过程，采用临床真实的实践案例，为肿瘤放疗患者营养治疗护理实践提供参考和示范。

本书具有较好的科学性、规范性和可操作性，适用于从事肿瘤放疗工作的医师、护士、临床营养师及所有肿瘤学和营养学专业人员阅读和学习，也可为肿瘤放疗患者及其家属提供营养指导。

图书在版编目 (CIP) 数据

肿瘤放射治疗营养护理实践 / 江庆华，殷利，庞华容主编 . -- 北京：科学出版社，2024.9. -- ISBN 978-7-03-079538-0

Ⅰ. R730.55；R473.73

中国国家版本馆 CIP 数据核字第 20244TN619 号

责任编辑：程晓红 / 责任校对：张 娟
责任印制：师艳茹 / 封面设计：吴朝洪

科 学 出 版 社 出版

北京东黄城根北街 16 号
邮政编码：100717
http://www.sciencep.com

三河市春园印刷有限公司印刷
科学出版社发行 各地新华书店经销

*

2024 年 9 月第 一 版 开本：787×1092 1/16
2024 年 9 月第一次印刷 印张：15 3/4
字数：370 000

定价：110.00 元
（如有印装质量问题，我社负责调换）

编著者名单

名誉主编　郎锦义　李　涛

主　　编　江庆华　殷　利　庞华容

副 主 编　唐丽琴　彭姗姗　吕俭霞

编　　委　（按姓氏笔画排序）

王　华　四川省肿瘤医院

王　春　四川省肿瘤医院

叶　丽　四川省肿瘤医院

史可夫　中山大学肿瘤防治中心

吕俭霞　四川省肿瘤医院

吕家华　四川省肿瘤医院

朱科第　四川省肿瘤医院

刘　颖　德阳市人民医院

江庆华　四川省肿瘤医院

江格非　四川省肿瘤医院

汤　婷　四川省肿瘤医院

李晓霞　四川省肿瘤医院

张含凤　四川省肿瘤医院

林慧娟　厦门大学附属第一医院

易　珑　四川省肿瘤医院

庞华容　四川省肿瘤医院

殷　利　四川省肿瘤医院

高绪峰　四川省肿瘤医院

唐　玲　四川省肿瘤医院

唐小丽　四川省肿瘤医院

唐丽琴　四川省肿瘤医院

黄叶才　四川省肿瘤医院

黄桂玉　四川省肿瘤医院

梁海鑫　四川省肿瘤医院

彭姗姗　四川省肿瘤医院

敬云华　四川省肿瘤医院

曾　裕　四川省肿瘤医院

熊竹娟　四川省肿瘤医院

缪　莎　四川省肿瘤医院

序

　　恶性肿瘤已成为严重威胁我国人民群众健康的主要疾病之一，放射治疗（简称放疗）作为恶性肿瘤最重要的局部治疗方法之一，与手术、化学治疗、靶向治疗和免疫治疗等肿瘤治疗手段一起，构成了目前治疗肿瘤的主要方式。在治愈的肿瘤患者中，放疗的贡献率达到40%，约70%的恶性肿瘤患者在治疗过程中需要接受放疗。

　　随着放疗技术的更新迭代，肿瘤多学科综合治疗理念及实践的进步，放疗参与的肿瘤综合治疗临床疗效得到不断提高，对推动肿瘤放疗的临床应用和进一步提高患者生活质量发挥着重要的作用。营养不良是放疗患者常见的并发症之一。营养不良会影响放疗的疗效及毒性反应，包括降低肿瘤细胞的放射敏感性、影响放疗摆位的精确性、减少放疗完成性、降低放疗耐受性、增加放疗不良反应的发生率、缩短放疗患者生存期等，从而降低放疗疗效和影响患者生活质量。我国肿瘤患者营养不良发生率高于发达国家，且临床营养学科建设、肿瘤患者得到营养治疗的比例落后于发达国家。因此，对肿瘤放疗患者进行规范、有效的营养治疗对提升患者放疗疗效、提高生活质量具有重要意义。《肿瘤放射治疗营养护理实践》一书注重临床应用与实操指导，从放疗患者营养筛查与评估，营养通路及营养制剂的选择，到营养治疗实施护理、效果评价、并发症的预防及护理，最后到放疗患者营养护理的质量控制，涵盖了规范化放疗营养治疗的每一个环节，可为肿瘤放疗护理工作者提供指引。

　　希望广大医护人员能够树立以"人民健康为中心"的理念，关注并能实施接受放射治疗的肿瘤患者放疗前、放疗中和放疗后的全程营养管理，造福广大肿瘤患者！

郎锦义　李　涛

2024年6月

前　　言

根据国际癌症研究机构发布的全球癌症数据显示，2022年全球新发癌症病例及死亡病例分别为1997.65万例和974.38万例。其中，我国2022年恶性肿瘤新发病例约482.47万例，死亡病例约257.42万例。恶性肿瘤已成为严重威胁世界及我国人群健康的主要疾病之一，肿瘤患者是营养不良高发人群，我国肿瘤患者重度营养不良者占26.1%，中度营养不良者占32.1%。

随着医疗技术的发展，放射治疗已成为治疗恶性肿瘤的主要手段之一，在肿瘤治疗中的作用和地位日益突出，约70%的癌症患者在治疗癌症的过程中需要接受放射治疗。然而，放射治疗在杀伤肿瘤细胞的同时也会对正常组织造成损伤，如放射治疗所致的口腔黏膜炎、胃肠道黏膜损伤等会直接影响患者对营养物质的摄入，导致或加重患者体重减轻或营养不良。因此，对接受放射治疗的肿瘤患者进行规范、有效的营养护理，能为患者争取更多生存获益。

《健康中国行动——癌症防治行动实施方案（2023—2030）》明确提出，要规范癌症诊疗，提升管理服务水平，做好患者康复指导、疼痛管理、长期护理和营养、心理支持。在国家的高度重视下，在肿瘤营养专家的大力推动下，越来越多的临床肿瘤营养学者开始关注并逐步开展肿瘤患者营养治疗的研究，并逐渐完善了肿瘤营养治疗的策略和营养治疗的规范与指南。护士与医师、营养师共同协作，完成放射治疗患者的全程营养管理。但因对放射治疗及营养治疗理念认知、技能水平不一，导致放射治疗营养护理质量参差不齐。正是因为清楚地看到放射治疗营养不良的危害性，放射治疗营养护理临床实践需要引导与规范，我们组织临床经验丰富、具有一定学术水平的专业人员撰写了《肿瘤放射治疗营养护理实践》一书。本书根据放射治疗及护理专业发展的实际需要，以临床真实案例为线索、规范化肿瘤放射治疗营养护理为导向，全面观察和总结当前肿瘤放射治疗营养护理的发展动向，将肿瘤营养治疗原则、技术和流程贯穿全程实践。期望有助于读者了解最新的研究趋势和营养护理方法。由于水平所限、学科发展迅速，本书难免存在不足或疏漏，恳请读者批评指正。

江庆华

2024年6月

目　　录

第一章

背　景

第一节　放射治疗概述

放射治疗（放疗）即利用放射线进行的抗肿瘤治疗。放射线包括α、β、γ等放射性核素产生的射线和各类X线治疗机或加速器产生的X线、质子束、电子线及其他粒子束。一个多世纪前，在伦琴发现X线、居里夫人发现镭之后，放射线就很快被用于恶性肿瘤的临床治疗。直到今天，放疗仍然是恶性肿瘤最重要的局部治疗方法之一。放疗与外科手术治疗同为肿瘤最重要的局部治疗手段，与化疗、靶向治疗和免疫治疗等肿瘤全身治疗手段一起，构成了目前治疗肿瘤最主要的方式。在治愈的肿瘤患者中，放疗的贡献率达到40%，仅次于手术。约70%的恶性肿瘤患者在治疗过程中需要接受放疗，其中约70%的患者接受的放疗为根治性放疗，在所有接受根治性放疗的患者中，约70%的患者能够通过放疗得到根治。放疗几乎可用于所有的实性肿瘤和部分非实性肿瘤的治疗，放疗也是许多恶性肿瘤患者唯一且必须用到的治疗方法。放疗在肿瘤治疗中的作用和地位日益突出，已成为治疗恶性肿瘤的主要手段之一。

历经百年发展，放疗经历了传统的二维放疗到三维适形放疗，再到调强放疗为主流的精确放疗时代。随着超高压治疗机的使用、影像成像设备的更新迭代、辅助工具的改进和经验的积累，肿瘤放疗精度提高、治疗相关并发症减少，放疗效果得到显著提高。放疗的剂量分布更均匀，肿瘤与周围正常器官的剂量跌落梯度更接近理想，提高了肿瘤靶区照射剂量，更好地保护了肿瘤周围的危及器官，在提高局控率和总体疗效的同时，放疗相关不良反应的发生率也明显下降。但在肿瘤放疗的临床应用中仍存在若干亟待解决的问题，如患者目前仍以计算机断层扫描（computed tomography，CT）定位为主，部分肿瘤边界及靶区的确定和危及器官的准确勾画仍存在不确定性；对分次内和分次间的靶区运动及形变带来的剂量偏差缺乏高效的应对手段；患者治疗过程中的实时位置和剂量准确性缺乏有效验证；质子、重离子等离子治疗手段展现出广阔的应用前景，但临床应用的不确定性还需进一步探索。本节将围绕放疗的基本原理、放射生物学和放射物理学基本概念、放疗的适应证、常用放疗技术等方面对放疗进行简要概述。

一、放疗的基本原理和分类

放疗的放射源主要有放射治疗机和放射性核素。其中，放射治疗机包括X线治疗机和医用加速器。X线治疗机包括10～60kV的X线治疗机、60～160kV的浅层X线治疗机和180～400kV的深部X线治疗机。X线治疗机的缺点是能量低、穿透力弱、皮肤受量大，现已较少使用。医用加速器有电子直线加速器和电子感应加速器，前者输出高能电子束（8～14MeV，主要针对浅表层肿瘤）和高能X线（4～10MV，穿透力强，皮肤受量少），后者输出高能电子束。医用加速器中用得最多、技术发展最快的是电子直线加速器；在放射性核素中，^{226}Ra为天然放射源，因其半衰期长，现已被人工放射性核素^{60}Co、^{137}Cs、^{192}Ir所替代。放射性核素可产生α、β和γ三种射线，其穿透能力从强到弱分别为γ、β、α。临床上β射线仅用于治疗表浅肿瘤，γ射线为放疗的主要放射源，能量1.25MeV。^{60}Co放疗机因γ射线穿透力强、深部剂量高，皮肤受量少，适用于深部肿瘤的治疗。

从放疗的种类来看，主要有两种形式：外照射（external exposure）和内照射（internal exposure）。外照射又称为远距离放疗，是放射源距离人体一定的距离，将高能射线或粒子来瞄准肿瘤进行照射，用于体外照射的放疗设备有X线治疗机、^{60}Co治疗机和直线加速器等。^{60}Co治疗机和直线加速器一般距人体80～100cm进行照射。单纯从体外照射有一定局限性，放疗的剂量分布和正常器官剂量限制在某些肿瘤并不能达到理想状态。内照射又称为近距离放疗，它把高强度的微型放射源通过一定的管道（施源器）送入人体腔内或在手术过程中直接插入肿瘤组织内，让放射线近距离照射肿瘤靶区，从而有效地杀伤肿瘤组织，显著提高了肿瘤组织接受的照射剂量，而周围正常组织接受的照射剂量显著降低。近距离放疗包括腔管内照射、组织间照射、术中放疗、粒子植入、敷贴治疗等。随着影像技术、人工智能和3D打印等技术的发展，近年来近距离放疗技术取得了显著的进步，它可使大量无法手术治疗、通过外照射治疗难以控制或复发的患者获得了再次治疗甚至根治的机会。近距离放疗技术最大的优势就在于提高了肿瘤照射剂量的同时，正常器官不会接受到过量的照射，避免了靶区周围的严重并发症，使其成为放疗技术上一个新的突破。过去，近距离放疗技术仅能用于妇科肿瘤的治疗，随着放疗技术的更新，最新一代后装治疗机已把这种技术扩大应用到鼻咽、食管、支气管、直肠、膀胱、乳腺、胰腺、脑等的肿瘤。这种新技术与其他治疗方法配合，逐步形成了很有发展前途的综合治疗手段，在临床应用中均取得了明显的效果。

近距离放疗是指放射源植入肿瘤内部进行近距离肿瘤照射，以放射源在人体内放置时间的长短，将近距离放疗分为暂时性和永久性植入两类，后者称为放射性粒子植入，它是在B超、CT或3D打印材料的引导下，精确地将放射性粒子均匀地植入肿瘤内部，通过放射性粒子向肿瘤组织持续释放放射线，达到最大限度地杀伤肿瘤细胞的作用。肿瘤放射性粒子植入治疗系统由三个部分构成：放射源、三维治疗计划系统和放射线粒子植入装置。放射性粒子，如^{198}Au、^{125}I和^{103}Pd是肿瘤放射性粒子植入治疗系统的放射源，三维治疗计划系统有效地保证了粒子植入后，放射线在空间分布上与肿瘤形状、大小一致；放射性粒子植入装置是该系统的关键，包括特殊的植入枪、导管和核素储存装置等。放射性粒子可通过术中植入，也可通过B超或CT引导下穿刺植入。放射性粒子植入具有创伤小、肿瘤靶区剂量分布均匀和对周围正常组织损伤小、价格低廉、操作简便等特点，临床上有广阔的应用前景。

细胞是生命的一个单位，包含肿瘤细胞和正常组织在内的所有细胞都要进行生长和分裂。与正常细胞不同的是，肿瘤细胞的生长和分裂更快。放疗过程中，通过采用特殊放疗设备产生的高能放射线照射肿瘤靶区，放射线直接或间接作用于肿瘤细胞的DNA，抑制细胞的生长、繁殖和扩散，从而实现抗肿瘤的作用。虽然一些正常细胞也会受到放射线的破坏从而产生放射损伤，但是大多数细胞的损伤都会得到不同程度的恢复。与化疗不同的是，放疗只会影响肿瘤及其周围部位，一般不会影响全身。

二、放射线杀伤肿瘤细胞的机制

人们对手术和药物治疗恶性肿瘤的认识由来已久，通过外科手术治疗和化疗药物治疗肿瘤的原理和机制都比较清楚，但对放射线杀死肿瘤细胞的机制却缺乏直观的理解。放射线之所以能发挥治疗肿瘤的作用，是因为放射线承载着一种被称为辐射的特殊能量。这种能量在自然环境中可以诱发癌变，引起辐射损伤等，而放疗所用到的放射线所承载的能量却成为了肿瘤细胞的"杀手"。当一个细胞吸收任何形式的辐射线后，射线都可能直接或间接导致细胞内的结构发生改变，从而损伤细胞DNA。

（一）放疗机制

放射线对细胞和组织的损伤可分为直接损伤和间接损伤。由放射线直接作用于有机分子而产生自由基，引起DNA分子出现断裂、交叉的损伤称为直接损伤；由放射线对人体组织内水分子发生电离，产生自由基，这些自由基再和生物大分子发生作用，导致不可逆损伤，称为间接损伤。两种效应有同等重要的作用。

从放射生物学的角度，按照放射线作用于肿瘤细胞后引起细胞损伤程度的不同可以分为3种形式：致死性损伤、亚致死性损伤和潜在致死性损伤。致死性损伤是指放射线到达组织细胞内直接作用于DNA单、双链，引起断裂，导致细胞死亡。亚致死性损伤和潜在致死性损伤是因为射线作用力度不够，细胞经过一定时间调整或者外部环境帮助下，损伤修复，继续增殖，引起肿瘤复发和转移。细胞死亡形式主要包括增殖死亡和间期死亡两种。近年来随着基础研究的进展，放射线作用于细胞后还有凋亡、自噬、坏死、焦亡等死亡形式，不同照射剂量和不同组织细胞类型，对放射线的反应有区别。以上细胞损伤均是放射线直接作用的结果。

（二）肿瘤吸收剂量

放疗的作用可以简单理解成放射线与肿瘤细胞间通过放射线能量的传递，引起肿瘤细胞结构和生物活性的改变，甚至导致肿瘤细胞死亡，因此人们关心肿瘤组织内能量吸收的多少，即肿瘤的吸收剂量，这与疗效有关。放射线的性质用放射线的质和量来描述：放射线的质表示放射线穿透物质的能力，称放射线的硬度，用能量表示，如MV、MeV；放射线的量表示放射线的强度，用居里或贝柯勒尔（Bq）表示。放射线的质和量决定于不同放射源（或放疗机）的选择。不同的吸收介质（不同组织或肿瘤）吸收程度差异较大。吸收剂量单位过去用拉德（rad），现用戈瑞（Gy）表示，且1Gy＝100rad。

（三）肿瘤细胞的变化

放疗过程中，肿瘤细胞群（瘤体）内会发生一系列的复杂变化，有的肿瘤细胞死亡了，被消灭了；有的仅仅是损伤了，日后还会死灰复燃，卷土重来。科学家将这些变化归纳为放疗的4个"R"（因4项名称的第1个英文字母均为R）。

再修复（repair）指放射损伤的修复，受到致死损伤的细胞将发生死亡，而放射线引起的所谓亚致死性损伤及潜在致死损伤的细胞，在给予足够时间、能量及营养的情况下，可以得到修复又"偷偷"活下来。再氧化（reoxygenation）概念的提出是由于氧在辐射产生自由基的过程中扮演重要角色，细胞含氧状态对放疗杀伤作用有很大影响。放疗对乏氧细胞杀伤力减弱，对氧合细胞杀伤力明显增强。肿瘤组织常有供血不足、乏氧细胞比率高的问题，这部分肿瘤细胞可逃避放射损伤，这是放疗后肿瘤再生长及复发的常见原因之一。放疗中，也有原来乏氧的肿瘤细胞可能获得再氧合的机会，从而增加放射敏感性。再分布（redistribution）主要是指细胞周期的再分布，肿瘤细胞群的细胞常处于不同的细胞增殖周期中，不同增殖周期的细胞对放射线敏感不一致。最敏感的是M期细胞，S期细胞对放射线敏感性最差，G_2期细胞对放射线的敏感性接近M期，与G_2期细胞不同的是，G_1早期对射线的敏感性差，但G_1晚期则较敏感。当放射线作用于组织细胞后，对放疗敏感的细胞被清除，引起肿瘤细胞群中细胞周期的变动（再分布）。再增殖（regeneration）指细胞接受放疗后出现再增生，引起放疗后的细胞分裂速度加快，肿瘤组织的生长速度同样也加快。考虑细胞有再增殖作用，放疗往往需要延长治疗的疗程，增加总照射剂量和分次数，才能达到更满意的治疗效果。了解了上述肿瘤细胞的放射生物学改变，才有利于改进放疗技术，杀伤更多的肿瘤细胞。

2013年Brown等提出5R理论，在4R基础上，增加了肿瘤内在放射敏感性，包括组织学类型、分化程度等因素，但是5R理论在临床实际应用中并没有得到广泛认可。

（四）重要概念

1. 放射敏感性　是指在相同射线照射条件下机体或细胞、组织、器官接受电离辐射作用后发生死亡、损伤或其他效应的快慢程度。生物系统放射敏感性与DNA的含量有一定关系。生物进化程度越高，有机体组织结构越复杂，其放射敏感性越高。放射敏感性的影响因素如下。①组织特有敏感性：不同组织器官及各种肿瘤组织在受到相同剂量照射后出现变化的反应程度各不相同。②增殖期和病理分级：放射敏感性与肿瘤细胞的增殖周期和病理分级有关，即增殖活跃的细胞比不增殖或增殖缓慢的细胞敏感，细胞分化程度越高放射敏感性越低，反之越高。③肿瘤细胞的氧含量：肿瘤细胞的氧含量直接影响放射敏感性，如早期肿瘤体积小，血供好，乏氧细胞少时疗效好，晚期肿瘤体积大，瘤内血供差，甚至中心有坏死，则放射敏感性低；生长在局部的鳞癌，较在臀部和四肢的肿瘤血供好，敏感性高；肿瘤局部合并感染，血供差（乏氧细胞多），放射敏感性下降。因此，保持照射部位清洁，预防感染、坏死，是提高放射敏感性的重要条件。④不同肿瘤及正常组织的放射敏感性不同，其中淋巴类肿瘤、白血病、精原细胞瘤及骨髓、睾丸、卵巢、肠上皮高度敏感；鳞状细胞癌（来源于口腔、鼻咽、食管、膀胱、皮肤、宫颈等），正常皮肤、角膜、毛囊、皮脂腺、食管、膀胱、晶状体、阴道、子宫等中高度敏感。血管及结缔组织、神经、生长软骨及骨组织中度敏感。大多数腺癌（来源于乳腺、黏液腺、唾液腺、肝、肾、胰、甲状腺、结肠等），脂肪、软骨、成骨肉瘤、成熟软骨、骨组织、黏液唾液腺上皮、汗腺上皮、鼻咽上皮，肾上皮中等低度敏感。而横纹肌肉瘤、平滑肌肉瘤、肌肉组织、脑、骨髓等低度敏感。另外，放射敏感性还受下列因素影响：如细胞的分化程度、临床分期、既往治疗、肿瘤生长部位及形状、有无局部感染、患者营养状况或有无贫血等。

2.分次效应 将放疗总剂量分割为多次小剂量照射，可使亚致死性损伤在分次照射间期得到修复，使细胞再增殖，从而增加了正常组织对放射的耐受性；分割照射还使癌细胞在照射间期再分布或进入 G_2 和 M 放射敏感期，增加了下次放射的敏感性，提高了对癌细胞的杀伤率；分割照射间期还会使乏氧细胞得以再氧化，对放射更敏感。常规分割（conventional fraction，CF）方案为每次 1.8～2Gy、每日 1 次、每周 5 次，是以临床经验为基础建立的，由于它符合肿瘤和正常组织对放射线反应的生物学规律，至今仍然被广泛地使用。其原理在于 5 天治疗，2 天休息，每周共 5 次是较为合适的治疗，它使肿瘤受损达到较高程度，但又使靶区内的正常细胞有可能得到部分修复，利用正常细胞与肿瘤细胞"受量耐受性差"作为治疗根据，但 CF 每 24 小时重复一次，不论剂量调强到 3Gy/f 也好或更高，但有一定限度，连续 4Gy/d 高量则正常组织修复乏力。从临床动物实验结果看到，肿瘤细胞经过照射之后约 4h 即已开始进行修复，因此每日 1 次照射至第 2 天再开始，照射的肿瘤细胞通过修复、再氧化、再分布和增殖已经达到了一定水平的恢复。如果在其修复周期 3～24h，再给予一定的辐射打击，则可以加重其损伤程度和降低修复百分比，使致死性损伤更多，双链断裂更多，G_1 期细胞减少。

基于此，国内外近十几年来开展了多项超分割（hyperfraction，HF）的研究，其基本条件为每日照射 2 次，每次间隔 4～6h，每次剂量 1.1～1.4Gy，总剂量、每周 5 次均与 CF 无差别。经过十几年的试验和临床观察，已看到 HF 比 CF 在增强肿瘤的局部控制、降低肿瘤复发率、延长生存率方面有效，但是其近期副作用往往比 CF 要大，长期损伤、迟发反应和 CF 无显著性差别。

加速超分割（accelerated hyperfraction，AF）的原理和基本出发点与 HF 相同，但每日放疗次数、每次剂量与 HF 有区别。AF 每日至少 2 次，每次间隔 4～6h，3 次剂量总和达 3Gy 以上（一般在 4.5Gy 以下），自 20 世纪 80 年代开展 AF 以来其近期疗效和远期疗效均优于 CF。其近期、远期并发症与 HF 相同，近期反应略大于 HF。但无论 HF、AF，都是建立在肿瘤细胞和正常细胞组织间的放射生物学特点差异基础上的，放疗剂量的提高，局部控制的好坏完全离不开这些基本条件，因此这种方法仍有一定局限性。

大分割（hypofraction）是随着立体定向放射外科（stereotactic radiosurgery，SRS）和体部立体定向放疗（stereotactic body radiation therapy，SBRT）技术的应用而产生，是放射外科常用的一种剂量分割模式，SRS 定义为分割次数 1～2 次，总剂量 15～25 Gy，SBRT 定义为分次 1～5 次，每次 8～30Gy，总剂量 60～70Gy。立体定向放疗技术进一步增强了肿瘤的局部控制，催生出新的剂量分割模式和新的放射生物学理论。

3.生物等效剂量（biological effective dose，BED） 为了使肿瘤中心物理剂量与其他点的剂量有差异（即剂量不均质性），以及物理剂量与生物效应之差异（也称为生物效应差异）能最后通过数值表达出来，在放射生物学领域对这种双重差异效应进行统一，称为生物等效剂量。二维放疗时代，放疗医师仅凭经验及临床效果或不良反应来粗略估计照射剂量的合理性，显然这种方式去评估放疗剂量存在不合理的地方。放疗中既要达到对肿瘤区的根治剂量，又要对周围正常组织进行保护，这就要对正常组织和肿瘤组织接受的生物剂量有一个量化的标志。BED的数值与分次剂量、治疗次数有关，BED的计算公式：$BED = nd \times [1 + d/(\alpha/\beta)]$，其中n是治疗次数（比如25次），d是分次剂量，$\alpha/\beta$来自线性二次模型（L-Q模型），可以区分出早反应组织和晚反应组织，不同组织的α/β数值是不同的，早反应组织（包括肿瘤组织）的数值在10（Gy）左右，晚反应组织的数值一般在2（Gy）左右。利用这个理论及实验室结果，使治疗中生物等效剂量更接近临床治疗中实际，以往在治疗中应用的常规分割（每周5次，每日1次，每次剂量约2Gy）这个矢量对肿瘤的控制，它的生物等效剂量比较好，但不理想。因此为了接近肿瘤实际，故又提出了肿瘤控制概率（tumor control probability，TCP）和正常组织并发症概率（normal tissue complication probability，NTCP），以TCP/NTCP数值来衡量BED和肿瘤治疗概率。

三、放疗主要方式及适应证

（一）根治性放疗

根治性放疗指应用放疗手段，全部、永久地消灭恶性肿瘤的原发和转移病灶。放疗所给的总剂量需要达到肿瘤组织的根治剂量，其中对放射线敏感及中度敏感的肿瘤可以通过放疗来达到根治效果。根治性放疗适合于对放射线相对敏感、手术治疗没有优势或患者有手术禁忌证的肿瘤，常见肿瘤包括鼻咽癌、早期头颈部鳞癌、分化差的头颈部鳞癌、胸中上段食管癌、肺癌、宫颈癌、前列腺癌、肛管癌、淋巴瘤、皮肤癌、部分中枢神经系统肿瘤。

（二）姑息性放疗

姑息性放疗是指应用放疗手段，治疗晚期肿瘤的复发和转移病灶，以达到改善症状的目的。有时将姑息性放疗称为减症放疗，用于下列情况：镇痛（如肿瘤骨转移及软组织浸润等所引起的疼痛）、缓解压迫（如肿瘤引起的消化道、呼吸道、泌尿系统等的梗阻）、止血（如肺癌或肺转移病灶引起的咯血）、促进溃疡性癌灶控制（如伴有溃疡的大面积皮肤癌、口腔癌、乳腺癌等）、改善生活质量（如通过缩小肿瘤或改善症状后使生活质量提高）。

（三）辅助性放疗

辅助性放疗是放疗作为综合治疗的一部分，应用放疗与手术或化疗综合治疗，提高患者的治疗效果。在手术或化疗前后，放疗可以缩小肿瘤或消除潜在的局部转移病灶，提高治愈率，减少复发和转移。

（四）术中放疗

术中放疗是在手术中对于非根治性肿瘤、可疑非根治性肿瘤或手术不能切除的肿瘤，术中给予肿瘤和残留病变及可能产生转移或复发部位单次大剂量照射。术中放疗的发展经历了百余年的历史，最早使用是在1909年，此后，由于早期使用的射线能量低、穿透力差，效果不明显，发展曾一度停滞，直到1964年技术设备改良后，术中放疗技术才逐步成功应用于临床。

术中放疗融合了"外科"和"放疗"的双重优势，已成为治疗多种恶性肿瘤的有效手段。术中放疗与传统术后放疗相比，具有两大优势：一是高效、精准。术中放疗可充分暴露被照射区，直视肿瘤组织，精确设定照射野。二是有效保护正常组织。术中放疗直接作用于肿瘤部位，并利用高能电子线及各类限光筒，放射剂量在达到最大剂量点深度后急剧跌落，有效避免了术后放射相关并发症。术中放疗目前已经发展成熟，未来的发展方向应该是"量身定做"的个体化术中放疗方案，包括模型引导的术中放疗和分子引导的术中放疗，以及术中放疗与外照射的联合治疗。

（五）肿瘤急症放疗

1.上腔静脉压迫综合征　患者临床表现为面部水肿、发绀、胸壁静脉及颈静脉怒张、上肢水肿、呼吸困难不能平卧等。引起上腔静脉压迫综合征的肿瘤，肺癌占75%～85%，恶性淋巴瘤占11%～15%，转移瘤占7%，良性肿瘤占3%。出现该症状应立即给予放疗，缓解患者的症状，减轻患者的痛苦，症状缓解后改为常规放疗。

2.颅内压增高症　会导致脑实质移位，在张力最薄弱的方向形成脑疝，造成患者神经系统致命性损伤而猝死。其临床表现为头痛、呕吐、视觉障碍，甚至精神不振、昏睡、嗜睡、癫痫发作。放疗最适用于白血病性脑膜炎及多发性脑转移瘤引起的颅内压增高症的急症治疗，同时使用激素及利尿剂，能够使患者症状得到缓解，恢复一定的生活自理能力。

3.脊髓压迫症　脊髓压迫症发展迅速，一旦截瘫很难恢复正常。原发性或转移性肿瘤是脊髓压迫症的常见原因，肺癌、乳腺癌、前列腺癌、多发性骨髓瘤和淋巴瘤最易转移至脊椎，导致脊髓压迫。95%以上的脊椎转移瘤均在髓外，对不能手术的髓外肿瘤应尽快采取放疗，同时使用大剂量皮质类固醇，促使水肿消退，防止放疗水肿发生。这种快速照射法通常可使多数患者疼痛明显减轻，症状缓解。

4.出血性疾病　中央型肺癌、宫颈癌常并发慢性或急性失血，特别是失血性休克时往往导致全身乏力、贫血貌，及时有效的局部放疗可改善患者的局部症状，减轻或控制肿瘤引起的出血。

5.骨转移痛　放疗对于骨转移导致的疼痛镇痛效果好，同时也有延长生存期的作用。

四、常用放疗技术

（一）二维放疗技术

二维放疗是最早的放疗技术，即人们常说的普通放疗，多采用矩形照射野对穿照射，照射野形状与肿瘤形状明显不同，且包括大量的正常组织，治疗效果较差，不良反应大，目前应用较少。

（二）三维适形放疗技术

三维适形放疗（3-dimensional conformal radiation therapy，3DCRT）是通过在几个

方向上设置与肿瘤形状大致相同的照射野，使治疗剂量的分布在三维方向（前后、左右、上下）上均与肿瘤形状大致相同，提高了放疗的适形度，明显减少了正常组织受量，从而提高疗效，降低不良反应。其理论和物理技术基础与γ刀等大同小异。但近年来特别强调的由平面二维定位，过渡到立体三维定位，与其相适应的光栅（遮光器）能够随射野改变而适形变化，达到准确适应肿瘤形状，适形和三维是一个问题的两个方面，没有三维定位则适形也无从实现，没有多叶光栅（multi-leave collimators，MLC），随体位、肿瘤空间形态改变的适形照射也是一句空话。近年来开发出立体定向X刀电子计算机芯片设计程序，突破了芯片对多叶光栅同步控制的适形变化部分，使3DCRT步入实用阶段，它可以通过CF、HF、AF及大分割等治疗方式来完成目前一般的常规放疗机（加速器、^{60}Co机、γ刀等）所不能完成的任务。无论其精确度、疗效、并发症均优于常规治疗机，国外部分学者称其为21世纪的常规放疗机。它使射野（单个、多个、运动、固定）形状与肿瘤靶区的投影保持一致，多叶光栅对射野内诸点的输出剂量率按要求不断进行调整。

（三）调强适形放疗

调强适形放疗（intensity-modulated radiation therapy，IMRT）是一种先进的高精度放疗技术，通过计算机模拟三维立体模型，结合CT图像重建技术，可准确确定肿瘤位置及形状，进而设计出最佳辐射剂量分布方案，实现对肿瘤区域的高剂量覆盖同时最大限度地减少周围正常组织的受照量，以最小化正常组织的辐射损伤并最大程度地摧毁肿瘤细胞。IMRT利用计算机技术和多个放射束角度或拉弧方式来向肿瘤照射高剂量的放射线，从而减少对周围正常组织的伤害。此外，由于采用了先进的多叶准直器系统，可以灵活调整射野大小和形状，进一步提高放射剂量的准确性。这种精准性有助于提高肿瘤局部控制率，同时降低邻近重要器官如脊髓、肺等的辐射损伤风险。

IMRT采用逆向算法设计（inversereckon planning），这是除3DCRT之外，为更精确起见所插入的必要步骤，它不仅从正面方向的精确剂量计算，而且采用逆向算法来进行验证和审核。IMRT从固定视野上的物理条件出发，把其准确性调至最高，将平面二维准确调至三维更准确方向，在三维补偿照准方面调至最精确，给到最大足量。从诊断、设计实施和多种补偿手段，到各种运动射束的调强，使射野边界锐利，界线明确，达到最高限度的准确定位，最高准确剂量到达靶区，高准确度执行预定计划。

（四）图像引导放疗技术

图像引导放疗（image-guided radiation therapy，IGRT）是在放疗实施过程中，通过影像设备获取患者放疗体位图像，与计划图像配准，修正误差后实施治疗，进一步提高放疗精准度。

目前实施IGRT技术来验证患者体位，验证方式有慢感光胶片双曝光验证、电子射野影像装置（electronic portal imaging device，EPID）验证、2D正交兆伏（megavoltage，MV）级图像验证、2D正交千伏（kilovoltage，KV）级图像验证、锥形束CT（cone beam computed tomography，CBCT）验证、螺旋断层放射治疗系统兆伏级CT（megavoltage computed tomography，MVCT）验证、光学体表引导（surface guided radiation therapy，

SGRT）验证和吸气末屏气实时追踪验证等。IGRT技术降低了因患者体位误差造成照射脱靶或危及器官过量照射的风险，其优点是可提高放疗的精准度，确保放疗的安全性；缺点是成像质量受到一定限制，并且目前主要使用的辐射成像方式为患者带来了额外低剂量辐射的风险。

（五）立体定向放疗技术

立体定向放射治疗（stereotactic radiotherapy，SRT）是使用专用的体位固定装置对患者进行固定，加速器通过定野或拉弧的方式，将放射线照射到肿瘤靶区，而靶区周围正常组织受量很少。根据肿瘤特点可进行单次SRS和分次立体定向放射治疗（fractioned stereotactic radiation therapy，FSRT）。SRS和SBRT，也称为立体定向消融性放疗（SABR）。SRS多见于头部γ刀治疗，用于颅内动静脉畸形、脑功能疾病、脑转移瘤、脑膜瘤、听神经瘤、颅咽管瘤、垂体瘤、胶质瘤等的治疗。FSRT多见于头体部X刀、体部γ刀，不仅可用于颅内病变，也可用于肺癌、肝癌、胰腺癌、肾上腺肿瘤及腹盆腔肿瘤的治疗。SRS和SRT可单独使用，也可与其他放疗方法结合使用。

基于电子计算机精度的提高，双螺旋CT及高清晰度磁共振成像（magnetic resonance imaging，MRI）的出现，立体定向治疗应运而生，目前使用的γ刀，从某种意义来说是一个立体定向放射手术过程，它通过聚焦等中心照准，于单次短时间或多次较长时间给予肿瘤超常规致死量治疗，达到摧毁瘤区细胞的目的，γ刀利用30～200个^{60}Co源，在等中心条件下，从立体不同方向、位置，在短距离内对小体积肿瘤（或良性肿瘤、先天畸形等病灶，一般直径1～2cm）进行一次或多次照射，给予总剂量超过肿瘤及正常组织耐受量，用准确聚焦的办法使多个^{60}Co源的剂量集中在靶区，分射束聚焦使周围正常组织受量仍在可能的耐受量中，由于采用电脑、CT及准确的立体设计定位，因而射野边界锐利，可达±2mm以下，确保了非瘤区正常组织安全，应用于脑部的良性小肿瘤和先天性畸形效果尤佳，应用于脑干等生命禁区也取得了效果。但目前临床上存在适应证掌握不严格的现象，因此造成了许多后遗症和并发症，使γ刀的应用与初始设计原意偏离了轨道。

此外，采用X刀（加速器）应用电脑进行定位、聚焦等技术与γ刀原理相近，它除应用在头部肿瘤（如γ刀）外，还应用在胸、腹、盆等区域，应用范围比γ刀广，应用效率较γ刀要好。SABR技术归纳起来有4个特点：聚焦照射、影像引导、大剂量、短疗程，主要适用于人体并行器官。但立体照射（γ刀、X刀）技术应用中还存在许多问题，如放射生物学中的远期并发症、肿瘤的局部控制、远处转移等问题仍未得到解决，因此想单靠这样一种机器是不能完全解决放疗的所有问题的。

（六）质子放疗

质子放疗是通过同步加速器或回旋加速器对质子进行加速，经过加速的质子通过束流引出系统形成束流对肿瘤患者进行治疗。质子射线在进入体内后剂量释放不多，而在到达射程末端时能量全部释放，形成所谓的布拉格峰（Bragg peak），把布拉格峰置于肿瘤，这样射线对肿瘤前部的正常组织损伤很小，肿瘤后面的正常组织没有受到照射。随着肿瘤综合治疗的发展，研究证明肿瘤局部控制率的提高有益于提升肿瘤患者综合治疗的疗效，因此肿瘤的局部治疗也越来越重要。靶向治疗和免疫治疗能够控制远处转移并有效地延长患者生存期，因此肿瘤患者愈发需要更加精准的局部治疗。其原因在于首先所要打击的对免疫治疗和靶向治疗抵抗的靶点可能不像以前是单个靶点，而是多个靶点；其次，患者生存时间延长，要求更关注远期毒性反应。在这种情况下，对于放疗这样的高精尖技术，就要做到更高要求的稳、准、狠。所以，以质子治疗为主的前沿技术得到人们的日益关注，未来进一步提高质子治疗技术有三大方向。

1. 自适应质子治疗（adaptive proton therapy，APT） 质子的在线自适应，特别是未来在四维CT引导下的APT的重要性在大分割的精准放疗模式下愈发显现。

2. 质子治疗中的相对生物效应（relative biological effectiveness，RBE） 其RBE在展宽布拉格峰末端随传能线密度（linear energy transfer，LET）的增加而增加，这个问题可以通过质子调强技术来解决，从而避免毒性反应的增加。从这个角度来说，影像引导下的质子调强技术，并且将质子调强中的RBE和LET的概念融合到计算机治疗计划软件里，可能会更加有效地提高质子治疗的疗效，同时降低毒性作用。

3. 质子闪光治疗（flash radiotherapy，flash-RT） 其主要机制是通过FLASH治疗将氧气快速消耗掉，从而对正常组织的损伤明显减少，而对杀伤肿瘤的效果却没有降低，甚至在有的情况下还会提高。以FLASH为代表的新一代质子治疗技术如果得以成功突破，在未来结合免疫治疗和靶向治疗等有效生物治疗，对肿瘤治疗的发展将产生重大的推动作用。

（七）重离子放疗

重离子放疗主要基于重离子束对肿瘤细胞的直接杀伤作用。当重离子束照射到肿瘤细胞时，通过电离辐射与肿瘤细胞内的生物分子相互作用，导致DNA双链断裂等严重损伤，从而触发肿瘤细胞的凋亡或坏死。由于重离子束的剂量分布特性，能够实现对肿瘤组织的精确打击，同时最大限度地保护周围正常组织。

在重离子放疗中，精确的肿瘤细胞瞄准机制是实现治疗效果的关键。这主要依赖于先进的影像技术和定位系统。通过高分辨率的医学影像技术，如CT、MRI等，可以精确地定位肿瘤的位置和形状。同时，利用三维重建和立体定位技术，可以将重离子束精确地瞄准到肿瘤组织，确保治疗的准确性和有效性。在治疗过程中，保护周围正常组织免受损伤至关重要，为实现这一目标，可采用多种策略。首先，通过精确控制重离子束的剂量分布和照射范围，减少对正常组织的辐射暴露。其次，利用屏蔽材料和技术，如铅板或碳化硼等，对正常组织进行屏蔽保护。此外，还可通过优化治疗方案和参数设置，进一步降低对正常组织的潜在损伤。

重离子放疗在多种肿瘤的临床治疗中展现出广阔的应用前景。目前，此技术已广泛应用于脑肿瘤、头颈部肿瘤（head and neck tumor）、肺癌、肝癌等恶性肿瘤的治疗中。由于其独特的剂量分布特性和高精度瞄准能力，重离子放疗在治疗复杂形状和位置的肿瘤方面具有显著优势。

（八）硼中子放疗

硼中子放疗是一种前沿的医学诊疗技术，结合了硼中子俘获疗法和硼中子成像技术，为肿瘤治疗提供了新的可能。硼中子俘获疗法是利用硼核素中子俘获反应释放出的高能射线来杀死肿瘤细胞，而硼中子成像技术则利用硼核素在中子照射下产生的特定信号，对肿瘤进行精准定位。

硼中子放疗的核心原理在于硼核素的中子俘获反应。硼中子俘获治疗（boron neutron capture therapy，BNCT）是一种细胞尺度内诱导的精确二元放疗方法，首先对患者注射硼递送剂，使之聚集于肿瘤部位，然后利用热中子束对肿瘤部位进行照射，通过热中子与肿瘤内的 ^{10}B 发生核裂变反应产生具有高 LET 的 α 粒子和反冲 ^7Li 核选择性杀死肿瘤细胞，这些射线能有效破坏肿瘤细胞的 DNA，从而达到治疗目的。硼中子探测与成像技术是硼中子技术的重要组成部分。通过特定的探测器，俘获硼核素在中子照射下产生的信号，利用计算机图像处理技术，生成肿瘤的三维图像。这种成像技术具有高分辨率、高对比度等优点，能够实现肿瘤的精准定位。

硼中子放疗在临床应用领域具有广阔的前景，通过硼中子俘获疗法，实现对肿瘤细胞的精准杀灭，同时结合硼中子成像技术，确保治疗过程的精确性和安全性。

总之，放疗作为目前肿瘤最重要的局部治疗手段之一，在肿瘤综合治疗中占有不可或缺的地位。随着放疗技术的更新迭代，全国及世界范围内放疗设备的普及，从事放疗的医师、物理师、技术及护理人员越来越多，放疗在肿瘤的多学科治疗中的价值和地位更加重要。与此同时，随着肿瘤多学科综合治疗的理念及实践的进步，放疗参与的肿瘤综合治疗的临床疗效得到不断提高，放疗相关并发症减少，对推动肿瘤放疗的临床应用和进一步提高患者生活质量发挥着重要的作用。

尽管放疗在恶性肿瘤的综合治疗中占有举足轻重的地位，但是放疗给肿瘤患者带来的营养不良发生率较高，对营养不良患者需要进行营养治疗。越来越多的研究证实，营养治疗可以稳定和恢复放疗患者体重（body weight，BW）、改善营养状态、减少放疗不良反应、提高治疗疗效、缩短住院时间和节约医疗费用。对于接受放疗的肿瘤患者，应尽早评估其营养状态，及时采取有效的营养治疗手段，以改善肿瘤患者的机体功能，提高对治疗的反应性及生活质量。

第二节　肿瘤患者的营养现状

一、肿瘤患者营养不良的定义和发生情况

营养不良是指能量及宏量营养素（糖类、蛋白质、脂肪）的摄入不足、吸收或利用障碍导致的一种状态。世界卫生组织（World Health Organization，WHO）曾报道，营养不良相关性死亡占全因死亡的58%。肿瘤患者是营养不良高发人群，国外报道40%～80%存在营养不良，50%～80%存在恶病质，20%直接死于营养不良，30%直接死于恶病质。中国抗癌协会肿瘤营养专业委员会于2020年发布的《中国常见恶性肿瘤患者营养现状调查报告》显示，我国肿瘤患者中重度营养不良者占26.1%，中度营养不良者占32.1%，轻度营养不良者占22.2%，仅19.6%的患者无营养不良。

据报道，2022年我国消化道恶性肿瘤新发病例占全国新发恶性肿瘤总数的33.5%，死亡病例占恶性肿瘤死亡总数的44.1%，且消化道恶性肿瘤营养不良发生率显著高于非

消化道恶性肿瘤。营养不良发病率最高的十大肿瘤中，食管癌、胰腺癌、胃癌位列前三，因此消化道恶性肿瘤患者营养不良最为严重。年龄方面，70岁及以上的患者营养不良最严重，而低于45岁的患者营养状况较好。综合来看，上消化道恶性肿瘤患者、老年患者、低教育水平人群、手术患者、自费及进展期恶性肿瘤患者是营养不良高风险人群，也应该是营养治疗的重点人群。遗憾的是，我国三甲医院住院恶性肿瘤患者总体营养治疗率仅为31.2%，远远低于发达国家。在重度营养不良患者中，营养治疗缺失率仍然高达55.0%。获得营养治疗的患者中，14.6%的患者接受了肠外营养（parenteral nutrition，PN）治疗，9.0%的患者接受了肠内营养（enteral nutrition，EN）治疗，仅有7.5%的患者接受了肠内肠外联合营养治疗。

肿瘤患者营养不良的发病率高、治疗率低及治疗不规范，已经严重影响了临床肿瘤治疗效果及肿瘤患者的生存时间，迫切需要高度关注。

二、肿瘤患者营养不良的原因

首先，肿瘤影响患者对食物的摄入和吸收，这种作用是通过直接影响和间接影响而发挥作用的。直接影响是指肿瘤直接侵犯消化道，引起消化道狭窄、梗阻，导致进食能力削弱或降低，如食管癌、胃癌；间接影响指肿瘤通过对消化酶等消化因子的影响来干扰患者的消化功能，如胰腺癌。其次，肿瘤影响人体的代谢。肿瘤细胞分泌的小分子物质，通过产生某些信号，作用于信号通路而导致机体分解代谢加强、食欲减退。最后，手术、放疗和化疗这三大治疗肿瘤的手段本身也会引起胃肠道不良反应而影响食物的摄入和吸收。

不同肿瘤发生营养不良的风险不同，肿瘤的营养不良发生有三个规律：实体瘤比血液肿瘤营养不良发生率高；身体内部的肿瘤比体表肿瘤营养不良发生率高；以上腹为界，上面的肿瘤比下面的肿瘤营养不良发生率高，如胃肠癌就比盆腔、妇科肿瘤的营养不良发生率要高。我们将肿瘤按营养不良的风险分为低、中和高营养风险肿瘤，低营养风险肿瘤包括白血病、淋巴瘤、软组织肉瘤；中营养风险肿瘤如肺癌、结肠癌、卵巢癌；而肝癌、胰腺癌和胃癌属于高营养风险肿瘤。

肿瘤患者的营养不良还与患者选择不同治疗手段相关，其中，手术是肿瘤治疗的主要手段。围手术期是围绕手术的一个全过程，从患者决定接受手术治疗开始，到手术治疗直至基本康复，包含手术前、手术中及手术后的一段时间，具体是指从确定手术治疗时起，直到与这次手术有关的治疗基本结束为止，时间为术前5～7天至术后7～12天。术前肠道准备、术后禁食及手术应激所导致的炎症反应，不但限制了营养的摄入和吸收，甚至加大了营养的消耗，从而增加了患者术后营养不良的发生率。而营养不良是影响手术患者死亡率的独立预后因素。围手术期的营养干预逐步被认为是肿瘤治疗的综合治疗措施之一。肿瘤患者围手术期营养不良发生率最高，也是备受临床关注和干预的营养不良类型之一。

营养不良是肿瘤患者的常见临床表现，也是放化疗患者最常见的并发症之一。营养不良会对肿瘤患者的不良反应和放疗疗效造成不良影响。王鹏等开展了150例恶性肿瘤同步放化疗患者的营养状况及其影响因素分析，患者的主观整体评估（patient-generated subjective global assessment，PG-SGA）评分中位数为6.0分。56例（37.3%）患者重度营养不良，49例（32.7%）患者中度营养不良，单因素分析显示，老年、食管癌或头颈部肿瘤、Ⅳ期、放疗次数＞15次、化疗次数＞4次、紫杉醇＋铂或铂类单药治疗方案是患者营养不良的影响因素；老年、食管癌或头颈部肿瘤、放疗次数＞15次是患者重度营养不良的独立危险因素。恶性肿瘤同步放化疗患者营养不良比例高，尤其是老年、食管癌或头颈部肿瘤、同步放化疗后期患者，对这类人员应动态评估，监测患者营养状况，并及时干预。

头颈部肿瘤是起源于包括唇在内的口腔、鼻腔、鼻旁窦、咽、喉和唾液腺等上呼吸道解剖部位的一组恶性肿瘤。根据国际癌症研究机构（International Agency for Research on Cancer，IARC）发布的最新全球癌症数据显示，2022年全球头颈部恶性肿瘤新发病例超过90万例，是世界第六大常见恶性肿瘤，其中超过80%的头颈部肿瘤患者需要接受放疗。头颈部放疗的靶区常包括口腔、咽部、会厌和喉部等解剖部位，这些部位在人体生理结构中与进食密切相关，放疗可能引起这些组织结构的病理、生理改变，使患者进食减少、体重下降并造成营养不良。此类患者发生的营养不良占据了肿瘤患者营养不良的大部分。头颈部肿瘤放疗导致营养不良的主要原因有味觉障碍、放射性口腔黏膜炎、吞咽困难等。放疗剂量＞60Gy、超分割放疗、同步放化疗都会影响患者营养状况。

Cartier发现，肺癌患者胸部放疗后，72.3%出现1～2级放射性食管炎，8.5%出现3～4级急性食管炎并需要长期肠外营养治疗。肺癌放疗还会引起食欲减退、吞咽困难等不良反应。研究发现，国内约71.4%的食管癌患者进行放疗，而放疗可引起吞咽困难、食管炎、食欲减退、恶心、呕吐和抑郁等不良反应，这些不良反应均是导致患者体重下降进而营养不良的主要不利因素。食管穿孔是食管癌放疗的严重并发症，食管癌再次放疗患者要注意食管穿孔的危险，虽然发生率较低，但一旦发生，患者营养不良的状况极为严重，迫切需要营养治疗。因此，胸部放疗引起的诸多不良反应直接影响了患者营养摄入的能力，进而增加患者体重下降和营养不良的风险，凸显了营养治疗在胸部肿瘤放疗中的重要作用。

肠黏膜因其细胞更新速度较快，比其周围组织更容易受到射线损害。放射性肠炎是腹盆腔放疗的常见并发症，分为急性肠炎和慢性肠炎两个阶段。伴随肿瘤患者机体静息消耗的增加，患者肌肉蛋白减少、体重下降，容易引起患者全身炎性反应综合征，使体内脂肪、蛋白质和糖类代谢紊乱，从而使患者发生营养不良。

三、肿瘤患者营养不良的后果

营养不良的直接后果是体重丢失，体重丢失是营养不良的诊断条件。全球领导人营养不良倡议（Global Leadership Initiative on Malnutrition，GLIM）提出了一个新的营养不良诊断标准，包括3个表型标准［非自主体重丢失、低体重指数（BMI）及肌肉减少］和2个病因标准（摄食减少或消化吸收障碍、炎症或疾病负担）。6个月内体重丢失＞5%，或6个月以上体重丢失＞10%是诊断营养不良的必要条件。Bosaeus等观察了297例姑息性治疗患者的体重变化情况，发现患者的体重变化差异非常大，范围为14%～45%，平均下降10%±9.4%，43%的患者体重下降＞10%，24%的患者体重下降5%～10%。肿瘤患者的体重下降与患者预后、临床结局密切相关，是生存期缩短的重要预测参数。Dewys等发现，不同肿瘤患者体重下降的发生率为31%～87%，与体重稳定者相比，体重下降者生存时间显著缩短、化疗不良反应增加、体能状态评分减少。Andreyev等报道体重下降的肿瘤患者与体重无下降者相比尽管化疗的剂量更小，但是其剂量相关性毒副作用更多、更重；体重下降与更短的无失败生存（failure-free survival，FFS）、更短的总生存（overall survival，OS），更差的反应率、生活质量和体力状态密切相关。

营养不良的另一个直接后果是肌肉减少。肌力下降是肿瘤患者营养不良的特征，20%～70%的肿瘤患者存在肌肉减少。良性疾病导致的严重营养不良后期也可能存在肌肉减少，但是无论减少严重程度还是发生比率都显著低于恶性肿瘤。肿瘤相关性肌肉减少与年龄相关性肌肉减少也有显著不同，前者是由于炎症因子的作用导致的肌肉分解增加，是一种恶病质状态，后者是肌肉合成信号通路改变导致的肌肉合成减少，是一种生理过程。肿瘤患者同时存在上述两种原因导致的肌肉减少，15%～50%是老化肌肉减少，25%～80%是炎症肌肉减少，即恶病质，后者临床危害更大、治疗更加困难。肌肉减少不仅仅增加跌倒、骨折风险，而且增加抗肿瘤治疗并发症、增加放化疗毒副作用、增加放化疗中断率或延迟率、降低放化疗完成率、缩短生存时间。Schaap等报道，26%的肌肉减少者出现反复跌倒，12%发生骨折，跌倒风险比肌肉正常者升高20%。肌力下降（通过握力反映）与全因死亡、心血管死亡、非心血管死亡、肿瘤风险呈显著正相关。老年患者、肿瘤患者入院时应该常规评估肌力（握力）。最新研究报告指出，与肌肉正常者相比，进展期非小细胞肺癌（non-small cell lung carcinoma，NSCLC）肌肉减少者无进展生存期（progression free survival，PFS）显著缩短，对程序性死亡受体1（PD-1）治疗反应率显著下降，手术切除NSCLC患者术后5年生存率更低。

营养不良的第三个直接后果是资源消耗增加，医疗费用升高。美国2010～2014年每年与脑卒中、慢性阻塞性肺疾病（COPD）、冠状动脉心力衰竭、乳腺癌、痴呆、骨骼肌紊乱、抑郁及结直肠癌相关性营养不良（disease-related malnutrition，DRM）的直接医疗费用为155亿美元，人均48美元，比2009～2010年的104亿美元、人均32美元有明显升高，上述8种疾病DRM的年均总负担为1567亿美元，人均508美元。2009年欧洲DRM直接医疗费用为310亿欧元，人均约45美元。我国DRM的直接医疗费用未见报道，如果按照美国2010～2014年的人均48美元计算，我国当年的DRM直接医疗费用为672亿美元（相当于48美元×14亿人口×7＝4704亿人民币）。由于我国居民营养不良发病率高于美国，DRM直接医疗费用可能高于672亿美元。上述文献报道的只是DRM的直接医疗费用，即治疗营养不良的直接费用，没有包括间接医疗费用，如果加上间接医疗费用，DRM的总负担将是惊人的数字。

上述几种因素的联合作用，将直接导致患者发生以下临床结局：术后并发症发生率和死亡率升高；放化疗不良反应发生率增加；抑郁症的发生率增加；患者对抗肿瘤治疗的耐受性降低、住院时间延长、短期内再入院率增加、医疗费用支出增加；伴随乏力等全身不适，降低生活质量；出现恶病质，甚至缩短生存期。从中不难看出，无论是在生活质量，还是在生存时间方面，营养不良都将带来不利的影响。

四、肿瘤患者的营养误区

营养是人体生长发育、疾病预防、疾病治疗、疾病康复中基本且重要的物质。肿瘤患者营养不良的发生率比较高，是由于肿瘤本身会消耗患者自身营养，且手术、放疗和化疗会对患者营养摄入造成一定的影响。肿瘤患者也存在一定的营养认知误区，导致不敢进食或选择错误的食物。

我国肿瘤患者营养认知误区颇多，最主要的3个误区是：第一，少吃或者不吃能"饿死肿瘤"。欧洲肠外肠内营养学会（European Society for Parenteral and Enteral Nutrition，ESPEN）于2016年发布的《ESPEN实践指南：肿瘤临床营养》中指出，无证据表明营养支持能促进肿瘤的生长。恰恰相反，针对营养不良的癌症患者进行营养支持，不仅不会促进肿瘤生长，还能够改善患者体质，增强机体免疫功能，反而对肿瘤治疗有益。营养不良的患者，接受放化疗的治疗效果也不好，并发症更多、生活质量更低。第二，"补品"对身体有益，不能缺少。由于部分患者营养知识不足，加之听信商业炒作，往往迷信冬虫夏草、人参等贵重补品，而忽视肠内营养剂。在罹患肿瘤的状况下，日常膳食无法满足患者的营养需求时，应接受专业的营养支持治疗，可使用特殊医学用途配方食品提供营养支持。实际上，几万元的贵重补品的营养价值不会好于几百元的肠内营养剂。第三，得了肿瘤要忌口，不能吃发物。有人认为鱼、虾、蛋、鸡、鸭和鹅等是发物，会加快肿瘤生长，因此不能吃。实际上，上述食物都是优良的蛋白质来源。研究发现，提高饮食中的蛋白质比例会明显提高肿瘤患者的体能及生活质量，延长生存时间。每种食物各有其"优缺点"，只补充单一食物会导致营养摄入的不均衡。完全素食不利于肿瘤患者，荤素搭配才是最佳选择。

有研究者对内科肿瘤患者调查发现，99.6%的患者存在膳食误区，认为患病后不可食用某类或全部富含蛋白质的食物；93.0%的患者未接受过规范的营养宣教；90.0%以上的患者服用灵芝孢子粉、海参、人参、冬虫夏草及其他类保健食品，而服用特殊医学食品或肠内营养剂的患者比例不到10%；82.0%的患者会遇到膳食知识矛盾的困惑；70%的患者对如何科学地膳食存在疑问。肿瘤患者前3位营养知识来源是电视（56.5%）、医师（54.4%）和书籍（43.5%），后3位营养知识来源是杂志（25.5%）、营养师（10.2%）及其他（3.6%）。肿瘤患者营养知识获取渠道不当，医师尤其是营养师在肿瘤患者营养治疗中的角色不到位。与此同时，我国医学院校临床营养教育比较落后，医务人员营养知识存在不足，难以满足临床需要。

总之，肿瘤患者不要盲目选择饥饿疗法，也不要过度担心吃营养食物会使肿瘤发展。当食物摄入量下降，难以维持正常的健康体重时，就必须接受专业的营养支持治疗，从而提高生存率，改善生活质量。

五、我国肿瘤患者营养治疗的现状

一方面，我国肿瘤患者营养不良发生率显著高于发达国家，且临床营养学科建设、肿瘤患者得到营养治疗的比例明显落后于发达国家。我国三级甲等医院建立营养支持小组（nutrition support team，NST）的比例不到5%，71%的住院肿瘤患者没有得到任何形式的营养治疗，中、重度营养不良患者的营养治疗率仅为43.9%，得到营养治疗的患者中59%为不规范营养治疗。我国18家医院肿瘤患者摄入量调查发现，34.0%的患者能量摄入不足目标需要量的60.0%；实际每日摄入能量仅达目标需要量的65.3%；实际每日蛋白质摄入量仅达目标需要量的74.4%。

另一方面，在国家的高度重视下，在肿瘤营养专家的大力推动下，越来越多的临床肿瘤营养学者开始关注并逐步开展肿瘤患者营养治疗的研究，并逐渐完善了肿瘤营养治疗的策略和营养治疗的规范与指南。以肿瘤放疗营养为例，我国相继发布了一系列放疗营养专家共识，包括《恶性肿瘤放疗患者肠内营养专家共识》《恶性肿瘤放疗患者营养治疗专家共识》《肿瘤放射治疗患者营养治疗指南（2022年）》等，一定程度上推动了我国肿瘤放疗营养的规范化和标准化进程。近年来，肿瘤放疗营养的临床研究和证据越来越多，为肿瘤放疗的营养干预提供了更多的证据。我国肿瘤营养学家积极探讨了基于肿瘤代谢特点的营养代谢治疗个体差异及其分子机制，为个体化营养治疗提供了研究依据，摸清了我国肿瘤营养现状，为国家决策、学科发展、临床治疗提供了依据，创立我国肿瘤营养学科、建立肿瘤营养诊疗体系，通过宣传肿瘤营养知识，一定程度上提高对肿瘤营养的认知，规范营养干预和肿瘤患者的膳食行为。

综上，恶性肿瘤患者营养不良发生率较高，而临床营养治疗率低，肿瘤患者的营养不良与其年龄、性别、TNM分期、治疗状况、行政区域、医疗保险、受教育程度、职业及民族等因素有关。关注肿瘤患者的营养状况，特别对消化道肿瘤患者、受教育程度较低的患者、老年患者及进展期的患者实施积极的营养干预策略，是改善患者的营养状况、提高抗肿瘤治疗效果、延长患者的生存时间和提高患者生活质量的重要策略。

第三节　营养治疗对肿瘤放疗患者的影响

文献报道，有高达40%～80%的恶性肿瘤患者会发生营养不良，其中有60%～90%的患者需要进行不同程度的营养治疗。肿瘤患者营养不良的发生主要由肿瘤的局部效应、机体对肿瘤的反应和抗肿瘤治疗带来的不良反应引起。肿瘤放疗患者极易出现营养不良，其发生率高达44%～88%，其中重度营养不良发生率为20%～40%。有学者提出了"围放疗期"的概念，"围放疗期"是指从决定患者需要放疗开始至与这次放疗有关的治疗结束的全过程，包括放疗前、放疗中和放疗后三个阶段。围放疗期患者由于肿瘤或治疗相关的多种急性和慢性反应，容易导致患者营养不良发生，引起治疗中断或延迟，影响肿瘤患者的生活质量和治疗效果，进而对结局产生不利影响。

营养治疗可帮助放疗患者度过围放疗期的不良反应、降低放疗引起的毒性作用、改善患者机体状况、降低治疗不良事件的发生。因此应加强对放疗患者的营养状况进行全程、科学、全面的评估，并尽早进行个体化的营养指导和营养治疗，改善患者的营养状况和生活质量，协助抗肿瘤治疗的进行、降低肿瘤进展风险、避免或减少非计划性的放疗中断，改善患者结局。本节将从放疗对机体产生的不良反应及诱发的营养不良问题、营养状况对患者的放疗疗效的影响、营养治疗在放疗患者中的应用三方面进行介绍。

一、放疗对机体产生的不良反应及诱发的营养不良问题

（一）头颈部肿瘤放疗

放疗是大部分头颈部肿瘤重要的局部治疗手段，约80%的头颈部肿瘤患者需要接受放疗。头颈部肿瘤放疗的靶区常包括原发肿瘤邻近的口腔、咽部、会厌、喉部、颈段

食管等解剖部位，这些部位在人体生理结构中与进食密切相关，放疗可能引起这些组织结构的病理、生理改变，导致射野内正常器官的黏膜炎症、溃疡、腺体功能改变和组织水肿，导致口腔黏膜炎、口干、味觉障碍、口咽念珠菌感染、放射性龋齿和放射性骨坏死。所有这些并发症都可能影响进食、吞咽和说话，从而导致食欲和体重下降。严重病例需要肠外营养和暂停放射治疗，严重影响患者的预后。在放疗的第3～4周，≥2级口腔/咽黏膜炎、味觉障碍、唾液黏稠和恶心，以及3级吞咽困难增加，这类患者需要肠外营养补充以满足能量需求。头颈部肿瘤患者营养不良占据了肿瘤患者营养不良的大部分。有研究证实，头颈部肿瘤放疗患者接受放疗剂量＞60Gy、AF、同步放化疗是患者营养状况发生的独立预后因素。头颈部肿瘤放疗患者营养不良的主要原因有味觉障碍、口腔黏膜炎、吞咽困难。

1.味觉改变和口干　放疗会通过对舌上的微绒毛、味蕾细胞和相连接的神经纤维的毒性作用引起严重的味觉改变，在放疗第4周，有97%的患者会发生味觉改变，其中77%的患者出现中到重度的味觉改变，有约30%的患者在放疗第1周内即出现味觉改变。然而，大部分放疗引起的味觉减退往往是暂时的，会在放疗结束后3～8周开始改善，完全恢复需要约1年的时间。少数患者由于味蕾区域接受的辐射剂量超过60Gy，味觉将会永久受损，大部头颈部肿瘤放疗患者都会出现对甜、咸、苦、酸的感知能力的不同程度改变，严重者甚至完全消失。另外，唾液的分泌也会因唾液腺受辐射而减少，从而导致味觉及对食物质地感觉的改变，从而出现味觉异常或减退。另外，唾液分泌减少也会导致咀嚼食物困难，影响患者进食。

2.口腔黏膜炎引起的疼痛和溃疡　80%以上的头颈部肿瘤放疗患者会发生口腔黏膜炎，而诱导化疗后再进行放疗的患者严重黏膜炎的发病率为20%～50%。除了放疗技术、剂量分割模式、剂量及照射部位、同步化疗等治疗相关因素，放射性口腔黏膜炎的发生还与口腔卫生、牙周疾病、吸烟及营养不良等非治疗相关因素相关。头颈部肿瘤放射性口腔黏膜炎一般在接受6～10次放疗（照射剂量20Gy左右）时出现，患者初期常出现味觉改变、唾液黏稠、口干。随着口腔黏膜接受的放疗剂量的增加，患者会出现口腔黏膜充血、假膜形成和疼痛不适，严重者甚至会出现黏膜大片假膜、溃疡、出血，咽部疼痛和进食困难加剧，导致放疗的非计划性中断。

疼痛和溃疡是口腔黏膜炎常见的合并症状，也是影响患者进食和营养的重要原因。3级以上的口腔黏膜炎往往都伴有不同程度的疼痛和溃疡形成，如果不积极处理，随着放疗剂量的增加，溃疡面积、深度增加，疼痛加剧，将严重影响患者的生活质量和治疗的顺利进行，也是导致患者进食困难、营养不良的重要原因。

3.吞咽困难　吞咽过程涉及约50对肌肉和三叉神经、面神经、舌咽神经、迷走神经及舌下神经5对脑神经，超过76%的头颈部肿瘤放疗患者会出现吞咽困难，生存期超过2年的头颈部肿瘤放疗患者的吞咽困难发生率为50%～60%。放疗会产生明显的急性期和晚期的吞咽困难，当上、中咽缩肌的平均辐射剂量高于60Gy时，吞咽困难的发生率明显升高。急性期，放疗导致的口腔黏膜炎可导致疼痛，进而产生浓稠的黏液、口干及组织肿胀促进急性吞咽困难；放疗结束后3个月，多数患者的吞咽困难会伴随急性病症的缓解而恢复正常。然而，放疗对组织的继发损伤使组织纤维化、僵硬，进而使其功能丧失。晚期的淋巴水肿和放射性神经结构损害也可能会导致吞咽困难，进而发生营养不良。

（二）胸部肿瘤放疗

1.放射性食管炎　胸部放疗依据放疗的剂量和体积的变化引起不同程度的急性毒性反应，导致机体营养状况改变。3周连续放疗且剂量超过30Gy后，患者常会出现吞咽困难和吞咽时疼痛等食管急性反应。Cartier在研究中发现，肺癌患者胸部放疗后，72.3%会出现1～2级放射性食管炎，8.5%出现3～4级急性食管炎并需要长期肠外营养。肺癌放疗还会引起食欲减退、吞咽困难等不良反应。严重的放射性食管炎需要住院治疗和肠外营养，导致放疗中断。研究发现，国内约71.4%的食管癌患者进行放疗，而放疗引起吞咽困难、食管炎、食欲减退、恶心、呕吐和抑郁等不良反应，这些不良反应均是导致患者体重下降进而营养不良的主要不利因素。

2.食管穿孔和狭窄食管穿孔　是食管癌放疗的严重并发症，食管癌再次放疗患者要注意食管穿孔的危险，虽然发生率较低，但一旦发生，患者营养不良的状况极为严重，迫切需要营养治疗。放射性食管狭窄呈剂量限制性，Coia等研究证实在放疗剂量小于50Gy时，食管狭窄的发生率通常在2%以下，当剂量超过60Gy时，其发生率为15%。食管狭窄一般在结束放疗3个月后出现，持续时间至少为6个月。食管穿孔、食管狭窄等都直接影响了患者营养摄入的能力，进而增加患者体重下降和营养不良的风险，凸显了营养治疗在胸部肿瘤放疗中的重要作用。

（三）腹盆腔肿瘤放疗

肠黏膜因其细胞的更新较快，比周围组织更容易受到射线损害。放射性肠炎是腹盆腔放疗的常见并发症，分为急性肠炎和慢性肠炎两个阶段。伴随肿瘤患者机体静息消耗的增加，患者肌肉蛋白减少、体重下降，容易引起全身炎性反应综合征，使体内脂肪、蛋白质和糖类代谢紊乱，使患者发生营养不良。

1.急性放射性肠炎　当放射线直接作用于肠黏膜快速增殖的细胞时，易引起急性放射性肠炎。肠功能上皮细胞的表面积减少，导致胆盐、脂肪、糖类、蛋白质和维生素的吸收不良与代谢障碍。此外，肠的分泌功能和蠕动能力降低，导致肠壁溃疡、纤维化和肠壁增厚，临床特征是恶心、呕吐、腹痛和腹泻，这些症状常会在2～12周后自发缓解。急性放射性肠炎患者可有短暂的营养不良阶段，然而超过80%接受盆腔放疗的患者大便习惯会有一个长期变化，其中20%的患者生活质量受到中到重度影响。

2.慢性放射性肠炎　一般在放疗结束后数月到数年发生，常由闭塞性动脉内膜炎和肠功能上皮面积的广泛减少导致。不典型成纤维细胞形成和胶原沉积于黏膜下层，伴随内膜层的闭塞性动脉内膜炎是肠壁溃疡和肠壁增厚、肠壁纤维化的微观表现。慢性放射性肠炎的临床表现多为消瘦、腹痛、腹泻、直肠出血、消化不良、肠狭窄甚至梗阻和非创伤性的肠穿孔。

据文献报道，多数肿瘤患者在放疗期间出现体重下降。一项前瞻性队列研究纳入200例接受放化疗的癌症患者，采用PG-SGA进行营养状态评价，其中25%的患者发生严重营养不良，73.5%的患者发生可疑或轻度营养不良，99.5%的患者需营养干预。另一项研究通过主观全面评定（subjective global assessment，SGA）评价不同部位恶性肿瘤患者放疗前和放疗后营养不良的发生情况，研究结果发现放疗前所有患者营养不良的发生率为31%，放疗后营养不良的发生率增至43%，其中接受放疗后的头颈部肿瘤患者更容易发生营养不良，由放疗前的24%增加到放疗后的88%，6个月后仍有8%的患者存在营养不良。

二、营养状况对患者的放疗疗效的影响

有多项临床研究表明，患者的营养状态与肿瘤患者的预后密切相关。营养不良会增加放疗不良反应、延长住院时间、加大放疗摆位误差、影响放疗精确度及降低放射敏感性和疗效。

Capuano等研究表明，57%的头颈部肿瘤患者在接受同步放化疗过程中体重下降超过20%，29%的患者治疗中止。另一研究发现，头颈部肿瘤患者放疗期间体重丢失＞5%的5年总生存率、疾病特异性生存率分别为62%、82%，显著低于无严重体重下降患者。Clavier等对食管癌放疗患者营养状况与预后的相关性进行研究发现，营养良好、营养中等和营养不良的患者，中位生存时间分别为29.5个月、19.7个月和12个月。一项针对胸部肿瘤的研究指出，小细胞肺癌、非小细胞肺癌及胸膜间皮瘤患者放化疗后体重下降是较短生存时间的独立危险因子。而腹部及盆腔放疗所引起的胃肠道反应降低了患者对治疗的耐受性。营养不良所致的放疗非计划性中断，将延长患者放疗和住院时间，影响放疗疗效，增加治疗费用，而且预后也更差。放化疗过程中营养不良的患者其生活质量也相对较差，营养状态损害程度越高，生活质量越低。

三、营养治疗在放疗患者中的应用

目前，在对肿瘤患者的治疗中，营养治疗已经变得越来越重要。因此，对于接受放疗的肿瘤患者，应尽早评估其营养状态，及时采取有效的营养治疗手段，以改善肿瘤患者的机体功能，提高对治疗的反应性及生活质量。目前营养治疗的方式包括饮食咨询、口服营养补充（oral nutritional supplement，ONS）、鼻饲管或者经皮置管肠内营养及肠外营养。

2021年，《ESPEN实践指南：肿瘤临床营养》中指出，为了避免营养状态恶化、维持摄入及避免放疗中断，推荐放疗患者（尤其是头颈、胸、胃肠道）接受个体化膳食指导和（或）ONS。这个建议是基于一项随机对照研究，接受放疗的60例门诊肿瘤患者同时给予高强度个体化营养咨询和经口营养补充，与标准营养治疗相比，这部分患者的体重、营养状况和生活质量相对较好。在一项临床试验中，ONS或管饲可以增加鼻咽癌放疗患者的能量和蛋白质摄入，保证放疗顺利完成，并有利于其体质的恢复。一项系统评价认为，个体化营养指导及ONS能增加营养摄入量，可明显改善有营养不良或营养风险的肿瘤患者的体重与能量摄入，对肿瘤患者情绪和食欲下降也有明显改善，从而改善患者营养状态并提高生活质量。食管癌肠内营养治疗同样对患者具有积极意义。Lv等将82例食管癌同步放化疗患者按2∶1比例随机分为试验组（同步放化疗联合肠内营养组）和对照组（同步放化疗组），结果显示，肠内营养可以明显降低患者治疗期间体重下降的发生率，缩短住院时间，改善生活质量，提高疗效。一项前瞻性随机对照研究选择了111例门诊放疗的结直肠癌患者，分组进行饮食咨询/ONS或者不进行干预，结

果发现饮食咨询/ONS组同期能量、蛋白质摄取明显增加，远期毒副作用比例降低，生活质量提高。

对局部晚期的头颈部肿瘤/食管癌患者，采用鼻胃管（nasogastric tube，NGT）营养支持后体重增加、能量及蛋白质摄取均明显优于口服营养补充剂。但是，预防性鼻胃管营养支持喂养比在需要时应用鼻胃管营养支持喂养在肿瘤患者营养状态方面并没有显著获益，且两种鼻胃管营养支持喂养对于患者的死亡率也无显著差异。此外，经皮内镜下胃口术（percutaneous endoscopic gastrostomy，PEG）能一定程度降低体重下降发生率，有助于提高肿瘤患者生活质量。一项小样本前瞻性研究结果提示PEG患者体重改变小，但是感染概率高，花费明显高于鼻饲。另外特别值得注意的是，经PEG的并发症高达11%～57%，还存在发生腹膜转移的风险。PEG和鼻胃管不同喂养方法在接受放疗或同步放化疗头颈部肿瘤患者中并发症的发生率和患者的满意程度没有显著差异。目前没有充足的证据确定哪种是最优的喂养方法，应根据患者营养需求状况及需求时间选择营养治疗方式。

肠外营养应用于不能通过口腔或肠内途径获得营养的患者。对于放疗后严重黏膜炎和严重放射性肠炎的患者，可行肠外营养，一旦患者肠道功能恢复或肠内营养能满足能量和营养素的需求，应停止肠外营养，以减少肠外营养的并发症。

在放疗过程中，营养治疗的途径不是一成不变的，根据患者的病情变化动态调整。当放疗联合肠内营养治疗的患者不能进食或影响肠内营养实施的时候，应该调整为部分或全肠外营养。放疗过程中随着肿瘤的消退，患者吞咽功能改善，可由肠外营养逐渐过渡到肠内营养。肿瘤患者的营养不良状况和放疗间存在诸多交互关系，放疗会影响患者的营养状况，而营养状况的恶化同样会对放疗的效果及患者预后产生不利影响。营养治疗作为改善机体体能状况的重要治疗手段，提高了患者的生活质量，因而在放疗过程中发挥着越来越重要的作用。

免疫营养素是具有防治营养缺乏、改善免疫功能和调节机体炎性反应的一类特殊营养物质。常用的免疫营养素包括谷氨酰胺（glutamine）、精氨酸（arginine）、ω-3多不饱和脂肪酸（ω-3 polyunsaturated fatty acid，ω-3PUFA）等。研究表明，谷氨酰胺可以降低头颈部肿瘤放疗皮肤反应，缩短肺癌放疗患者放射性食管炎持续时间并减轻其严重程度，提高机体对放疗的耐受力。另一双盲对照试验提示补充ω-3PUFA，有利于保持或增加体重，提高免疫力，降低炎性反应，提高患者生活质量。Murphy等研究显示富含ω-3PUFA的肠内营养配方相对于标准营养配方更能改善食管癌、肺癌、头颈部肿瘤患者的营养状况和生活质量、生理和认知功能、总体健康状况和社会功能。

目前对该如何选择营养干预时机及持续时间能取得最佳效果尚无定论。有观点认为，进行早期高强度的营养支持能提高患者对放化疗的耐受性，同时也是提高疗效和生活质量的有效途径。也有研究者建议，营养干预应在放疗过程中或者放疗结束后再给予。国外有研究表明，预防性的营养干预与当患者出现营养不良时再给予相比，前者在患者的营养状况、治疗中断率和生存率上并没有显著优势。

营养干预的时间很可能是个体化很强的问题，不同的患者对治疗的耐受性不同也就决定了干预时机的个体化。

恶性肿瘤患者放疗结束后，如因肿瘤未完全消退、放疗远期并发症如吞咽功能障碍、食管纤维化和狭窄等原因造成经口摄入营养仍不足，则需要进行家庭营养。ONS是家庭营养最主要的方式，是对患者经口摄入营养不足的重要补充。部分恶性肿瘤放疗患者出院后仍需要继续管饲肠内营养，同样以家庭肠内营养的方式实施。Crombie的研究显示，头颈部肿瘤放疗过程中行PEG的患者，放疗后6个月内营养管拔除率为52%，1年拔除率为86%，有3%左右的头颈部肿瘤放疗患者携带营养管长达3年。家庭肠内营养主要依靠患者和家属实施，因此在出院前对患者及其家属进行教育和培训显得尤为重要。

肿瘤患者放化疗期间营养状况变化较大，营养状况对肿瘤的治疗、改善预后及提高生活质量有重要作用。营养干预应作为肿瘤综合治疗中的重要组成部分，应动态进行营养筛查及评估，及时、全程、有效地给予营养干预，争取给患者带来更多生存获益。

第四节　专科护士在肿瘤放疗患者营养治疗中的作用

一、营养专科护士的发展历程

（一）国外营养专科护士的发展

国外营养专科护士发展较早，整个发展历程分为专科前阶段、专科阶段及扩张期三个阶段。专科前阶段指1854～1960年，护理实践在营养领域得以发展。专科阶段指1960～2000年，营养专科护士在这个时期产生。扩张期指2000年至今，营养专科护士在全科和专科领域发展迅猛，为营养护理实践做出了卓越的贡献。1985年美国肠外肠内营养学会（American Society for Parenteral and Enteral Nutrition，ASPEN）护理学组首先提出培养营养支持护士（nutrition support nurse，NSN），明确了营养支持护士的工作标准、培训大纲和认证制度。之后，澳大利亚营养专科护士的发展延续了美国的模式。值得一提的是，加拿大营养专科护士属于临床护理专家，承担着营养护理实践、教育、健康咨询等工作，有完整的工作和考核标准。英国国家卫生与临床优化研究所（National Institute for Health and Clinical Excellence，NICE）的《成人营养支持：口服营养支持、肠内管喂和肠外营养》（nutrition support for adults：oral nutrition support，enteral tube feeding and parenteral nutrition）提出，所有医院都应成立一个多学科交叉的营养团队，包括临床医师、营养专科护士、营养师和药剂师等卫生保健人员。

经过三个阶段的发展，国外营养专科护士的角色及作用已被临床广泛认可，营养专科护士被称为"营养护理专家""营养支持护士"或"营养支持顾问护士"等。

（二）国内营养专科护士的发展

与国外营养专科护士的发展相比，我国营养专科护士的发展比较迟滞。2008年，江苏省护理学会依托中国人民解放军东部战区总医院率先开展了江苏省营养护理专科护士的培训与认证。2009年，中华医学会肠外肠内营养学分会成立了护理学组。2020年7月，中华护理学会举办了首届营养支持专科护士培训班，培养了我国首批国家级营养专科护士。随后，各省护理学会陆续开始举办省级的营养专科护士培训班。2023年，中华护理学会正式成立了肠外肠内营养专业委员会，国家级的营养护理专业组织由此产生。目前，国内很多医院也成立了营养多学科会诊（multidisciplinary treatment，MDT）团队，护理人员在团队中发挥着不可或缺的重要作用。与国外不同的是，我国培养的营养专科护士大部分未全职从事营养护理工作，更多的是从事患者营养风险筛查、配合医师和营养师做好营养指导、咨询等工作。

二、营养专科护士需要具备的核心能力

国内学者认为，营养专科护士需要具备临床营养专业能力、咨询指导能力、沟通协作能力、领导与管理能力、专业发展能力和职业人文特质六方面的核心能力。

（一）临床营养专业能力

临床营养专业能力是营养专科护士最核心的能力，是其他核心能力的基础和前提。其中，专科基础知识与技能、专科专业知识与技能、评判性思维与实践能力是必备的临床营养专业能力。营养专科护士需要在掌握营养专科知识与技能的基础上运用评判性思维实施营养护理，预见和识别患者潜在的营养问题，并做出科学的、合理的判断及决策。

（二）咨询指导能力

由于营养支持贯穿于患者住院治疗和居家康复的整个过程，营养专科护士需要为患者及其照顾者提供专业的营养指导和咨询服务。同时，专科护士还担负着对年轻护士的营养教育和培训，提高其他护士的营养支持护理实践能力，提升整个护理团队的营养支持护理水平。另外，营养专科护士还能为医师及决策者提供营养相关的专业建议及经验指导。

（三）沟通协作能力

良好的交流沟通能力首先有利于帮助营养专科护士与患者建立和谐的、互相信任的护患关系，增加患者的交流与配合，从而提高患者的就医体验及满意度。其次，营养专科护士作为营养支持团队的一员，出色的沟通协作能力能够帮助团队成员之间建立良好的合作关系，有利于高效、团结地完成工作，共同促进患者临床结局的改善。由于临床营养治疗的实施需要多学科协作与交流，沟通协作能力是营养专科护士必备的核心能力之一。

（四）领导与管理能力

我国营养专科护士主要从事临床一线工作，专职进行营养护理工作的情况很少，所以专科护士在完成日常护理工作的基础上还需要开展营养护理专科工作，包括制订营养专科护理规范、护理计划等，协调医师、营养师等多学科团队成员的工作，督导、促进营养护理工作质量，在营养护理领域内起到引领和示范作用等。这都要求营养专科护士不仅需要具备临床专业技能，还需要在人力、物力的协调管理方面具备领导与管理能力，做好营养专科护理队伍的培养与建设。

（五）专业发展能力

营养护理是一门实践性学科，营养专科护士在临床实践过程中承担着多元角色并需要具备不同的能力，这就要求营养专科护士首先需要具备学习能力。首先，专科护士必须不断学习本领域的前沿知识，把握学科最新动态，提升自身专业能力水平，成为高层次、应用型的临床营养护理专家。与此同时，自我能力的提升也能进一步推动临床营养护理质量的改进，不断完善营养护理质量体系，全面促进营养护理专业的向前发展。其次，营养专科护士需要具备一定的教学能力，将营养专科发展新动态、新技术应用于教学活动中，将营养相关理论与临床护理实践相结合，进行启发式、循证式教学。最后，营养专科护士还需要具备一定的科研能力和科研思维，开展循证营养护理实践，改进或者革新营养护理方法，从而促进营养护理专科的不断发展。

（六）职业人文特质

职业人文特质是护士开展工作和持续学习的前提，是营养专科护士核心能力的重要组成部分，包括职业认同感、人文关怀能力、职业心理素质及自我调适能力四个方面。护士需要有为营养护理职业奉献的精神，有正确的人生观、价值观，树立人文关怀理念，以患者为中心，理解、尊重患者及其照顾者，以真心、细心和耐心的态度实施营养护理服务，具有良好的职业心理素质及自我调适能力。

三、营养专科护士在肿瘤放疗患者营养治疗中的作用

由于肿瘤放疗患者大部分存在营养风险或营养不良的问题，而营养风险或者营养不良可能会带来不良的临床结局，为肿瘤放疗患者提供积极的营养支持与护理就显得尤为重要。有研究证实，营养专科护士在肿瘤放疗患者营养相关的护理程序和护理照护中发挥着重要的作用。营养专科护士通过对肿瘤放疗患者进行系统的营养风险筛查、配合医师及营养师及时开展营养干预、评估营养摄入的实际情况等，有效改善了放疗患者的营养状态，缩短了放疗患者的住院时间，减少了并发症的发生及降低了住院费用。

（一）营养专科护士在肿瘤放疗患者营养治疗中的角色

1.临床护理者　营养专科护士充分评估放疗患者生理、心理、社会支持等情况，评估患者及其照顾者的营养治疗相关的能力、意愿和需求，按照护理程序完成营养相关护理工作，配合医师和营养师做好放疗患者营养风险的筛查与评估、营养方案的执行与检查反馈及患者营养干预效果的评估等。

2.协调沟通者　营养专科护士作为协调沟通者，能够在放疗患者与多学科成员、照顾者之间搭建沟通的桥梁，鼓励患者及照顾者参与营养护理计划和方案的制订、实施和评价，共同协作制订营养支持决策等。同时，营养专科护士通过与其他健康照护团队的合作，共同促进放疗患者的营养状态及治疗结局。

3.管理者　营养专科护士担任着领导与管理角色，在临床工作中开展营养护理质量控制与改进、组织营养护理会诊和查房等工作。协助制订营养支持相关规范，完善营养护理相关管理制度与流程，运用各种质量管理工具对营养护理工作进行质量控制，对营

养护理工作进行有效检查、指导与反馈，及时完善、优化营养护理工作。

4.教育者　营养专科护士承担着护理人员、放疗患者及照顾者的培训和教育工作。培训内容包括肿瘤营养管理方案、营养评估工具的使用、营养支持常用操作技术及营养相关健康教育等。

5.研究者　营养专科护士承担着肿瘤营养相关科研任务，将营养相关理论与临床护理实践相结合，应用循证思维解决营养护理问题，开展循证营养护理实践，有效解决临床营养护理工作的瓶颈，进而为放疗患者提供科学化、标准化的营养护理照护，有效推动学科的发展。

6.决策辅助者　营养专科护士全面了解患者疾病及治疗情况、社会支持现状，能为患者及照顾者提供治疗及护理相关的信息，方便患者及照顾者做出临床决策。

（二）营养专科护士在肿瘤放疗患者营养治疗中的工作内容

1.营养风险筛查　在临床实践中，营养专科护士承担着肿瘤放疗患者的营养筛查工作。一般情况下，放疗患者在入院24h内，营养专科护士完成对患者进行营养风险筛查。对于高危患者，则由临床医师及营养师进行后续的营养评估。

2.营养计划的实施与健康教育　依托营养多学科团队，营养专科护士高度配合医师及营养师，在放疗患者营养支持照护过程中主要负责放疗患者的营养健康教育及营养方案的落实。首先，帮助放疗患者及照顾者正确认识营养支持的重要性，提高患者营养干预的依从性。其次，执行营养方案，记录、掌握患者每日的饮食及营养摄入情况，评估是否达到预设目标。当患者在放疗期间出现不良反应、无法正常进食或进食量明显减少时应及时报告医师，立即调整个体化营养支持计划，保证充足的营养摄入，以避免营养状态恶化和放疗中断。再者，教会患者及其照顾者基本的营养知识，帮助其掌握常见营养管路的居家护理技巧，解答营养相关问题及困惑。最后，由于放疗过程中患者的营养状况和放射损伤分级会不断发生变化，需要定期监测患者的营养状态，了解营养干预的效果，必要时需要调整治疗方案。

3.建立营养档案与营养质控　以营养专科护士为主导的营养团队中，护士为放疗患者建立营养档案，包括患者的营养计划、营养摄入、营养监测等内容。其次，营养专科护士还在临床实践中对于医护人员的营养风险筛查、营养健康教育、营养干预方案落实等各个环节进行质控，从而保障整个营养实施流程更加规范，患者可以获得科学的、专业的营养支持。

4.营养管道的安置与护理　临床常见的肠内营养管路有鼻胃管、鼻空肠管、经皮内镜下胃/空肠造口术（percutaneous endoscopic gastrostomy/jejunostomy，PEG/PEJ）等。由护士为放疗患者置入鼻胃管、鼻空肠管并进行管道护理是安全可行的。《基于循证的成人床旁超声护理专家共识》也证实了护士在床旁超声引导营养管置入中发挥着重要作用。

5.居家营养监测与随访　由于放疗患者出院时还存在部分治疗相关不良反应，加之有的放疗患者在居家过程中还面临着放疗远期并发症，如头颈部肿瘤放疗后口干、味觉改变，食管癌放疗后吞咽功能障碍、食管纤维化和狭窄等，都可能为患者带来营养风险，甚至出现营养不良。因此，对于居家的放疗患者，仍需要进行定期营养随访和营养监测，必要时给予营养治疗。

　　中华医学会放射肿瘤治疗分会发布的《放疗营养规范化管理专家共识》建议，放疗后由专业营养师或医护人员进行定期随访，建议每2～4周1次，持续3个月，或直至放疗引起的慢性不良反应、体重丢失得到妥善解决。随访内容包含但不局限于体重、饮食摄入量、营养补充剂摄入量及方式、不耐受症状等。随访方式包括电话随访、短信提醒、家庭访诊、定期开展出院教育等，其中电话随访的依从性更高。必要时建议给予放疗患者家庭营养治疗。另外，建议每个月为患者进行一次营养风险筛查（nutritional risk screening，NRS），持续3个月，有营养风险者及时报告给医师并给予营养干预。若与营养相关的5项美国肿瘤放射治疗协作组（Radiation Therapy Oncology Group，RTOG）晚期放射损伤分级标准单项出现≥2级，也应立即报告医师给予及时的营养干预。

第二章

肿瘤营养治疗的通则

第一节 基本概念

营养治疗是为了改善患者的营养状况，改善患者的临床结局，在营养诊断的基础上，对患者采取个体化的营养干预过程。营养干预手段包括营养教育，针对性营养咨询，以及通过口服、管饲和静脉注射等方式补充营养。目前，营养治疗的目的不仅仅只是补充机体营养素的不足，更被赋予了调节机体代谢、提升机体免疫功能的内涵。

肿瘤营养治疗是指通过营养干预措施的计划、实施和评价，促进肿瘤患者在肿瘤及其并发症治疗过程中身体状况的改善，最终实现改善临床结局的目的。肿瘤营养治疗包括三个阶段：营养诊断、营养治疗、评价疗效。肿瘤营养治疗应贯穿肿瘤治疗的全过程，与其他治疗手段相互融合，是肿瘤患者重要的治疗手段，也是肿瘤的基础治疗方法。

营养不良，即营养不足，是指由于机体对营养物质的摄入不足，导致机体细胞质量改变及非脂肪组织成分下降的一种状态。营养不良往往会引发生理、心理功能紊乱，如果机体本身已有其他疾病，营养不良可能会增加疾病的不良预后。营养学界对营养不良的定义经过了多次调整，最新的营养不良定义不再包括微量营养素异常和营养过剩，而是特指糖类、脂肪和蛋白质摄入不足或吸收障碍所导致的营养不足，通常被称为蛋白质-能量营养不良。营养不良可以分为能量缺乏型、蛋白质缺乏型、混合型。能量缺乏型以消瘦为主要临床表现，常是由长时间能量摄入不足引起；蛋白质缺乏型以水肿为主要临床表现，由长期蛋白质摄入不足或消耗过多引起；混合型常见于晚期肿瘤患者，由能量和蛋白质均摄入不足引起。

与疾病有关的营养不良是由并存疾病引起的一种特殊类型的营养不良。根据炎症是否存在，可分为有炎症的疾病相关性营养不良和无炎症的疾病相关性营养不良。

癌症相关性营养不良是指机体因肿瘤本身和（或）与肿瘤有关的因素（心理应激、抗肿瘤治疗）而出现的营养缺乏。其发病规律为恶性肿瘤患者比良性肿瘤患者多、实体肿瘤患者比血液系统肿瘤患者多、消化系统肿瘤患者比非消化系统肿瘤患者多、上消化系统肿瘤患者比下消化系统肿瘤患者多、老年肿瘤患者比年轻肿瘤患者多。

肌肉减少症，简称肌少症，是一种综合症候群，主要表现为骨骼肌肉质量的逐渐减少和功能的持续下降，肿瘤相关肌肉减少症是指与恶性肿瘤有关的肌肉减少症。肿瘤患者发生肌肉减少症的概率很高，因为很多肿瘤患者会有分解代谢升高、合成代谢降低的现象。一项研究指出，在65岁以上的胃癌患者中，肌少症的发病率为28.8%，与肌少症在普通人群中的发病率（5%～13%）相比，胃癌患者患肌少症的比例明显高于普通人群。肌少症的临床表现不具特异性，患者可能表现为四肢无力、易跌倒、步履艰难、步态迟滞和四肢细长无力。肌少症的诊断标准主要是通过检测肌肉的数量和质量（肌肉结构和组成成分的变化通过显微镜、肉眼观察）的减少来确定，其关键特征是肌肉力量下降。需要注意的是，骨骼肌的减少和脂肪的增加可能会同时出现，所以，部分罹患肌少症的患者体重不一定下降，甚至可能增加。

恶病质，亦称为恶液质，是一种以持续性肌肉消耗为主要特征，伴有或不伴有脂肪组织丢失，常规营养治疗不能完全缓解，最终可导致进展性功能损伤的多因素症候群，常与体重减轻、炎症条件和（或）厌食症有关的慢性疾病引起的代谢失调有关。研究表明，肿瘤患者中有60%～80%可能发展为恶病质，因恶病质导致死亡者约占20%。恶病质的重要特征为骨骼肌和内脏肌肉的耗损，通常伴有以下临床症状，如食欲下降、厌食、饱胀、体重下降、疲劳、贫血、水肿和低蛋白血症等。其诊断标准为6个月内非自愿性体重丢失＞5%，或BMI＜18.5kg/m^2（中国人）和6个月内任何程度的体重丢失＞2%，或四肢肌肉指数达到肌少症标准（男性＜7.26kg/m^2，女性＜5.45kg/m^2）。

第二节　营养筛查与评估

精准营养治疗的实施，关键在于准确及时的营养诊断。在传统观念中，营养不良的诊断包含营养筛查和营养评估两个层级。实际上，营养不良是一种全身性疾病，对几乎所有的机体器官和系统都会产生不利影响，严重者甚至可能影响患者的精神状态和社会功能，而营养不良导致的某些影响如心理障碍、月经停止、神经/精神异常等已经远远超出了营养评估的范畴，所以传统的筛查与评估两个维度的营养诊断难以全面评估营养不良的严重后果，需要进一步的综合评估，即在营养评估的基础上，进行第三级的诊断——综合评价。值得注意的是，肿瘤引起的营养不良，常具有代谢水平高、心理/生理应激大、机体存在炎症反应、合并肌肉丢失等表现，与由良性疾病引起的营养不良在特征上存在着明显的差异，因此，更需要综合评价。

营养不良的三级诊断由中国抗癌协会肿瘤营养专业委员会于2015年提出，包括营养筛查、营养评估、综合评价三个环节。目前，营养不良三级诊断已经成为国内外营养领域专业人员的一致观点。营养不良的三级诊断是由简到繁、覆盖多方面、逐步深入的综合诊断过程。营养筛查、营养评估、综合评价，在概念上是有区别的，但它们之间又是紧密联系的，三者一起构成临床诊断营养不良的有机体系，其目的是识别和标记患者是否已出现营养问题或是否存在可能演变成营养问题的状况。营养不良的三级诊断与营养不良的治疗密切相关。第一级诊断在于发现风险，患者此时可能只需要营养教育，不需要人工营养；第二级诊断是发现营养不良，患者此时可能只需要人工营养；第三级诊断是营养不良严重阶段，已经影响到机体的器官功能，此时不只是营养补充的问题，常需要综合治疗。

一、营养筛查

营养筛查是应用营养筛查工具对患者进行营养相关风险判断的过程，是营养诊断的第一步，其目的是让临床医护人员对可能出现营养问题的患者进行快速筛查，因此通常使用的营养筛查工具需具有操作简单、敏感性好等特点，一般会涉及患者近期体重、进食量、BMI、病情状况等可能导致患者营养问题的因素。

所有肿瘤患者均应接受营养筛查。住院患者的首次营养筛查一般在入院24h内进行，若筛查结果为阴性，则需在1周后再次筛查。门诊患者在出现摄食减少或体重下降时也需要接受营养筛查，但若患者年龄≥65岁、预期生存期＞3个月，营养筛查不应等到体重下降或摄食量下降时再进行，而应定期进行营养筛查，一般推荐至少每3个月应进行一次营养筛查。

营养筛查包括营养风险筛查、营养不良风险筛查和营养不良筛查三个方面。但在临床工作中，对一位患者的营养筛查不需要将这三个方面全部涵盖，也不需要将某一方面的所有筛查工具都用上，通常是选择一个方面（一个工具）完成营养筛查工作。

营养风险筛查是借助量表或工具，筛查患者是否存在或潜在营养相关因素可能导致不利临床结局的风险的过程。代表性的筛查工具是NRS2002，其适用对象为一般成人住院患者，受到中华医学会肠外肠内营养学分会的大力推荐，在临床住院患者中使用非常广泛。

营养不良风险筛查是了解患者是否存在发生营养不良风险的过程。代表性筛查量表有营养不良筛查工具（malnutrition screening tool，MST）、营养不良通用筛查工具（malnutrition universal screening tool，MUST）、肿瘤患者营养不良风险筛查工具（age intake weight and walking，AIWW）。其中，AIWW是中国抗癌协会肿瘤营养专业委员会石汉平团队在25种营养筛查工具的基础上开发的一种新的肿瘤人群营养筛查工具，包含年龄、进食、体重和步行四个维度的问题，条目简单，使用方便，一项纳入11 360例患者的研究显示，与NRS2002和MST相比，AIWW在肿瘤人群中具有更好的敏感性，其临床获益率不劣于NRS2002，故被中国抗癌协会肿瘤营养专业委员会推荐用于我国肿瘤患者营养筛查。

营养不良筛查是了解患者有没有营养不良的筛查过程。传统的营养不良筛查指标有BMI、体重丢失率、理想体重（IBW）等。其特点是简单、快速，但特异性、针对性均比较弱，极易受到其他因素的干扰。

二、营养评估

营养筛查阳性的患者，以及肿瘤患者、危重症患者、老年患者（≥65岁）等一些特殊患者群体，都要进行常规的营养评估。营养评估的目的是判断患者是否存在营养不良，并对营养不良的程度进行评估。通常情况下，营养评估可由营养护士、营养师或医师在患者入院后48h内完成。营养评估包括各种量表评估、膳食调查、人体测量、能量需求估算等内容。

（一）量表评估

临床上最常用的营养评估量表有微型营养评定（mini-nutritional assessment，MNA）、SGA、PG-SGA、GLIM标准等。

（二）膳食调查

膳食调查是采用一定的方法去了解在一定时间内某人每日摄入的各种主副食的数量，然后计算出每日摄入的能量及各种营养素的数量和质量，以此衡量其正常的营养需要是否被满足。膳食调查结果可以作为对调查对象进行营养改善、营养指导和营养咨询的基础。

膳食调查的重点内容包括：记录最基本的信息，即每日摄入的食物种类、数量；了解食物的烹饪和加工方式是否对维生素等营养素造成破坏；关注饮食结构是否合理、餐次分配是否得当；了解以往的饮食状况、饮食习惯等信息；调查对象的身体状况、是否存在慢性病等影响因素。传统的膳食调查常用方法有24h膳食回顾法、3天饮食记录法、食物频率问卷法。此三种方法均要求调查人员进行系统培训且调查较为费时，纳入临床医护人员的常规诊疗活动比较困难。

24h膳食回顾法，是通过询问的方法，让被调查对象回顾和描述在调查时刻以前24h内摄入的所有食物的数量和种类，从而对其食物摄入量进行计算和评价的方法。

简明膳食评分是一种膳食自评工具（表2-2-1），由中国医学科学院肿瘤医院丛明华教授团队开发并推广应用于临床。其优点是能快速了解肿瘤患者饮食摄入的情况，简单便捷，易于在临床推广，所以可用于动态评估肿瘤患者全程治疗中的膳食摄入情况。其缺点是无法适用于评价所有类型的肿瘤患者及肿瘤患者在住院期间医疗膳食的摄入情况。

表2-2-1　简明膳食评分

评分	摄入能量（kcal）	特征描述
1	＜300	三餐清流质，无肉，缺油
2	300～600	三餐半流质，无肉，缺油
3	600～900	一餐普食，两餐半流质，基本无肉，少油
4	900～1200	两餐普食，一餐半流质，少肉，少油
5	1200～1500	三餐普食，主食、肉蛋充足

（三）人体测量

人体测量常用的指标有身高、体重、腰围、臀围、皮褶厚度和人体成分分析等。这些指标，除人体成分分析外，均较少单独使用，通常是多个指标结合起来一起作为衡量患者营养的指标，如通过身高和体重的计算获得BMI用来衡量体重是否过轻或过重，腰围和BMI联合判断皮下脂肪是否在标准范围内。

人体成分分析是通过对患者肌肉、脂肪分布的检测，从而实现对患者营养状况进行评价的一种较为客观、准确的营养评价方法。常用的人体成分分析方法有生物电阻抗分析法、双能X射线吸收法、CT和MRI等多种技术。

（四）能量需求估算

机体对能量的需求由三个部分组成：基础代谢消耗、静息能量消耗、自主运动消耗。

通常来说，人体最大的能量消耗是基础代谢消耗，占总能量消耗的50% ～ 60%；自主运动消耗占总能量消耗的25% ～ 50%，当一个人的运动量非常大时，其能量消耗可与基础代谢消耗相当，但大多数肿瘤患者实际上常处于久坐久卧少动的状态，其自主运动消耗可能还达不到基础代谢消耗的50%；食物热效应消耗大概占总能量消耗的5% ～ 10%，机体每餐会消耗约10%的能量用于食物消化吸收等代谢反应。由此可见，如果获得基础代谢消耗的数据就可以大概推算出患者的总能量需求。

实际操作中，基础代谢消耗值测量非常困难，因此临床应用更多的是静息能量消耗，即人体禁食3 ～ 4h，处于合适温度下平躺休息30min后测得的能量消耗值。由于测量静息能量消耗时，机体可能还在进行若干消化活动，因此静息能量消耗会略高于基础代谢消耗，但是两者的差别通常在10%以内。

静息能量消耗可以通过直接法、间接法和公式估算法获得，直接法和间接法测得数据相对精确，但是其操作复杂且需要借助仪器设备才能完成，因此在临床中应用少，最常用的还是公式估算法。

目前，有很多学者提出用于计算静息能量消耗的估算公式，其中最早被提出、也是最著名的就是哈里斯－本尼迪克特公式（Harris-Benedict formula）（表2-2-2），主要适用于营养状况较好的年轻人，而对体重较轻的女性及肌肉量减少的患者来说存在较高的高估风险。拇指法则是另一种计算静息能量消耗的方法，即静息能量消耗（kcal/d）＝理想体重（kg）×25（kcal/d），此方法在临床应用非常广泛。

表2-2-2　Harris-Benedict公式

性别	静息能量消耗（kcal/d）
男性	$66.473 + 13.7516W + 5.0033H - 6.755A$
女性	$655.0955 + 9.5634W + 1.8496H - 4.6756A$

W：体重（kg）；H：身高（cm）；A：年龄（周岁）。

患者由于活动、应激等因素，实际每日能量需要明显会高于静息能量消耗。ESPEN建议，肿瘤患者的能量需求可以按照25 ～ 30kcal/（kg·d）进行计算。

Valentini建议，对于肿瘤患者，创伤等应激条件下计算每日总能量消耗时，可根据年龄、性别及体重调整后的静息能量消耗乘以应激系数（表2-2-3）。

表2-2-3　Valentini建议使用的活动和应激系数

	内容	系数
活动	院内患者：卧床，可以坐，上肢积极活动	1.1
	院内患者：可以起身上厕所、洗浴	1.2
	院内患者：每日可以在走廊行走数次	1.3
	院外患者：主要坐着活动，短期行走	1.4
应激	多发伤	1.2～1.3
	脓毒症或严重感染（如腹膜炎）	1.2～1.3
	手术后	1.0～1.2
	肿瘤	1.0～1.2
	发热	1.0

三、综合评定

综合评定有助于判断营养不良的类型，找出营养不良的原因，判断营养不良是否合并代谢紊乱和器官障碍。

综合评定的内容包括炎症反应、能量消耗水平、器官功能、人体成分分析、心理状况、饮食偏好和社会支持系统等，但这些项目的测定并不是每个患者都必须进行的，可根据医院条件和患者的具体病情来选择部分内容。

综合评定一般由医师和营养师在患者入院后72h内完成，护理人员在综合评定中负责部分评定项目的具体执行，如人体成分测量、心理评估、患者饮食偏好与社会支持系统等信息收集。

第三节　营养治疗

营养不良和营养风险在肿瘤患者中普遍存在，均可能导致严重后果，因此肿瘤营养领域的很多学者呼吁将营养治疗作为肿瘤治疗的基础治疗、一线治疗。

理想的营养治疗一方面要保证肿瘤患者获得相对充足的营养，另一方面还要有针对性地选择肿瘤细胞较难利用的营养物质，从而实现抑制或减缓肿瘤的发展，最终实现改善患者生活质量、延长患者生存时间的目的。

一、能量与营养素

（一）能量

营养诊断需要在启动营养治疗之前进行。在营养诊断中的评估环节，营养治疗团队中医务人员要估算患者的能量需求。临床上多采用拇指法则对患者能量需求进行估算，活动量正常的患者以25～30kcal/（kg·d）的标准来估算，卧床的患者以20～25kcal/（kg·d）的标准来估算。也有学者建议肠内或肠外营养途径可以有不同的计算方式，如肠外营养以 20～25kcal/（kg·d）的标准计算非蛋白质能量，肠内营养以 25～30kcal/（kg·d）的标准计算总能量，将能满足患者 70% 以上的需求能量为营养治疗的最低能量。

（二）营养素

人对营养素的需求有糖类、脂肪、蛋白质、水、维生素和无机盐。三大宏量营养素（糖类、脂肪、蛋白质）是机体能量供给、维持人体生命活动和内环境稳定的重要因素，所以在制订肿瘤患者营养方案时需要优先考虑和满足。

在营养治疗中，蛋白质的给予量要满足身体 100% 的需要，肿瘤患者至少需要蛋白质 1g/（kg·d），通常建议给予 1.2～2g/（kg·d）。轻至中度营养不良的肿瘤患者，建议应摄入蛋白质 1.5g/（kg·d）。严重营养不良且肝肾功能正常的肿瘤患者，如果需要短期强化营养治疗，蛋白质每日给予量可达到 2g/（kg·d）。

非荷瘤状态下肿瘤患者的宏量营养素供能比可与健康人相同，一般建议糖类供能 50%～55%，脂肪供能 25%～30%，蛋白质供能 15%；而处于荷瘤状态的肿瘤患者应降低糖类在总能量中的供能比例，提高蛋白质和脂肪的供能比例，具体为糖类 30%～55%，脂肪 25%～40%，蛋白质 15%～30%。

二、营养治疗途径

为患者选择营养治疗途径通常需要遵循营养治疗五阶梯原则（图 2-3-1）。饮食＋营养教育是首选，如果无法满足患者能量和营养素需求，再依次向上选择饮食＋ONS、全肠内营养（total enteral nutrition，TEN）、部分肠内营养（partial enteral nutrition，PEN）＋部分肠外营养（partial parenteral nutrition，PPN）、全肠外营养（total parenteral nutrition，TPN）。由下向上转换的原则是当前阶梯的营养治疗无法满足目标能量需求的 60% 达到 3～5 天时，治疗手段应向上转变。由上至下的转换原则是下一阶梯的营养治疗能满足目标能量需求 50% 时，可逐渐减少现行阶梯的营养治疗，再逐步增加下一阶梯的营养治疗。

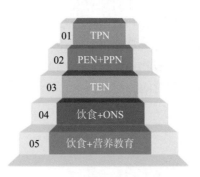

图 2-3-1　营养治疗五阶梯

ONS 是营养治疗中最简便的方法，大量研究证明，接受 ONS 治疗的肿瘤患者耐受性得到明显改善，治疗不良反应有所缓解，治疗完成率提高，其营养状况和临床结局改善。在营养教育的同时实施ONS，与单纯营养教育相比患者的体重维持更好、生活质量更高、抗肿瘤治疗中断率更低。有专家建议患消化道肿瘤的老年人，可以终身坚持ONS。

经口限制进食的患者，如果其肠道还有功能，可以通过管饲实现肠内营养。根据置管的入口不同，管饲途径可以分为经鼻途径和造瘘途径。按营养管末端所处部位的不同，管饲途径又可分为经胃喂养和经空肠喂养。其中，经鼻喂养主要用于短期管饲（预计管饲时间在4周内）的患者，经造瘘喂养主要用于长期管饲（预计管饲时间在4周以上）的患者，造瘘方式包括外科手术造瘘及内镜、超声、X线等技术辅助的经皮造瘘。在营养治疗效果上，经胃喂养与经空肠喂养对大多数患者来说并无明显区别，在并发症方面经胃喂养与经空肠喂养相比，腹泻、腹胀、倾倒综合征发生率较低，但误吸、反流发生率更高。因此，胃肠道完整的一般患者可以选择经胃喂养，存在胃潴留、胃蠕动不良、反流/误吸高危的患者及机械通气的患者建议选择经空肠喂养。

当患者经肠内营养无法满足营养需求时，需要启动肠外营养。肠外营养主要指经静脉输液的方式输入营养物质，主要途径包括经外周静脉置管及经中心静脉置管。

三、营养制剂选择

在选择营养制剂时，处于荷瘤状态的肿瘤患者与非肿瘤患者有所不同；而非荷瘤状态的肿瘤患者与患有良性疾病的患者在选择营养制剂时并无明显区别。

（一）糖类与脂肪的比例

荷瘤状态下的肿瘤患者推荐采用高脂肪低糖类的营养制剂，脂肪供能的比例可以与糖类相等，甚至更多。

（二）脂肪制剂的选择

肿瘤患者推荐选择中-长链脂肪乳剂，特别是肝功能障碍的肿瘤患者。ω-3PUFA有助于抑制炎症反应，在动物实验中显示其具有抑制肿瘤生长的作用。

（三）蛋白质或氨基酸制剂的选择

整蛋白型制剂对绝大多数肿瘤患者都是适用的。短肽制剂含水解蛋白不需要消化，吸收快，对手术后早期、放化疗、老年等消化功能受损的患者有利。

（四）免疫营养制剂的应用

在肿瘤患者营养配方中添加精氨酸、ω-3PUFA、核苷酸（nucleotide）、谷氨酰胺等成分的免疫营养素，形成了免疫调节配方。有研究表明，在肿瘤患者中，给予免疫调节配方具有正向作用。

第四节　疗效评价与随访

定期进行疗效评价是规范化营养诊疗中的重要环节。在营养治疗中，定期、持续性地监测患者营养状态、评估营养干预效果，及时发现营养干预引起的并发症，有助于动态调整营养干预策略，提高营养干预的安全性和有效性。

营养疗效评估指标分为三大类。第一，体能、一般检验指标等快速反应指标，每周评估 1～2 次。其中，在体能测评中，常用的项目有握力、起立-行走计时测试、6 分钟步行试验。一般检验指标包括血常规、电解质、肝功能、肾功能、炎症指标［白细胞介素-1（IL-1）、白细胞介素-6（IL-6）、肿瘤坏死因子（TNF）、C 反应蛋白（C-reactive protein，CRP）］和各种营养指标［白蛋白（albumin，Alb）、前白蛋白（prealbumin，PAB）、运铁蛋白（transferrin）、视黄醇结合蛋白（retinol-binding protein，RBP）等］。第二，人体测量、人体成分分析、生活质量、心理状况等中速反应指标，一般每月评估 1～2 次。第三，肿瘤病灶、生存时间等慢速反应指标，每年至少评估 1～2 次。

营养治疗是一个长期的过程，定期对患者进行营养监测与疗效评价才能保证营养治疗的效果。所有肿瘤患者出院后应定期到医院营养门诊就诊或接受电话随访（至少每 3 个月一次）。正在接受营养治疗的患者，尤其是严重营养不良的患者营养随访的频率还应该适当提高。

第五节　饮食指导

健康中国行动推进委员会印发的《健康中国行动（2019—2030 年）》指出：合理膳食是健康的基础。肿瘤患者在放疗期间出现的相关毒副作用，可能导致肿瘤患者进食不佳，进而导致营养不良，对患者的抗肿瘤疗效、生存时间和生活质量等均会造成不良影响，因此对接受放疗的肿瘤患者首先应进行合理有效的饮食指导。

一、饮食指导的重要性

对于放疗患者入院后，医师、营养师及护士需要了解肿瘤患者膳食情况，如患者每日进餐次数、摄入食物的种类和数量及患者的宗教信仰等，告知患者合理饮食摄入的重要性，膳食是肿瘤患者摄取营养来源的主要途径，保持合理的饮食对保障治疗顺利完成和减少放疗不良反应有着积极的意义。

二、营养素与肿瘤的关系

（一）蛋白质与肿瘤

国外学者发现动物蛋白质及膳食总蛋白的摄取量与乳腺癌、结肠癌、胰腺癌及子宫内膜癌发生率呈正相关，牛肉、猪肉增加乳腺癌的危险性。不同种族调查也认为动物蛋白质的摄取量与乳腺癌、子宫癌和前列腺癌有关。在平时的膳食中不可能食入纯化的蛋白质，人们在摄入动物蛋白质的同时，也摄入了脂肪等其他成分，可能导致肿瘤的发生。我们仍然主张供给适量的蛋白质，脂肪与蛋白质比例适宜为好。

（二）脂肪与肿瘤

膳食中脂肪与肿瘤的关系可能是研究最彻底的因素。目前一致的观点是高脂肪促进结肠癌和乳腺癌的发生；一项流行病调查结果表明前列腺癌与摄入高脂肪膳食有关。1978年美国学者调查了3056个县的前列腺癌死亡率，均为常食用高脂肪食物如油脂、牛肉、猪肉、蛋、奶制品等的地区。高脂肪影响大肠癌发病的机制，主要是高脂肪使肝脏胆汁分泌增多，胆汁中初级胆汁酸在肠道厌氧菌的作用下转变成脱氧胆酸及石胆酸，而脱氧胆酸和石胆酸是促癌物质。在脂肪与肿瘤的关系中，胆固醇是值得注意的问题。研究发现血清总胆固醇高的人群发生肿瘤的概率较高，特别是结肠癌，其次为肺癌、宫颈癌和乳腺癌。但也有报告血清胆固醇水平与肿瘤无关，我国65个县的生态学研究发现血浆总胆固醇水平与多种主要肿瘤的死亡率呈明显的正相关。然而有研究又证明以PUFA为主的植物油能促进致癌过程。因此在防癌膳食中应强调减少膳食总脂肪的摄入。

（三）糖类物质与肿瘤

国外学者研究发现摄入精制糖量与乳腺癌发生率有关，胃癌的死亡率与谷物摄取量呈正相关，但实际上并非以高淀粉为主要膳食的国家胃癌发病率也高。膳食纤维是一种由葡萄糖组成的大分子多糖，不被人体所吸收。研究认为膳食纤维摄入量与肿瘤发生率呈负相关，纤维素能缩短食物残渣在肠道停留的时间，从而缩短致癌物在肠道的停留时间，也减少了致癌物质与肠壁接触的机会，许多纤维素有吸水性从而增加粪便的体积和促进肠道蠕动。研究证明麸皮能降低某些化学物质的致癌作用，其中纤维素起保护作用，防止化学物质诱发肿瘤。有研究报告食用低纤维素、高脂肪食物的人患结直肠癌的相对危险性高于食用低脂肪高纤维素食物的人。

（四）维生素与肿瘤

维生素E能够阻断致癌性亚硝基化合物合成的能力，是天然的抗氧化剂，能够限制过氧化物和环氧化物在体内生成，保持细胞膜的稳定性，防止某些酶和细胞内部成分遭到破坏。维生素E在防止乳腺癌方面有一定作用。含维生素E丰富的食物有植物油、核桃、花生、瓜子、瘦肉、牛奶、蛋类、麦芽及深绿色的蔬菜等。

维生素C能够有效、快速地阻断致癌性亚硝酸基化合物的合成，国内外学者一致认为维生素C有防癌作用，是一种较好的抗氧化剂，能清除体内的自由基，提高机体免疫力，能够对抗多种致癌物质。研究显示，我国食管癌高发区人群普遍缺乏新鲜蔬菜、水果的摄入。国外研究提示，缺乏新鲜蔬菜和水果摄入的人群患胃癌的可能性高，而增加维生素C的摄入量可降低喉癌和宫颈癌的发生率。维生素C完全来自于食物中，主要来源于新鲜的蔬菜和水果，如西红柿、黄瓜、圆白菜、油菜、鲜枣、苦瓜、柿子椒、柑橘、草莓、西瓜、刺梨、酸枣、猕猴桃等。

三、恶性肿瘤患者膳食指导

依据恶性肿瘤患者膳食指导行业标准推荐如下。

（一）通用原则

1.合理膳食，适当运动。

2.保持适宜的、相对稳定的体重。

3.食物的选择应多样化。

4.适当多摄入富含蛋白质的食物。

5.多吃蔬菜、水果和其他植物性食物。

6.多吃富含矿物质和维生素的食物。

7.限制精制糖摄入。

8.肿瘤患者抗肿瘤治疗期和康复期膳食摄入不足，在经膳食指导仍不能满足目标需要量时，建议给予肠内、肠外营养支持治疗。

（二）恶性肿瘤患者能量推荐摄入量

肿瘤患者能量消耗通常较高，其基础代谢率可能增加。此外，肿瘤本身、手术创伤、化疗和放疗等治疗手段都会对营养摄取和吸收造成一定影响。因此，患者的营养需求也较为特殊。

1.能量　一般按照20～25 kcal/（kg·d）来估算卧床患者的能量，按照25～30 kcal/（kg·d）来估算能下床活动患者的能量，再根据患者的年龄、应激状况等调整为个体化能量值。

2.蛋白质　是一切生命的物质基础，是肿瘤患者营养支持中的重要组成部分。足够的蛋白质摄取可以维持或修复组织、促进伤口愈合、增强免疫力。一般可按1～1.2g/（kg·d）给予，严重营养消耗者可按1.2～2g/（kg·d）给予。瘦肉、鱼类、豆类及奶制品都是良好的蛋白质来源。

3.脂肪　脂肪供能占总能量的35%～50%，是提供人体能量的重要来源。肿瘤患者的脂肪摄取应适量，过多的脂肪可能导致体重增加和消化不良。选择健康的脂肪源，如橄榄油、亚麻籽油等，并减少摄入含高饱和脂肪的食物，如猪肉、黄油等。

4.糖类　糖类供能占总能量的35%～50%，是人体主要的能量来源，特别是来自全谷物的糖类，含有丰富的维生素、矿物质和膳食纤维。建议肿瘤患者选择全谷物米饭、面粉和面包等作为主要的糖类摄取来源。

5.水　饮水和食物中所含水，一般按30～40ml/（kg·d）给予，使每日尿量维持在1000～2000ml。

（三）恶性肿瘤患者的食物选择

1.谷类和薯类　保持每日适量的谷类食物摄入，成年人摄入200～400g/d为宜。谷薯类是膳食中能量的主要来源。多种谷类掺着吃比单吃一种好，特别是以玉米为主要食物时应当更重视搭配一些其他的谷类或豆类食物。

2.动物性食物　适当多吃鱼、禽肉、蛋类，减少红肉摄入。对于放化疗胃肠道损伤患者，推荐制作软烂细碎的动物性食品。

3.豆类及豆制品　推荐摄入约50g/d等量大豆。

4.蔬菜和水果　推荐蔬菜摄入量300～500g/d，水果摄入量200～300g/d。蔬菜和水果经常一起提起，因为它们有许多共性。但蔬菜和水果终究是两类食物，各有优势，不能完全相互替代，尤其是儿童，不可只吃水果不吃蔬菜。一般来说，红、绿、较深颜色的蔬菜和深黄色水果含营养素比较丰富，所以应多选用深色蔬菜和水果。

5.油脂　使用多种植物油作为烹调油，推荐摄入量为25～40g/d。

6.糖分　摄入糖分不超过50g/d，最好控制在25g/d以下。

7.其他　避免酒精摄入；限制烧烤（火烧、炭烧）/腌制和煎炸的动物性食物。

8.营养素　肿瘤患者出现明确的矿物质及维生素等营养素缺乏时，可考虑膳食强化而补充部分营养素。

四、健康教育

放疗在杀死肿瘤细胞的同时，也对正常的机体组织、细胞有一定的杀伤作用，由于疾病本身的原因或放化疗过程中出现的不良反应，出现影响进食的症状，如头颈部肿瘤患者放疗后出现口腔反应、胸部肿瘤患者放疗后出现食管炎、腹部肿瘤患者放疗后出现胃肠道反应，影响患者对食物的摄入和吸收功能。因此，要让患者及其家属知道，放疗过程中可能会遇到各种各样的营养问题，配合医师、营养师在积极治疗原发疾病和处理放疗不良反应的同时，在饮食上也应该采取不同的方法以保障营养的摄入。放疗患者的进食原则在遵循恶性肿瘤患者膳食指导行业标准下，宜食用清淡易消化的食物，放疗前、后禁止进食。同时指导患者及其家属为患者创造一个良好的就餐环境和心态，也能增加患者对食物的摄入量。

（一）放化疗时影响食欲的健康教育

1.饮食调整方法　调整食物的结构和烹饪方式，保证色香味俱全，营养均衡；储备健康小零食，少食多餐，增加食物的摄入；若患者胃肠道黏膜无损伤，可适当增加平时喜爱的辛辣食物刺激味蕾，增加患者的食欲。

2.运动改善食欲　鼓励患者根据自身健康状况和身体功能水平进行可行的身体锻炼，在运动干预时应同时提供充足的能量和蛋白质补充。

3.药物治疗改善食欲　必要时根据医嘱使用改善食欲的药物，如糖皮质激素、孕激素（醋酸甲地孕酮），但在用药过程中应密切关注其副作用。

（二）放化疗导致恶心、呕吐的健康教育

1.当恶心的症状比较轻微，并且没有伴随呕吐现象时，给予少许酸梅汤、酸奶等开胃食物，帮助缓解恶心的症状；也可给予新鲜果汁等富含维生素C的食物。有研究发现，鲜橘汁抑癌作用强于维生素C、维生素B_1，原因在于它除了含维生素C外，还存在其他抗癌成分。放化疗期间应清淡饮食，避免过甜、辛辣、油腻食物及奶油类食物，避免一次性摄入大量饮料。

2.少食多餐，保证营养摄入均衡，必要时可增加一些健康小零食。

3.必要时遵医嘱补充水分与电解质。

4.在接受放化疗前2h内应避免过多进食，以防止呕吐。

5.不可同时摄入过冷和过热的食物；同时还应注意进食时的环境，保证环境安静、整洁，稳定其情绪，增加其舒适感。

（三）放疗导致味觉改变的健康教育

1.保持口腔清洁，进餐前先漱口，除去口腔内的异味，可适当吃常温食物。

2.进食富含维生素的蔬菜水果，如西红柿、胡萝卜、苹果、香蕉等。

3.经常变换食物菜色的搭配及烹饪方法，可采取少食多餐原则，巧用味道浓香的食品，如以香菇、洋葱、果醋、芝麻、醋或柠檬汁在食物烹饪时进行调味。

（四）放疗导致口干的健康教育

1.保持口腔卫生，用苏打水或康复新液漱口，避免使用含有酒精的漱口水。

2.可用金银花、菊花等泡水饮服，随身携带水杯，随时小口饮水；还可咀嚼口香糖等减少口干的感觉。

（五）放疗导致吞咽困难的健康教育

1.选择质软、细碎且营养价值丰富的食物，如蒸蛋、肉糜、豆腐，加以肉汁、肉汤勾芡烹调可帮助吞咽，果蔬可打碎成匀浆饮用。

2.食用质软、清淡的食物，避免食用酸味强或粗糙生硬的食物。

3.少食多餐，保证营养的摄入。

4.如经口摄入无法达到目标需要量，建议使用管饲行肠内营养或行肠外营养以达到目标需要量。

（六）放疗导致腹泻的健康教育

1.采用低渣饮食，注意水分及电解质的补充，如无油肉汤、菜汤、果汁。

2.减少高热量和奶制品的摄入，如果患者的确需要，可酌情尝试低脂、无乳糖配方及酸奶类食物。

3.避免摄入咖啡和酒精类饮品，避免摄入不易吸收的食物。

（七）放疗导致骨髓抑制的健康教育

1.白细胞与血小板计数下降时，宜给予高蛋白与富含铁质的食物，在应用药物升血的同时可给予升血药膳（党参、黄芪、当归、熟地黄、花生、红枣、赤小豆、鹌鹑蛋）辅助治疗。

2.指导患者用红枣、桂圆、粳米适量煮粥，或者猪肝适量切碎搅成糊状蒸熟食用。

3.饭后增加一杯酸奶，经常饮酸奶可提高免疫系统免疫细胞的杀伤能力。

（八）其他

1.ω-3PUFA或鱼油补充剂　推荐使用ω-3PUFA或鱼油补充剂，可改善放化疗患者的食欲，维持或增加体重。

2.谷氨酰胺　对于减轻放化疗患者黏膜损伤（口腔黏膜炎、食管炎、肠炎等），改善或维持患者生活质量具有潜在有益作用。但基于现有研究结果的异质性，目前不推荐对肿瘤患者常规补充谷氨酰胺。

3.益生菌　可通过产生抗菌物质、与病原体竞争上皮黏附和营养、参与宿主的免疫调节、抑制细菌毒素的产生发挥有益作用。多项研究发现，益生菌可能有助于预防腹部或盆腔肿瘤患者在放疗期间的放射性毒性反应。

五、肿瘤患者常见饮食误区

在老百姓一些固有观念中，对生病的人在饮食上都有一些口口相传的民间忌口食物流传。同时在全球智能化的时代，各类视听资讯以数不清的碎片化方式影响人们的生活，而关于恶性肿瘤患者饮食营养的信息林林总总，难辨真假，导致一些患者听信谣言，对营养的认识误区越来越多。科学的饮食指导、及时纠正患者的饮食误区具有重要意义。

（一）误区一：肿瘤患者需要忌口

在西方医学观念中，除了避免食用自己过敏的食物外，没有特殊忌口，有宗教信仰等特殊要求的患者除外。对患者常提到的鸡肉、鸭肉、鹅肉、牛肉、海鲜、魔芋、韭菜等食物为发物，在营养学中，不存在"发物"，除非患者本身对这些食材过敏。相反，这些食物中含有优质蛋白质，可以促进机体的组织修复，所以可以吃，且鼓励吃。对有某些特殊疾病患者或接受特殊治疗的患者，需咨询其营养师，不宜盲目忌口。

（二）误区二：肿瘤患者可以只喝汤，不吃肉

大多数人认为炖汤的营养价值很高，所有的营养精华都在汤里，特别是汤越浓营养价值越高，常出现让患者只喝汤不吃肉的情况。事实上，我们日常炖汤中食物的营养成分只有小部分会溶到汤里，并且还会受到盐浓度和熬汤时间的影响。炖汤里的成分主要是较多的脂肪、嘌呤、维生素和无机盐，汤的营养只有原料的5%～10%，而患者需要的大部分营养物质（特别是蛋白质）都在肉里。所以对肿瘤患者而言，需要同时喝汤和吃肉来补充营养。如果肿瘤患者需要进食流食的话，可以将各类食材一起混合打碎，制成糊状或者熬成粥，这样既便于吞咽又有利于消化吸收。

（三）误区三：肿瘤患者不吃东西，可以饿死肿瘤

不吃东西肿瘤细胞就没有营养供给，就可以饿死肿瘤。按照这个观点，先饿死的不是肿瘤细胞，而是患者。肿瘤属于消耗性疾病，即使患者整天不吃不喝，肿瘤细胞仍可疯狂生长。据报道有40%～80%的肿瘤患者出现营养不良，有20%的患者直接死于营养不良。所以肿瘤患者需要执行营养师制订的营养方案。

（四）误区四：碱性食物能起到抗癌作用

多数人认为碱性食物和碱性饮料具有抗癌作用，进而大量摄入。但目前尚无科学研究证明碱性食物和碱性饮料能起到抗癌作用。无论摄入何种食物，进入胃后都会与胃液混合变成酸性，再经肠道中的肠液中和成碱性，最终在正常状态下pH保持在7.35～7.45。

（五）误区五：牛奶中有很多激素，肿瘤患者不能喝

牛奶中含有少量的雌激素及胰岛素样生长因子-1，这些成分在人体中天然存在，摄入牛奶带来的影响微乎其微，并且牛奶中含有丰富的钙和维生素等多种人体所需的营养物质，还具有镇静安神、提高人体免疫力的作用，所以说，肿瘤患者可以喝牛奶。

（六）误区六：肿瘤患者需要多吃补品、保健品

盲目追求某一种食物含有的营养功效，是不妥的。应均衡饮食，合理的营养摄入才是整体提高免疫力的健康手段。此外，保健品中不但成分复杂，疗效不确定，甚至还可能会夸大其营养功效，其对机体带来的毒副作用不详。因此，应严格在营养师、医师的指导下才能服用保健品，不宜盲目自行服用。

（七）误区七：肿瘤患者绝对不能吃红肉

红肉指的是烹饪前肉质呈现出红色的肉，绝大部分哺乳动物的肉都是红肉，其含丰富的铁、蛋白质、锌等，是补铁、改善贫血的好选择，常见的有猪肉、牛肉、羊肉和兔肉等。目前研究证据提示，过多摄入红肉，会增加人群的肿瘤患病率，其原因可能与红肉中富含饱和脂肪酸及血红素铁有关。但需要注意的是，不推荐肿瘤患者过量摄入红肉，不等于不能摄入红肉。因此，患者可以适量吃红肉，应尽量吃新鲜的肉，少吃或不吃加工肉制品，如腊肉、咸肉、培根、火腿、香肠、午餐肉等。

第六节　居家康复指导

肿瘤患者经过一段时间的放疗、化疗等治疗后，可能还需要长时间的休养康复。如何更好地进行居家康复，是肿瘤患者出院居家后的首要任务。在结合肿瘤患者的治疗及机体的代谢状况下，也要充分考虑患者的基础疾病情况。合理的营养管理是肿瘤康复期患者长期随访管理的重要内容，其有助于降低代谢性并发症的发生风险，改善患者对居家膳食的管理，需要注意以下事项。

一、心理康复

随着医疗技术的发展，恶性肿瘤的治疗已取得了突破性的进展，但是恶性肿瘤治疗后的康复还需要很长时间，在康复过程中，可能产生比较大的心理变化和情绪波动，而心理压力或情绪失衡会影响食欲，给治疗效果和生活质量产生负面影响，尤其在居家康复阶段，患者周围不再时刻围绕着医师和护士，甚至可能独自在家。因此，一方面家庭成员对其康复起到了很关键的作用，在日常生活中，应与患者多沟通交流，了解他们的感受和需求，给予关心和安慰，让其感受到被关心；另一方面患者需要调整好自己的心态，寻找爱好，参加各种活动，如中国抗癌协会康复分会组织的各种娱乐活动和专业的康复科普活动，在活动中结识朋友并获得康复指导，良好的心态能促进食欲，提高免疫力，在身体和心理恢复后可重返工作岗位。

二、膳食管理

肿瘤患者因为疾病本身消耗大，再加上住院期间的治疗后食欲缺乏，甚至一些饮食"秘方"误导，导致食物选择单一，营养补充不足。居家康复可参考《中国居民膳食指南（2022）》的推荐，每日的营养应该全面、均衡、适度，让食物丰富多彩，一天的食物种类超过12种，一周超过25种。

（一）能量

肿瘤康复期患者可参考健康人群标准，按不同体力活动状况，予以25～30kcal/（kg·d）能量。

（二）糖类

1.肿瘤康复期患者，正常情况下其比例应为50%～65%。

2.在胃肠功能允许的条件下，应增加全谷类食物、蔬菜和水果的摄入，限制添加糖的食物摄入。

（三）蛋白质

1.肿瘤康复期患者需摄入充足蛋白质，达到1.0～2.0g/（kg·d）。优质蛋白质应占总蛋白量的50%以上。

2.蛋白质膳食来源：鼓励选择富含优质蛋白质和低饱和脂肪酸的食物，如鱼类、瘦肉、去皮禽类、鸡蛋、脱脂或低脂乳制品、坚果和豆类等。

（四）脂肪

1.膳食脂肪供能应占全日总能量的20%～35%。

2.应限制饱和脂肪酸摄入，增加ω-3PUFA和单不饱和脂肪酸的摄入。

三、营养素补充

放疗结束后，放疗不良反应可能会持续3～4周甚至更长时间，为保证均衡膳食摄入必需的各类微量营养素，在膳食摄入营养素不足，无法达到机体需要量时，或经生化检查或临床表现证实存在某类营养素缺乏或不足时，仍然不能盲目使用营养素补充剂。可经有资质的营养师、医师评估后使用营养素补充剂，但应注意避免使用过大剂量。

四、适宜运动

肿瘤康复期患者应该尽力保持健康的体重，并通过平衡能量摄入和体力活动来避免体重过度增加。肿瘤患者的运动方式应结合自身情况来选择，一般每周运动不少于5次，每次时间不少于30min，要注意循序渐进，控制好运动强度，一般以自己可以耐受的、喜欢的有氧运动如快步走、乒乓球、八段锦、广播操等为主，配合一定的抗阻力运动，如使用就近小区里的器械，甚至柔韧性运动，如瑜伽等运动。适宜运动能促进食欲，改善营养。

五、专科的功能锻炼

放疗后患者在一定时间其专科的功能锻炼仍将继续进行，如胸部的呼吸功能训练、乳腺的乳腺操，特别是头颈部肿瘤放疗后的张口训练，如张口训练不好，可能会导致患者出现张口困难而影响进食，所以患者进行放疗之后继续进行张口训练是非常有必要的，可防止影响患者的进食而导致的营养不良。

肿瘤患者的营养支持是重要的治疗手段之一，能够改善其营养状况，增强免疫力，提高治疗效果。在日常生活中，肿瘤患者应注意均衡饮食，保证足够的营养摄取。同时，根据医师的指导，采取适当的营养支持治疗，以满足患者特殊的营养需求。最后，以乐观积极的心态面对治疗，保持良好的营养状况，将有助于肿瘤患者更好地应对疾病。

第三章

放疗患者的营养治疗护理流程及实践

第一节 概 述

营养不良在恶性肿瘤患者中的发生率高达40%～80%。肿瘤相关的营养不良主要由肿瘤的局部效应、机体对肿瘤的反应和抗肿瘤治疗引起。约70%的肿瘤患者在肿瘤治疗过程中采用放疗，但患者在接受放疗过程中和治疗后伴随的多种急性和慢性反应容易导致患者营养不良，引起治疗中断或延误；由于治疗过程中体重下降，增加治疗摆位误差，影响肿瘤患者的生活质量和治疗效果，进而对预后产生不利影响。放疗过程中，营养治疗可帮助放疗患者度过不良反应期、降低放疗引起的毒性反应、改善患者机体状况、降低治疗不良事件的发生。因此，应科学、全面地评估患者放疗过程中和放疗后的营养状况，并尽早进行个体化的营养指导和营养治疗，改善患者的营养状况和生活质量，并协助抗肿瘤治疗的进行、降低肿瘤进展风险、改善患者预后。中国抗癌协会肿瘤营养与支持治疗专业委员会推荐遵循营养筛查、营养评估、综合评价三级诊断原则，对放疗患者实施营养诊断，评估监测放疗前、放疗中、放疗结束后的营养状态。对具有营养风险的患者进一步使用PG-SGA及RTOG急性放射损伤分级标准判定的结果采取下一步干预对策。根据患者营养不良程度依次采取营养治疗五阶梯原则，具体护理路径见图3-1-1。

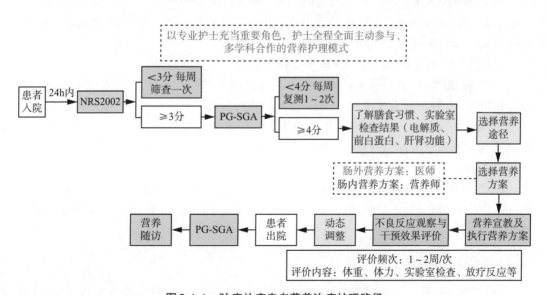

图3-1-1 肿瘤放疗患者营养治疗护理路径

第二节　放疗患者的营养诊断

放疗之于恶性肿瘤患者的营养状况犹如一把"双刃剑"。一方面，放疗可通过减轻肿瘤负荷、缓解肿瘤压迫和梗阻从而改善患者的营养摄入与营养状况；而另一方面，放疗的某些不良反应也会对患者营养状况产生不利影响，如味觉敏感性降低、放射性口腔黏膜炎、口干、食管炎、肠炎、肠衰竭等，这些不良反应都可影响患者营养物质摄入、消化、吸收和代谢的全过程，从而导致营养不良的发生或者营养状况进一步恶化。而营养不良对恶性肿瘤放疗患者可产生诸多影响，研究证明营养不良可增加患者放疗摆位误差、降低肿瘤细胞的放射敏感性、治疗耐受性和近期疗效，同时也是肿瘤局部复发和生存率低的危险因素。因此，营养治疗对于肿瘤放疗患者至关重要。

准确的营养诊断是合理营养治疗的前提，2015年中国抗癌协会肿瘤营养与支持治疗专业委员会提出了营养不良的三级诊断模式为营养筛查—营养评估—综合评价。

一、一级诊断——营养筛查

营养筛查是营养诊断的第一步，也是最基本的一步，营养状况是患者的基本生命体征，所有入院的肿瘤患者都应常规接受营养筛查。营养筛查阳性已被列为我国肠外肠内营养剂使用和医疗保险支付的前提条件。

（一）营养筛查的内容

一般认为营养筛查的内容包含3个方面：营养风险筛查、营养不良风险筛查和营养不良筛查。

（二）营养筛查的方法

营养筛查的方法很多，最常用的是量表法和计算法。

1.量表法　常见的量表有NRS2002、MUST、MST、微型营养评定简表（mini-nutritional assessment short-form，MNA-SF）。

2.计算法　通常使用的是标准体重法和BMI法。

（1）标准体重法（按WHO计算方法）：男性的标准体重＝［身高（cm）-80］×70%，女性的标准体重＝［身高（cm）-70］×60%。正常体重：实际体重为标准体重的90%～109%。体重过重：实际体重为标准体重的110%～120%。体重过轻：实际体重为标准体重的80%～89%。肥胖：实际体重为标准体重的120%以上。体重不足：实际体重为标准体重的80%以下。

（2）BMI法：不同种族、不同地区BMI标准不尽一致，中国标准如下：BMI < 18.5 kg/m^{2}为体重过低，18.5～23.9kg/m^{2}为正常，24.0～27.9kg/m^{2}为超重，≥28.0kg/m^{2}为肥胖。

（三）营养筛查的工具

关于肿瘤放疗患者的营养风险筛查，目前尚无专门的针对性筛查工具，《恶性肿瘤放疗患者肠内营养专家共识》（2017年）和《肿瘤放疗患者口服营养补充专家共识》（2017年）均推荐恶性肿瘤放疗患者的营养风险筛查采用NRS2002。

1.成人营养风险筛查工具　目前唯一有循证基础的营养风险筛查工具为NRS2002，其简便易操作，研究证明其筛查结果与患者临床结局相关，并且直接与临床决策关联。该工具由丹麦专家Kondrup通过对128篇随机对照研究的回顾性、有效性进行验证，结果表明营养支持可以改善有营养风险患者的临床结局。该研究完成于2002年并在ESPEN年会进行报告，随之2003年正式发表。2004年经过中华医学会肠外肠内营养学分会筹备组应用中国人资料对BMI进行切割点汉化后试用。2008年NRS2002写入中华医学会《临床诊疗指南：肠外肠内营养学分册（2008版）》，2013年成为中华人民共和国卫生部行业标准，2017年成为国家医疗保险目录肠外肠内营养用药医保支付的基本条件。

NRS2002（表3-2-1）由疾病严重程度评分、营养状态受损评分和年龄评分三方面组成。当NRS2002总分＜3分说明无营养风险，如住院时间较长，可在住院后1周再次筛查；当NRS2002总分≥3分说明存在营养风险，需进一步进行营养评估。NRS2002适用于18～90岁住院超过24h的患者，住院后24h内完成筛查。卧床、无法测量体重、合并水肿、胸腔积液、腹水等及意识不清无法回答问题时使用受限；不推荐用于未成年患者。

表3-2-1　NRS2002（一）

主要诊断：如果患者有以下疾病请在□内打"√"，并参照标准进行评分（无，为0分）
评分1分：营养需要量轻度增加
□髋骨折　□慢性疾病急性发作或有并发症者　□COPD　□血液透析　□肝硬化
□长期血液透析　□糖尿病　□一般肿瘤患者
评分2分：营养需要量中度增加
□腹部大手术　□脑卒中　□重度肺炎　□血液恶性肿瘤
评分3分：营养需要量重度增加
□颅脑损伤　□骨髓移植　□ICU患者（APACHE＞10分）
小结：疾病有关评分　　　分
营养状况：
1. BMI（kg/m^2）（体重　kg、身高　m）
□18.5～20.5（2分）　□小于18.5（3分）　　　　　　　　　　小结：　　分
注：因严重胸腔积液、腹水、水肿得不到准确BMI值时，用白蛋白替代（按ESPEN 2006）　g/L（＜30g/L，3分）
2.近期（1～3个月）体重是否下降？（是□，否□）；若是，体重下降　kg
体重下降＞5%是在：□3个月内（1分）　□2个月内（2分）　□1个月内（3分）
小结：　　分
3. 1周内进食量是否减少？（是□，否□）
如减少，较从前减少□25%～50%（1分）　□50%～75%（2分）　□75%～100%（3分）
小结：　　分
综合：营养受损评分□0分　□1分　□2分　□3分（注：上述3个评分取1个最高值）
年龄评分：□70岁以上（1分）　□70岁以下（0分）

总分　　　分	风险级别：有□　无□
护士签名：	

ICU：重症医学病房；APACHE：急性生理学和慢性健康状况评价。

2.儿童营养风险筛查工具　目前亦尚无针对儿童肿瘤放疗患者的营养风险筛查工具，临床上一般使用儿科营养不良评估筛查工具（screening tool for the assessment of malnutrion in pediatrics，STAMP）及儿童肿瘤营养风险筛查工具（nutrition screening tool for childhood cancer，SCAN）进行营养筛查。

（1）STAMP（表3-2-2）：STAMP评分从疾病风险、膳食调查、生长发育情况共3个维度对儿科患者的营养风险进行筛查，最后根据汇总结果判断其整体风险状况。其中，生长发育情况根据WHO儿童生长标准年龄别体重Z值确定。

1）评估内容：营养不良风险总评分＝主要诊断评分＋营养摄入量评分＋生长发育评分。评估时机一般选择在入院后24h内完成。

2）结果判定：≤1分，为低度营养风险，可继续常规临床治疗，住院儿童每周重复进行STAMP筛查，并按需调整营养治疗方案；2～3分，为中度营养风险，须连续3天监测营养摄入状况，3天后再行STAMP筛查，并按需调整营养治疗方案；≥4分，提示存在高度营养风险，须进行干预，请临床营养师会诊，并监测营养治疗方案进程。

表3-2-2　STAMP

主要诊断：所诊断的疾病是否有营养影响				
□0分：	正常营养需求			
□2分：	可能存在：	饮食行为问题	心脏病	脑瘫	唇/腭裂
		糖尿病	胃食管反流	小手术	神经肌肉病
		呼吸道合胞病毒感染	单一食物过敏/不耐受	乳糜泻	精神疾病
□3分：	确定存在：	肠衰竭/顽固性腹泻	烧伤/严重创伤	克罗恩病	囊性纤维化
		肝脏疾病	大手术	多种食物过敏/不耐受	积极治疗中的肿瘤
		先天性代谢异常	肾病/肾衰竭	吞咽困难	
营养摄入量				
□0分：	饮食无变化且日常摄入良好			
□2分：	近期饮食摄入减少50%以上			
□3分：	无饮食摄入			
生长发育				
□0分：	Z值：-2～2			
□2分：	Z值：-3～-2，或2～3			
□3分：	Z值：＜-3，或＞3			

（2）SCAN（表3-2-3）：是由Murphy等在2014年基于以往营养风险筛查工具、儿童肿瘤营养指南及咨询儿童肿瘤营养小组而构建。SCAN是一种简易、快速、有效的营养状况测评工具，可以在一定程度上有效筛查肿瘤儿童是否有营养不良风险。但SCAN也存在一定的临床局限性，包括SCAN中缺乏相关客观指标测评，该工具的设计未考虑

到肥胖肿瘤儿童。

1）评估内容：量表包括是否为高风险肿瘤；是否接受强化治疗（包括化疗、放疗、骨髓移植或即将进行的胃肠道手术）；是否存在消化道症状（包括呕吐、腹泻、便秘、吞咽困难、黏膜炎、肠梗阻或放射性肠炎等）；过去1周内是否有经口摄食不足；过去1个月是否存在体重丢失；是否存在营养不良的表现（包括可见的肌肉萎缩、水肿、皮肤干燥/薄/无光泽或起皱、头发薄/稀疏和容易拔出或微量营养素缺乏）。

2）结果判定：≥3分提示有营养风险，得分越高，营养风险越高。

表3-2-3 SCAN

内容	否	是
患儿患的是高风险肿瘤吗	0	1
患儿目前是否正在接受强化治疗	0	1
患儿是否存在消化道症状	1	2
过去1周内是否存在经口摄食不足	1	2
患儿过去1个月是否存在体重丢失	1	2
患儿是否存在营养不良的表现	1	2

二、二级诊断——营养评估

对于营养筛查阳性的患者，应进行营养评估，同时制订营养治疗计划或进行营养教育。一般认为，营养风险的存在并非立即实施营养治疗的适应证，是否需要及如何实施营养治疗应进行进一步的营养评估。

对营养筛查阳性的患者，特殊患者如肿瘤、危重症和老年（≥65岁）患者，无论其第一级诊断（营养筛查）结果如何，均应常规进行营养评估。营养评估应由营养专业人员（营养护士、营养师或医师）于患者入院后48h内完成。

常用的营养评估方法包括营养评估量表、膳食调查、人体学测量和能量需求估算等。

（一）营养评估量表

目前临床上营养评估量表较多，以SGA、PG-SGA、MNA、GLIM对不同人群实施营养评估时，应根据情况选择适宜的量表。

SGA是ASPEN推荐的通用型临床营养评估工具，目的是发现营养不良，并对营养不良进行分级，广泛适用于不同疾病、不同年龄的门诊和住院患者，其信度和效度均已得到有效检验，是营养评估的金标准。

PG-SGA是在主观全面评定SGA的基础上发展起来的，PG-SGA最先由美国Ottery于1994年提出，是专门为肿瘤患者设计的营养状况评估工具。临床研究表明，PG-SGA是一种有效的肿瘤患者特异性营养状况评估工具，定量评估是其最大亮点，因而得到美国营养师协会、美国营养与膳食学院等机构的大力推荐，也是美国营养师协会和中国抗癌协会肿瘤营养与支持治疗专业委员会推荐用于肿瘤患者营养状况评估的首选方法，目前已经成为我国卫生行业标准。《恶性肿瘤放疗患者肠内营养专家共识》和《肿瘤放疗患者口服营养补充专家共识》均推荐恶性肿瘤放疗患者采用PG-SGA进行营养评估。

MNA是专为老年人开发的营养筛查与评估工具，较SGA更适用于65岁以上老年人。MNA包含第1步营养筛查和第2步营养评估，主要用于社区居民，也适用于住院患者和家庭照护患者。

GLIM是由欧洲国家、亚洲国家、拉丁美洲国家、美国肠外肠内营养学会联合制订的一种通用型营养评估工具，评估条目较少，因此更加简便，其信度、效度正在接受多方面的验证。

本章节重点介绍PG-SGA及GLIM。

1. PG-SGA

（1）评估对象：为年龄18岁以上的成年人，病理确诊为恶性肿瘤、神志清楚、无交流障碍、愿意接受评估、非濒临死亡的患者。

（2）评估时机：门诊患者在其就诊时进行营养评估，住院患者在入院后48h内完成营养评估。住院肿瘤患者在一个治疗疗程结束后再次进行营养评估或每2周进行一次营养评估。患者在治疗原发病1个疗程结束后无论是否存在营养不良，均应再次进行营养评估。居家肿瘤患者每3个月至门诊进行营养评估。

（3）实施人员：接受过培训的临床医师、临床营养师和护士。培训内容包括评估的程序、方法、内容、标准、结果判定及处理。

（4）评估内容：PG-SGA包括患者自我评估和医务人员评估两部分，包括体重、进食情况、症状、活动和身体功能、疾病与营养需求的关系、代谢方面的需要、体格检查7个部分，前4部分由患者进行自我评估，后3部分由医务人员进行评估（表3-2-4）。

（5）评分标准：①患者自评部分（A评分）。第1项计分方法为累计计分；第2项计分方法为多选，但是计分不做累加，以最高分选项为本项计分；第3项计分方法为近2周内经常出现的症状，偶尔一次出现的症状不能作为选择，本项为多选，累计计分；第4项计分方法为单选，取最符合的一项作为本项计分。②医务人员评估部分：包括疾病与营养需求的关系（B评分）、代谢方面的需要（C评分）、体格检查（D评分）。

表3-2-4　PG-SGA（一）

第一部分　患者自评部分（A评分）	
1.体重（工作表1） 目前我的体重为　kg 目前我的身高为　cm 1个月前我的体重约为　kg 6个月前我的体重约为　kg 在过去的2周，我的体重： □减轻（1）　□没变化（0）　□增加（0） 本项计分：　分	2.进食情况 在过去1个月里，我的进食情况与平时情况相比：□无改变（0）　□比以往多（0）　□比以往少（1） 我目前进食： □正常饮食，但比正常情况少（1） □少量固体食物（2） □只能进食流质（3） □只能口服营养制剂（3） □几乎吃不下什么（4） □只能通过管饲或静脉营养（0） 本项计分：　分

续表

3.症状 近2周，我有以下问题影响我摄入足够的饮食： □吃饭没有问题（0）　□无食欲，不想吃（3） □恶心（1）□　呕吐（3） □便秘（1）□　腹泻（3） □口腔溃疡（2）　□口干（1） □感觉食品没味/变味（1）　□食品气味不好（1） □吞咽困难（2）　□一会儿就饱胀了（1） □疼痛（部位）（3） □其他（如抑郁、经济、牙齿问题）（1） 　　　　　　　　　　　　　本项计分：　分	4.活动和身体功能 在过去的1个月，我的活动： □正常，无限制（0） □不像往常，但还能起床行轻微活动（1） □多数时候不想起床活动，但卧床或坐椅时间不超过半天（2） □几乎干不了什么，一天大多数时间都卧床或在椅子上（3） □几乎完全卧床，无法起床（3） 　　　　　　　　　　　　　本项计分：　分

第二部分　医务人员评价部分

5.疾病与营养需求的关系（工作表2，B评分） 相关诊断 原发疾病的分期□Ⅰ　□Ⅱ　□Ⅲ　□Ⅳ；其他 年龄　岁 　　　　　　　　　　　　　　　　　　　　　　　　本项计分：　分
6.代谢方面的需要（工作表3，C评分） □无应激（0）□低度应激（1）□中度应激（2）□高度应激（3） 　　　　　　　　　　　　　　　　　　　　　　　　本项计分：　分
7.体格检查（工作表4，D评分） □无消耗（0分）□低度消耗（1分）□中度消耗（2分）□高度消耗（3分） 　　　　　　　　　　　　　　　　　　　　　　　　本项计分：　分

8.总分（A＋B＋C＋D）：　分	
9.定性评价	□A.营养良好　□B.可疑或中度营养不良　□C.重度营养不良
10.定量评价（A＋B＋C＋D）	□0～1（无营养不良，暂不干预，一个疗程后再次评估） □2～3（可疑或轻度营养不良，由营养师对患者及其家属进行营养指导） □4～8（中度营养不良，需要营养干预和对症治疗） □≥9（重度营养不良，迫切需要改善状况的治疗和营养干预）

护士签名：

第三部分　PG-SGA工作表

工作表1——体重变化

1个月内体重下降	评分	6个月内体重下降
≥10%	4	≥20%
5%～9.9%	3	10%～19.9%
3%～4.9%	2	6%～9.9%
2%～2.9%	1	2%～5.9%
0%～1.9%	0	0%～1.9%
2周内体重下降	1	
		总分

说明：工作表1以1个月内的体重变化情况评分，如果没有1个月内的体重变化资料，则以6个月内的体重变化情况评分。2周内体重下降需另计1分。

续表

工作表2——疾病评分

疾病	评分
癌症	1
AIDS	1
肺源性或心源性恶病质	1
存在开放性伤口或瘘或压疮	1
创伤	1
年龄≥65岁	1
	总分

说明：按工作表2做单项或多项选择，累计计分。如果患者存在表中没有列举出来的疾病，不予计分。

工作表3——应激部分

应激	无（0分）	轻（1分）	中（2分）	重（3分）
发热	无	37.2～38.3℃	38.4～38.8℃	＞38.8℃
发热持续时间	无	＜72h	72h	＞72h
是否用激素	否	低剂量	中剂量	大剂量
				总分

说明：＜10mg泼尼松或相当剂量的其他激素/d为低剂量，10～30mg泼尼松或相当剂量的其他激素/d为中剂量，＞30mg泼尼松或相当剂量的其他激素/d为大剂量。工作表3为累计评分。如患者体温37.5℃，计1分；持续发热已经4天，计3分；每天使用20mg泼尼松，计2分。总积分为6分。

工作表4——体格检查评分

部位	检查要旨	0分	1分	2分	3分
颞部（颞肌）	直接观察，让患者头转向一边	看不到明显的凹陷	轻度凹陷	凹陷	显著凹陷
锁骨部位（胸部三角肌）	看锁骨是否凸出及其程度	青年男性看不到锁骨，女性及成年男性看到但不凸出	部分凸出	凸出	明显凸出
肩部（三角肌）	双手自然下垂，看肩部是否凸出	圆形	肩峰轻度凸出	介于两者（1分、3分）之间	肩锁关节方形，骨骼凸出
骨间肌	观察手背，拇指和示指对捏，观察虎口处是否凹陷	拇指和示指对捏时肌肉凸出，女性可平坦	平坦	凹陷	明显凹陷

肩胛骨（背阔肌、斜方肌、三角肌）	患者双手前推，看肩胛骨是否凸出	肩胛骨不凸出，肩胛骨内侧不凹陷	肩胛骨轻度凸出，肋、肩胛、肩、脊柱间轻度凹陷	肩胛骨凸出，肋、肩胛、肩、脊柱间凹陷	肩胛骨明显凸出，肋、肩胛、肩、脊柱间显著凹陷
大腿（股四头肌）		圆润，张力明显	轻度消瘦，肌肉较弱	介于两者（1分、3分）之间	大腿明显消瘦，几乎无肌张力
小腿（腓肠肌）		肌肉发达	消瘦，有肌肉轮廓	消瘦，肌肉轮廓模糊	消瘦，无肌肉轮廓，肌肉松弛无力
					总分

说明：体格检查包括肌肉的7个方面，检查顺序是从上到下，从头到脚。计分方法按多数部位情况确定患者肌肉得分，如多数部位肌肉为轻度丢失，则肌肉情况的最终得分即为轻度，计1分；如多数部位肌肉为中度丢失，则肌肉情况的最终得分为2分。

工作表5——PG-SGA总体评价

分类	A（营养良好）	B（可疑或中度营养不良）	C（重度营养不良）
体重	无丢失或无水肿或近期明显改善	1个月内丢失不超过5%（或6个月内丢失不超过10%）或体重持续下降	1个月内体重丢失超过5%（或6个月内丢失超过10%）或体重持续下降
营养摄入	无缺乏或近期显著改善	摄入明显减少	摄入重度减少
营养相关症状	没有或近期显著改善	存在相关症状	存在明显的症状
功能	无缺陷或近期明显改善	中度功能缺陷或近期加重	重度功能缺陷或显著的进行性加重
体格检查	无缺陷或慢性缺陷但近期有临床改善	轻到中度的体脂/肌肉丢失	显著的营养不良指征，包括水肿
总评价			

工作表6——PG-SGA总体评价结果

定性评价：□A（营养良好）　□B（可疑或中度营养不良）　□C（重度营养不良）

定量评价　　□0～1（无营养不良，暂不干预，一个疗程后再次评估）
　　　　　　□2～3（可疑或轻度营养不良，由营养师对患者及其家属进行营养指导）
　　　　　　□4～8（中度营养不良，需要营养干预和对症治疗）
　　　　　　□≥9（重度营养不良，迫切需要改善状况的治疗和营养干预）

说明：第1～4项为A评分，第5、6、7项分别为B、C、D评分，A＋B＋C＋D为PG-SGA总评分，各项分值相加时，每一项采用项目内最高分作为该项最终评分。

AIDS：获得性免疫缺陷综合征。

（6）结果判定及营养干预措施：根据PG-SGA得分，肿瘤患者的营养状况可分为四类：0～1分为营养良好；2～3分为可疑或轻度营养不良；4～8分为中度营养不良；≥9分为重度营养不良。营养评估对恶性肿瘤放疗患者能够及时接受营养治疗具有重要意义，对于放疗患者在进行PG-SGA评估的同时，还需结合放射损伤分级实施治疗路径（图3-2-1）。

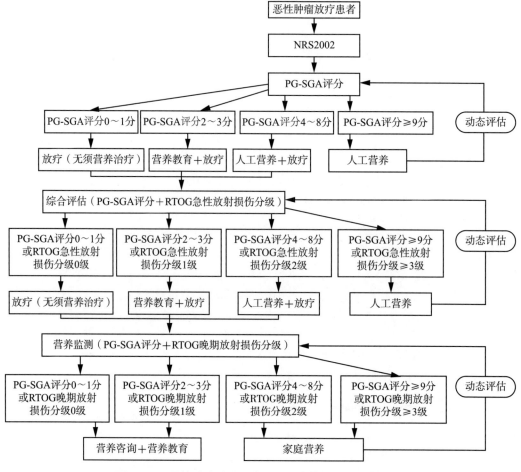

图3-2-1　恶性肿瘤放疗患者"围放疗期"全程营养管理

对于恶性肿瘤放疗前患者，应根据PG-SGA评分判断是否实施放疗及选择营养治疗路径。无营养不良者（PG-SGA评分0～1分）不需要营养治疗，直接进行放疗；可疑营养不良者（PG-SGA评分2～3分）在营养教育的同时实施放疗；中度营养不良者（PG-SGA评分4～8分）在营养治疗的同时实施放疗；重度营养不良者（PG-SGA评分≥9分）应该先进行营养治疗1～2周，如果仍然属于重度营养不良，需要多学科讨论营养不良的原因，给予相应指导和营养治疗后再评估；如果再次评估PG-SGA评分降到9分以下，则在营养治疗的同时进行放疗。一般建议每周进行重复评估。

在放疗过程中，随着放疗累积剂量的增加，患者放射损伤程度不断加重，对营养物质摄入、消化吸收和代谢状况可发生不同程度的改变，营养不良发生或营养状况进一步恶化。因此需要在评估患者营养状况的同时评估急性放射损伤严重程度，尤其是消化道黏膜的损伤程度，常采用RTOG黏膜急性放射损伤分级标准（表3-2-5），在综合评估的基础上选择营养治疗路径，且需定期进行再评价和调整治疗路径。

表3-2-5　RTOG黏膜急性放射损伤分级标准

分级	黏膜反应
0级	无变化
1级	充血/可有轻度疼痛，无须镇痛药
2级	片状黏膜炎，或有炎性血清分泌物或有中度疼痛，需镇痛药
3级	融合的纤维性黏膜炎/可伴中度疼痛，需麻醉药
4级	溃疡、出血、坏死

无营养不良（PG-SGA评分0～1分）或RTOG急性放射损伤分级0级者不需要营养治疗，继续进行放疗；可疑营养不良（PG-SGA评分2～3分）或RTOG急性放射损伤分级1级者在营养教育的同时实施放疗；中度营养不良（PG-SGA评分4～8分）或RTOG急性放射损伤分级2级者在人工营养的同时实施放疗；重度营养不良（PG-SGA评分≥9分）或RTOG急性放射损伤分级≥3级者应该先进行营养治疗，待PG-SGA评分降到9分以下，然后再按照相应的评分结果选择对应的路径实施放疗。

放疗后，部分患者由于肿瘤未完全消退，或出现放疗远期并发症如口干、味觉改变、吞咽功能障碍、食管纤维化和狭窄等，可能导致营养风险和营养不良，因而放疗后需继续做好PG-SGA和RTOG晚期放射损伤分级评估，并依据评估结果选择营养咨询＋营养教育或家庭营养，以促进患者维持良好的营养状况。

2. GLIM　是由ESPEN于2019年提出的一套营养不良的诊断工具，旨在为住院患者的临床营养评估达成统一的诊断标准。GLIM标准发布以来，已有多项研究证实了其对肿瘤患者营养不良的诊断价值。并且越来越多的证据表明，GLIM标准定义的营养不良对不同类型恶性肿瘤患者的治疗结果和长期预后均具有良好的预测价值。

GLIM的评估内容包括非自主体重丢失、低BMI、肌肉减少、摄食减少或消化吸收障碍、炎症或疾病负担5个方面。根据原因与结果，分为3个表型标准（非自主体重丢失、低BMI及肌肉减少）和2个病因标准（摄食减少或消化吸收障碍、炎症或疾病负担），具体内容见表3-2-6。

表3-2-6　GLIM营养不良诊断标准

诊断标准		具体内容
表型标准	非自主体重丢失	6个月内丢失＞5%； 6个月以上丢失＞10%
	低BMI	欧美：70岁以下＜20.0kg/m²，70岁以上＜22.0kg/m²； 亚洲：70岁以下＜18.5kg/m²，70岁以上＜20.0kg/m²
	肌肉减少	人体成分分析提示肌肉减少，目前缺乏统一的切入点
病因标准	摄食减少或消化吸收障碍	摄入量≤50%的能量需求超过1周； 任何摄入量减少超过2周； 存在任何影响消化吸收的慢性胃肠状况
	炎症或疾病负担	急性疾病、创伤，恶性肿瘤、COPD，充血性心力衰竭，慢性肾衰竭或任何伴随慢性或复发性炎症的慢性疾病

此外，GLIM还根据表型标准提出了营养不良分期（级），包括1期/中度营养不良和2期/重度营养不良（表3-2-7）。

表3-2-7　GLIM营养不良分期（级）

分期	标准		
	体重丢失	低BMI	肌肉减少
1期/中度营养不良（至少符合1个标准）	6个月内丢失5%～10% 6个月以上丢失10%～20%	70岁以下＜20.0kg/m² 70岁以上＜22.0kg/m²	轻至中度减少
2期/重度营养不良（至少符合1个标准）	6个月内丢失＞10% 6个月以上丢失＞20%	70岁以下＜18.5kg/m² 70岁以上＜20.0kg/m²	重度减少

（二）其他营养评估方法

膳食调查、人体学测量是经典的营养评估方法。

1.膳食调查　目前膳食调查方法很多，包括称重法、记账法、24h膳食回顾法、食物频率法、化学分析法及各种膳食调查软件。通过膳食调查可以计算患者每日能量和各种营养素摄入量，从而帮助判断患者营养不良的类型（能量缺乏型、蛋白质缺乏型和混合型）。

2.人体学测量　包括身高、体重、BMI、非利手上臂中点周径、上臂肌肉周径、三头肌皮褶厚度、腰围、臀围、双小腿最大周径、握力等。

三、三级诊断——综合评价

在二级诊断的基础上，通过病史、查体、实验室和器械检查分析营养不良的原因，从能耗水平、应激程度、炎性反应、代谢状况4个维度对营养不良进行分型，从人体组成、体能、器官功能、心理状况、生活质量对营养不良的后果进行五层次分析，这些措施统称为综合评价。

综合评价较营养评估评价内容更广，营养评估仅限于调查营养状况本身，而综合评价需要调查应激程度、炎性反应、代谢水平、器官功能、人体组成、心理状况等营养相关情况。营养评估的目的主要为明确有无营养不良及其严重程度、确立营养不良的诊断，明确是否有营养治疗的适应证、选择何种方法。而综合评价的重点在于了解营养不良对机体的影响，明确是否需要综合治疗及治疗方案。

原则上所有营养不良患者均应进行综合评价，然而出于卫生经济学和成本-效益因素考虑，轻、中度营养不良患者可不常规进行综合评价，重度营养不良患者应该常规实施综合评价。一般来说，患者应在入院后72h内完成综合评价。

综合评价仍然采用临床疾病诊断的常用方法，如询问病史、体格检查、实验室检查（基础血液学、炎症水平、营养状况、激素水平、重要器官功能等）、器械检查（人体成分分析、代谢分析）、体能与代谢评价（平衡试验、4m定时行走试验、计时起坐试验、6min步行试验和爬楼试验等）。

改良格拉斯哥预后评分（modified Glasgow prognostic score，mGPS）是一种结合了 CRP 和血清白蛋白（Alb）水平的评估工具，旨在反映患者体内的炎症状态和营养状况，mGPS 在预测肿瘤患者预后方面具有广泛的应用前景（表3-2-8）。

表3-2-8　mGPS

内容	分值（分）
CRP $\leqslant$ 10 mg/L	0
CRP $>$ 10 mg/L ＋ Alb $\geqslant$ 35 g/L	1
CRP $>$ 10 mg/L ＋ Alb $<$ 35 g/L	2

对于综合评价结果异常、mGPS 2分的患者需实施综合治疗，包括营养教育、人工营养、炎症控制、代谢调节、体力活动、心理疏导甚至药物治疗。

营养不良的三级诊断是一个由浅到深、由简单到复杂的连续发展过程，是一种集成创新的营养不良诊断方法。营养筛查、营养评估与综合评价既相互区别又密切联系，三者构成营养不良临床诊断的有机系统（图3-2-2）。

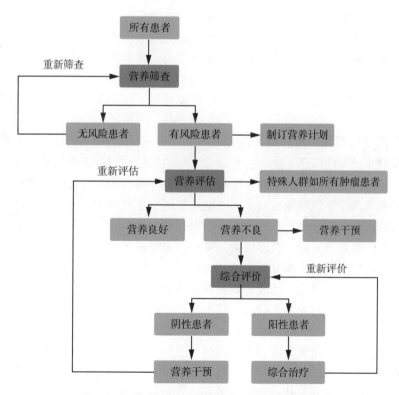

图3-2-2　营养不良三级诊断与治疗指导流程图

第三节　放疗患者营养咨询与营养教育

一、放疗患者营养咨询与营养教育的重要性

营养不良是恶性肿瘤放疗患者最常见的并发症，然而，对于多数患者来说，了解营养需要程度及如何判断自己是否得到了足够合理的营养是一个难题。开展营养咨询与营养教育可弥补科学营养信息传递的空白，为患者提供专业、个性化和可靠的营养建议，帮助他们制订健康的饮食计划并实施。这是肿瘤放疗营养治疗的第一步。

放疗是癌症治疗中的重要手段之一，但其带来的副作用如食欲缺乏、恶心呕吐、口腔溃疡和胃肠道不适等，常导致患者的营养状况恶化。这些副作用不仅影响患者的生活质量，还可能降低他们对治疗的耐受性，进而影响治疗效果。因此，为放疗患者提供营养咨询与营养教育显得尤为重要。在临床上需要理论结合实际，才能实行定制的个体化的营养咨询与教育。

首先，营养状况直接影响患者的治疗效果和预后。良好的营养可以增强免疫功能，促进伤口愈合，提高对放疗的耐受性，并降低治疗相关并发症发生率。营养不良则可能导致治疗中断、感染风险增加和住院时间延长。因此，营养咨询的第一步是进行个体化的营养评估，以确定患者的营养需求，并制订合适的营养干预计划。

其次，针对放疗的副作用进行饮食管理是营养咨询的重要内容。例如，口腔溃疡和吞咽困难的患者应选择柔软、易吞咽且营养丰富的食物，避免辛辣和酸性食物；恶心呕吐的患者可以尝试少食多餐，避免油腻和刺激性食物，必要时可使用口服营养补充剂。这些饮食调整不仅能改善患者的饮食摄入，还能减轻治疗带来的不适，提高患者的生活质量。

营养咨询是指营养师对咨询者进行营养状况分析的过程，咨询者可以通过这个过程获得改善营养状况的信息，进而达到改善健康的目的。营养咨询需要营养师有较强的专业知识和实际操作能力，将营养理论知识转化为实际行为，并且能够遵从主流营养学说，理解医学与营养学相辅相成的作用才能更好地从事营养咨询，从而针对患者具体情况给予相应的饮食指导。ESPEN专家组针对肿瘤相关的营养不良提出以下建议：对于管理营养不良的肿瘤患者来说，营养咨询是第一个也是最常用的干预措施；强化营养咨询是传统营养咨询理念的进一步发展，是指由注册营养师在一定时间内对咨询者提供的多次和反复的营养评估、营养干预或营养教育，从而改善初级保健结果；与一般性或基础性营养咨询相比，强化营养咨询最大的特点是其系统性地评估咨询者的需要并提出干预建议。

当常规饮食无法满足患者的营养需求时，适时介入口服营养补充剂或管饲营养，可以有效改善患者的营养状况，支持其顺利完成治疗。特别是对于严重营养不良或无法进食的患者，管饲或TPN能提供必要的营养支持，维持患者的基本生命体征。

WHO对营养教育的定义为：营养教育是通过改变人们的饮食行为而达到改善营养状况目的的一种有计划的活动。营养教育已被各国政府及营养学家作为改善人民营养状况的主要有效手段之一。营养教育是以改善人们营养状况为目标，通过传递正确的营养

知识和培养良好的饮食习惯，帮助人们获得健康的营养状况和生活方式的教育活动，是健康教育的重要组成部分。

营养教育在放疗中的重要性不可低估，它对患者的治疗效果和生活质量具有重要影响。它不仅能够增强患者的体质，提高免疫功能，还可减轻放疗副作用，是患者战胜病魔的得力助手。以下是营养教育在放疗中重要性的几个方面。

（一）应对治疗副作用

放疗常会导致患者出现食欲缺乏、恶心、呕吐、腹泻等消化道副作用，从而影响饮食摄入和营养吸收。通过营养教育，患者可以了解到如何选择适合自己的食物，如何调整饮食结构以应对副作用，从而减轻其影响，保证营养摄入。

（二）维持良好的营养状态

良好的营养状态对于放疗的治疗效果和生活质量至关重要。营养教育可以帮助家属或照顾者给予患者合理饮食搭配，确保患者摄入足够的营养素，维持良好的营养状态，提高免疫力和治疗成功的概率。

（三）促进身体康复

营养教育不仅可以帮助患者渡过放疗期间的营养难关，还可以促进治疗后的身体康复。通过营养教育，患者出院后居家也可以了解到如何合理搭配饮食，保持良好的营养状态，促进放疗后机体的修复，给予机体活动所需的能量，促进其早日康复。

（四）提高生活质量

放疗期间的副作用和营养不良常会影响患者的生活质量。通过营养教育，患者可以学会应对副作用的方法，保持良好的营养状态，减轻身体不适，提高生活质量。

（五）预防并发症

营养不良是放疗期间常见的并发症之一，会导致身体免疫力下降、感染风险增加等问题。通过营养教育，患者可以了解如何保持良好的营养状态，预防营养不良相关的并发症，提高治疗的成功率和生存率。

营养咨询与营养教育能够促进肿瘤放疗患者行为改变，包括规范诊治、放疗完成率、生活习惯及膳食结构。

二、营养咨询与营养教育的实施

在肿瘤治疗过程中营养咨询与教育是非常重要的环节。在放疗过程中，患者常会出现食欲缺乏、恶心、呕吐等营养相关问题，这些问题严重影响了患者的生活质量和治疗效果。因此，进行有效的营养咨询和营养教育对于帮助患者应对这些问题、维持营养状态至关重要。

放疗营养咨询是在治疗前、治疗中和治疗后为患者提供个性化的营养建议和指导。治疗前，营养师可以评估患者的营养状况，并制订相应的饮食计划，以帮助患者在治前达到最佳的营养状态。治疗中，营养师会根据患者的身体反应和治疗进程调整饮食计划，及时解决营养相关问题，减轻副作用，提高治疗效果。治疗后，营养师会继续跟踪患者的营养状况，指导其恢复期的饮食，促进康复。

放疗营养教育是通过多种形式向患者传递营养知识和技能，帮助患者培养良好的饮食习惯。这种教育可以通过个人面对面的咨询、群体讲座、书面资料等形式进行。在个人咨询中，营养师可以根据患者的具体情况提供针对性的建议和指导，解答患者的疑问，增加患者的营养知识并增强自我管理能力。在群体讲座中，营养师可以向患者和家属讲授基础营养知识和技能，提高患者的营养意识和健康素养，书面资料可以帮助患者巩固和回顾所学知识。

随着信息技术的发展，还可以利用互联网平台为患者提供更便捷、更个性化的营养教育服务。如移动应用、网站和社交媒体等渠道，可以向患者传递最新的营养信息和建议，帮助患者更好地管理饮食和营养，提高治疗效果和生活质量。

目前临床常用的营养咨询方法为SOAP法，即主观询问（subjective）、客观检查（objective）、评价（assessment）和营养治疗计划（plan），此法方便、简单、易行，主要内容如下。

1.主观询问　包括了解患者的一般情况（年龄、性别、民族、职业等）、疾病史和家族史、饮食史（饮食习惯和膳食调查）。

2.客观检查　观察可能是营养缺乏的相关症状和体征、现场测量（身高、体重、血压、血糖等）、临床生化检测（血脂、白细胞、淋巴细胞分类、红细胞、血红蛋白等）。

3.评价　按照《中国居民膳食营养素参考摄入量（2023版）》进行饮食调查结果评价，根据获得的资料（测量指标、病史和饮食史）分析患者存在的主要营养问题。

4.营养治疗计划　针对患者的主要营养问题，结合患者经济条件、饮食习惯及疾病种类，提出具体的营养改进方案，包括饮食治疗原则、食谱设计、饮食习惯的改变、营养补充剂的使用等。

营养教育的第一步是传递基本的营养知识，膳食指南、食品安全是营养教育的重要内容，饮食平衡是营养教育的核心内容，培养良好的饮食习惯是营养教育的关键内容。

第四节　放疗患者不同营养治疗途径的护理

在放疗过程中，营养治疗的途径不是一成不变的，可根据患者的病情变化动态调整。当放疗联合肠内营养治疗的患者不能进食或影响肠内营养实施时，应该调整为部分或全肠外营养。放疗过程中随着肿瘤消退，患者吞咽功能改善，可由肠外营养逐渐过渡到肠内营养。肿瘤患者的营养不良状况和放疗间存在许多交互关系，放疗会影响患者的营养状况，而营养状况的恶化同样会对放疗的效果及患者预后产生不利影响。营养治疗作为改善机体体能状况的重要手段，提高了患者的生活质量，因此在放疗患者的治疗中发挥着越来越重要的作用。

一、肠内营养

（一）肠内营养定义

肠内营养是经胃肠道提供代谢需要的营养物质及其他各种营养素的营养支持方式，肠内营养路径可分为口服和管饲。恶性肿瘤放疗患者的营养治疗采用五阶梯治疗的原则，当患者胃肠道功能基本正常时首选肠内营养。

（二）肠内营养适应证及禁忌证

1.适应证　患者摄入不足、营养不良、吞咽困难/障碍、胃肠动力障碍（如胃轻瘫、慢性肠假性梗阻）、部分短肠综合征、炎性肠病等。

2.禁忌证　胃肠道无功能、胃肠道高输出瘘、肠系膜血管栓塞、消化道活动性出血、机械性或麻痹性肠梗阻、急腹症、肠道吸收障碍、终末期患者等。

（三）肠内营养实施前评估要点

确定行肠内营养前，应遵循以下评估要点：患者营养需求；营养治疗时长；反流/误吸风险；消化道功能和完整性；喂养路径和部位；患者舒适度及实施难易度等。

（四）肠内营养途径

1.经口途径　是指通过正常的经口吞咽途径摄取食物，适合意识清醒、吞咽功能正常的患者。ESPEN推荐ONS作为肿瘤放疗患者的首要营养治疗途径，ONS是指除正常食物外，用特殊医学用途配方食品经口摄入以补充患者日常饮食不足的一种人工肠内营养治疗手段。ESPEN对ONS在肿瘤患者治疗中的作用给予了高度肯定，并推荐其作为肿瘤放疗患者的首要营养治疗途径，2006～2021年发布的肿瘤患者营养指南中均指出：营养咨询和ONS可防止肿瘤患者体重丢失和放疗中断，肿瘤患者如已存在营养不良或食物摄入明显减少超过7～10天，应开始包括ONS在内的肠内营养治疗。在临床实践中，除昏迷、吞咽障碍、严重的口腔咽喉黏膜炎（尤其是头颈部肿瘤放疗患者）及喂养局限等情况以外，ONS被广泛应用于COPD、肿瘤、慢性肾病及获得性免疫缺陷综合征等慢性消耗性疾病患者的营养补充。所有存在营养风险和（或）营养不良诊断的肿瘤患者，尤其是肿瘤围手术期、放疗、化疗后体重丢失、虚弱、食欲缺乏等患者，更应在营养治疗中优先考虑规律的营养咨询和ONS。

（1）ONS的适应证及优点

1）ONS的适应证：存在营养风险或营养不良、能量和（或）蛋白质摄入不足、咀嚼和吞咽困难、低体重、虚弱或食欲缺乏的老年人、接受手术或放化疗的肿瘤患者。

2）实施ONS具有诸多优点：符合患者饮食需求和生理状态；相比人工营养，患者更易接受ONS；维持胃肠功能、有助于减轻感染、缩短住院时间；不影响患者膳食摄入，可根据患者习惯调整服用时间、频次及服用方式；方便、安全、经济。但需注意的是，对于营养状况良好的肿瘤放疗患者，与正常膳食相比，常规的营养补充并非更有益于患者，ONS仅可作为饮食摄入不足或不全的补充。

（2）患者对ONS的依从性、影响因素及管理：已有的对肿瘤放化疗患者的研究结果显示，ONS能够帮助患者降低体重丢失或增加体重、增加饮食摄入补充患者能量和蛋白质需要、提升肿瘤患者放化疗耐受性、改善机体组织器官功能、改善生活质量、缩短住院时间及降低再入院率。然而，患者对ONS的依从性仍不容乐观。患者对ONS的依从性受到众多因素影响，主要包括三方面的因素。第一，患者因素。患者认知不足、对ONS接受度低、ONS不耐受、情绪问题、个人喜好、社会支持、经济状况、记忆力及自理/照护能力等。第二，医疗因素。医务人员认知不足、缺乏培训、缺乏规范连续的管理、营养教育者的权威性等。第三，营养制剂因素。营养制剂的感官属性、价格、服用方法等。ONS依从性差可能会导致ONS治疗效果无法有效体现，从而导致患者自觉治疗效果不明显，进一步导致患者ONS依从性下降，从而形成恶性循环，最终影响患者营养治疗效果。

提高依从性的策略如下。①建立营养治疗的最佳团队：临床多学科专业人员需共同组成营养支持小组，建立跨学科的营养实践规范，确保营养治疗过程的规范性、全面性和连续性，最大化满足患者对营养素摄入的要求。②ONS治疗计划实施前对患者的评估：包括营养状况评估、患者综合评估（认知态度、心理状况、口咽状况、经济及社会支持状况）。③ONS治疗计划实施前的患者健康教育：应针对个体在性别、年龄、文化背景、心理状况、生长发育阶段、机体对营养状况需求、认知等方面的差异，教育内容包括ONS的目的及意义，制剂使用的目标量，配制的浓度、温度和方法，制剂饮用方法，不良反应的预防及处理等，提供清晰、标准的教育资料，采用个性化、通俗易懂且易于操作的教育方法及途径。通过对患者的健康教育，一方面能够帮助患者走出误区、树立正确的营养治疗观；另一方面能调动患者积极参与营养治疗的主动性，提高患者对自身营养状况进行自我管理的信心和技能。④对ONS不耐受的预防及处理。⑤存在影响营养素摄入症状或疾病患者的管理：包括吞咽困难、消化系统症状、口腔黏膜炎、炎性肠病等问题处理。⑥提高患者对制剂接受度的方法：根据ONS服用者的个人喜好提供不同口味的制剂，也可在制剂中加入一定的调味剂，如食盐和甜味剂等，但选择调味剂时应参照《食品安全国家标准食品添加剂使用标准》，选择符合标准的安全调味剂。⑦对接受ONS治疗者的随访和监测：对患者接受ONS治疗的依从性、ONS治疗过程中出现的问题及营养治疗效果等进行定期评估。

（3）ONS制作方法及流程

1）明确能量：明确所需的能量，中国抗癌协会肿瘤营养专业委员会制定了3顿正餐加3次ONS的3＋3模式，建议一日三餐后加用ONS，如三餐之间加餐能量一次需要200kcal。

2）明确能量密度：明确所需配制的肠内营养液的能量密度，如常规能量密度为1kcal/ml，部分患者可采用高能量密度1.5kcal/ml。

3）明确营养制剂剂量：根据不同的肠内营养剂的成分表，明确所需的营养制剂的量，常见肠内营养剂能量密度、能量及所需制剂量见表3-4-1。

4）冲调营养制剂：根据不同营养制剂的要求进行冲调，一般要求温水冲调，如肠内营养粉剂TP 6勺兑至250ml，整蛋白型肠内营养剂（粉剂）9勺兑至200ml。

表3-4-1　常见肠内营养剂

通用名	规格	能量密度	能量
肠内营养粉剂TP	400g/筒	1kcal/ml 6勺兑至250ml	250kcal/6勺
整蛋白型肠内营养剂（粉剂）	320g/筒	1kcal/ml 9勺兑至200ml	200kcal/9勺
肠内营养混悬液TP-MCT	200ml/瓶	1kcal/ml	200kcal/瓶
肠内营养乳剂TPF	500ml/瓶	1.5kcal/ml	750kcal/瓶
肠内营养乳剂TPF-D	500ml/袋	0.9kcal/ml	450kcal/袋
肠内营养乳剂TPF-T	200ml/瓶	1.3kcal/ml	260kcal/瓶
肠内营养混悬液SP短肽型	500ml/瓶	1.0kcal/ml	500kcal/瓶

2.管饲途径　是胃肠功能正常，但存在无法经口摄食或摄食不足的患者接受肠内营养的首选途径。管饲可根据导管置入的途径和末端到达的位置分为鼻胃管、鼻肠管（nasointestinal tube，NIT）、PEG/PEJ和外科手术胃/空肠造瘘。

（1）鼻胃/肠管途径：鼻胃管是指将胃管从鼻腔插入胃中，适用于短期管饲（时间＜4周）接受肠内营养的患者。鼻肠管是一种通过鼻腔、咽部和食管进入肠道的管状设备，经过胃和幽门插入肠内，根据导管尖端位置命名，尖端到达十二指肠，称鼻十二指肠管，尖端到达空肠称鼻空肠管，可有效降低反流误吸风险。对鼻胃管耐受不良或有反流、误吸高风险的患者则选用鼻肠管。鼻胃/肠管途径具有置管方便、床边操作、简易、经济、无创、患者易接受等优点，是短期肠内营养的首选途径，但其缺点是较难准确定位、只能短期使用、容易造成患者咽喉黏膜刺激，可导致咽喉黏膜糜烂、溃疡、出血、堵塞、误吸甚至吸入性肺炎等并发症。

1）鼻胃/肠管适应证：①鼻胃管适用于胃肠道功能完整、代谢需要增加；昏迷；需恒速输注（如腹泻、糖尿病）；补充能量（厌食、炎性肠道疾病）等需要短期营养支持患者。②鼻肠管适用于胃肠道术后、吞咽功能障碍或口腔/咽部疾病、胃肠道功能障碍、慢性肠梗阻或其他消化系统疾病及需要长期营养支持的患者。③短期（＜4周）实施肠内营养者，首选鼻胃管；对鼻胃管耐受不良或有反流、误吸高风险的患者则选用鼻肠管。

2）鼻胃/肠管禁忌证：肠梗阻，远端的肠道不通畅；较高位置的肠瘘；肠道功能障碍、衰竭，如短肠综合征；患者血流动力学不稳定。

对于绝大多数恶性肿瘤患者来说，放疗前常规预先置入营养管在提高患者营养状况和治疗疗效、减少患者放疗中断方面并没有优势，反而增加了患者的负担。因此，应在放疗过程中、放疗后动态评估患者的营养状况和急性放射损伤，规范化和个体化为患者选择营养治疗路径。对于接受放疗的头颈部肿瘤患者来说，在治疗中患者可能会出现口腔和咽喉的黏膜炎症，如放射性口腔黏膜炎，鼻胃/肠管途径可能会对患者已存在的口腔黏膜炎症进一步产生刺激，对患者造成严重损伤。因此，ESPEN指南指出，不常规推荐放化疗患者建立经鼻的肠内营养途径。

（2）造口途径：PEG是内镜下经腹壁穿刺进入胃腔，导丝引导下将胃造口管经过口腔、食管放置于胃腔前壁的微创手术，利用胃造口进行肠内营养输注或进行姑息性胃肠减压治疗。该方法于1980年由Ponsky和Gauderer首次报道，随后也出现了经皮内镜下空肠造口术。PEG对于营养物质的供给几乎等同于经口进食，相比鼻胃管鼻饲和全静脉营养具有不可替代的优势。PEG在置管时能够直视，易确定安全位置，并且该置管术属于微创，仅需少量镇静药，是预计肠内营养超过3～4周的首选。

1）PEG的适应证如下。①神经系统疾病：脑血管疾病、运动神经元病、多发性硬化症、帕金森病、阿尔茨海默病、脑瘫、痴呆症（早中期）、脑肿瘤或转移瘤、精神运动性抑制、各种原因所致的严重大脑损伤（外伤、手术、持续的植物人状态）、缺氧性脑病。②上消化道疾病致吞咽障碍不能进食者：口腔肿瘤、咽喉部肿瘤、头颈部肿瘤、食管肿瘤、良性食管狭窄。③意识水平降低：重症监护患者、长期昏迷患者。④其他系统疾病致营养不良风险增加或不能进食者。⑤PEG置管后，经造瘘管置入空肠营养管可用来预防严重胃食管反流所致的吸入性肺炎。

2）PEG绝对禁忌证如下。①由于解剖或病理因素等无法接近胃前壁穿刺部位或有明显出血风险等的局部因素：包括穿刺部位恶性肿瘤、腹壁感染、腹膜肿瘤扩散、腹膜炎、腹膜透析、门静脉高压合并尾静脉曲张、胃流出道梗阻、严重胃瘫、胃全切术后等。②全身因素：包括严重的凝血功能障碍［国际标准化比值（INR）＞1.5，活化部分凝血活酶时间＞50s，血小板计数＜50×10^9/L］、休克、脓毒血症、严重心肺疾病无法耐受手术、生存时间不超过数天或数周。

3）PEG相对禁忌证：包括不完全梗阻性口咽或食管恶性肿瘤、大量腹水、间位结肠、重度肥胖、中线腹部手术史、肝大、脾大、胃扭转、长期使用类固醇或免疫抑制剂、胃部分切除术后等。

4）PEG置管操作方法：PEG操作主要分为三种方法，即牵拉法（pull）、推进法（push）和直接穿刺法（introducer）。

A.牵拉法：通过内镜引导一根导丝进入胃内，然后将导丝从口腔拉出，并通过导丝将PEG导管拉入胃内和腹壁固定。这种方法因操作简单和快速而广泛应用。

B.推进法：在推进法中，PEG导管是通过内镜直接推入胃内，而无须导丝通过口腔。这种方法减少了感染的风险，适用于有口腔或食管病变的患者。

C.直接穿刺法：使用胃固定装置将胃固定在腹壁上，然后通过穿刺针和套筒将导管直接插入胃内。这种方法避免了导丝通过口腔，减少了感染的可能性，适用于复杂病例、严重口咽或食管狭窄而难以通过牵拉法置管的患者。

这些方法各有优缺点，具体选择取决于患者的个体情况、手术医师的经验和具体临床环境。在实际操作中，手术医师会根据患者的具体病情、解剖结构和术前评估，选择最适合的PEG方法，以达到最佳的治疗效果。

5）PEG术前准备

A.患者知情同意：术前与患者或其家属沟通，告知手术适应证、目的、操作基本过程、可能存在的风险、采取的补救措施及可能发生的并发症，并由患者本人或委托人签署书面知情同意书。

B.全面的术前评估：包括全身状况、胃肠功能和围手术期并发症风险的评估。

C.术前停用抗凝血药：肿瘤放疗患者放疗期间易出现骨髓抑制，术前应完善血常规、生化及凝血功能，术前停用抗血小板凝聚药物（如阿司匹林）5～7天，抗凝血药（如华法林）4～5天，活血中草药3～7天。

D.术前影像学检查：通过超声及上腹部CT检查评估穿刺位点周围邻近脏器误伤风险。

术前预防性药物的应用：对于体质差、误吸风险高的患者应预防性使用抗生素；对于存在严重的胃食管反流、误吸高风险、疑胃部炎症较重、伴有出血倾向或者无法停用抗凝血药的患者可以考虑预防性使用质子泵抑制剂。

6）PEG术后观察及护理

A.监测生命体征：PEG术后，患者的生命体征监测至关重要。在进行管饲时，患者应保持坐位或半坐卧位，这有助于防止胃内容物的反流或误吸。如果患者处于卧位，床头应抬高30°～45°，以维持适当的身体角度。管饲结束后，患者应继续保持这种卧位至少30min，以确保胃内容物的顺利通过，减少胃内压力和不适感。

此外，还需要特别注意是否出现剧烈胸痛、腹痛、呕血或黑粪等异常现象，这可能提示出血或其他严重并发症的发生。观察伤口是否有渗血，是否有其他感染迹象，如红肿、疼痛等。这些观察可以及时发现并处理术后并发症，保障患者安全和康复。

B.PEG管饲护理：术后72h后开始管饲，可采用滴入法或推入法。初始阶段，每日管饲量应控制在300ml以内，随后依据胃排空情况递增，一般每日管饲量为1500～2000ml。若条件允许，建议使用营养均衡的肠内营养液进行滴入，滴入速度不宜过快，通常500ml溶液需4～6h滴入。

冬季应使用加温器，以防止溶液过冷引起腹痛或腹泻。可使用米汤、菜汤、牛奶、鱼汤等，之后逐步过渡到磨碎的蔬菜、肉类等半流质高营养食物。每日管饲次数为4～6次，每次200～250ml，温度应保持在38～40℃，过冷可能导致胃痉挛或腹泻，而过热可能导致瘘管老化或变形。

每次注入食物的速度不应过快，应保持在100ml/h以内，以避免发生胃肠道反应，注入量不宜过多，应遵循从小剂量到大剂量的原则，每次不超过300ml。管饲时输入量及速度应严格按照胃排空情况确定。每次管饲前需回抽胃残留量，若超过100ml，应考虑为不耐受。

注意微量元素的补充，可定期检查血生化指标。口服药物可溶于30～50ml温水中注入。管饲时或管饲后30～60min应保持半坐位以防止误吸。对于需吸痰的患者，应在管饲前或管饲后1h吸痰，管饲时若出现咳嗽或打喷嚏，应暂停，待恢复后继续，以防止误吸。

每次注入食物前后均应使用20～30ml温开水冲洗造瘘管，保持造瘘管清洁通畅。如患者出现腹泻，应检查食物或器具是否洁净、食物是否过冷。管饲时若患者意识不清或烦躁，可能是食物过热所致。

C.造瘘管护理：妥善固定。保持松紧度适宜，造瘘管过松可能导致营养液通过造瘘口渗出，造成皮肤感染；过紧则会导致造瘘口皮肤长期紧绷，可能引发缺血缺氧，导致皮肤充血及坏死。因此，必须确保造瘘管的松紧度适宜。

a.防止滑动：要防止造瘘管滑进或滑出，避免因管道移动引起感染。使用合适的固定方法，确保管道稳定，同时不会对皮肤造成额外压力。

b.保持造瘘管清洁通畅。

c.检查胃内潴留：在注入营养液或药液前，应检查是否有胃内营养液潴留情况。如果有潴留，需先处理潴留液体。

d.冲管：每次注入营养液或药液后，用相同温度的生理盐水或温开水冲洗管道，以保持通畅。这样可以防止营养物在管道中积存，引起阻塞或变质腐败。

e.固体药物处理：喂饲固体药物时，必须将药物充分碾碎并溶解后再注入造瘘管，防止管道阻塞。

f.定期冲洗：如果长时间不喂养，至少每8小时应冲洗管道一次，以保持管道清洁通畅。

g.防止打折：造瘘管长时间打折可能导致管腔变窄，影响使用寿命。因此，要防止管道长时间处于弯折状态。

h.更换管道：一般情况下，造瘘管应每0.5～1年更换一次，以确保其功能正常和卫生安全。

D.造瘘口及周围皮肤护理：术后1周内，每日需要1～2次对瘘孔及其周围皮肤进行消毒，用无菌纱布覆盖保护，并用胶布固定。在护理过程中，注意造瘘管与周围皮肤的刻度，确保管道位置的正确性。

每日观察皮肤状态，检查是否有渗出物或局部疼痛。要保持造瘘管周围皮肤清洁干燥，如果发现异常浸出液或感染症状，及时更换敷料防止感染。具体观察包括皮肤是否红肿、是否有脓性分泌物等，如有类似症状，提示可能存在感染，需要尽快就医处理。

若在术后1周内没有出现感染、渗漏等并发症，可逐渐减少对瘘孔的消毒频率。然而，即使出院后，患者仍需继续密切观察造瘘口周围的皮肤状态。若出现红肿、疼痛或脓性分泌物等症状，提示可能发生感染，此时应立即到相关门诊进行处理，以防止感染进一步加重。

E.心理护理：PEG术后，患者的整体形象可能会受到一定影响。及时进行心理引导至关重要，帮助患者适应变化。同时，可以建议患者穿着宽松舒适的衣物，以遮挡造瘘管，并将其固定于腹壁。保持轻松愉悦的心情，有助于患者更好地应对术后的生活变化和心理压力。通过积极的心理辅导和适当的护理，可以提高患者的生活质量，增强其自信心和适应能力。

通过严格遵循上述详细的护理步骤，可以有效防止感染和其他并发症，确保造瘘管的使用寿命和患者营养物质输送。正确的护理不仅有助于改善患者的营养状态，还能促进放疗后的康复。术后规范的导管护理不仅是防止感染的重要环节，也是确保PEG管道功能正常的重要措施。患者及其家属也应熟练掌握这些护理技巧，并在必要时寻求专业医疗人员的帮助。这样才能在放疗患者营养管理实践中发挥最佳效果，保障患者的治疗及康复过程顺利进行。

二、肠外营养

（一）肠外营养概述

肠外营养是从静脉为患者提供包括氨基酸、脂肪、糖类、维生素及矿物质在内的营养素，全部营养从肠外供给称全肠外营养（TPN），经肠外途径提供部分营养素的营养支持方式称为部分肠外营养（PPN），也称为补充性肠外营养（supplementary parenteral nutrition，SPN）。肠外营养包括外周静脉和中心静脉两种途径，中心静脉导管主要分为经外周静脉穿刺的中心静脉导管（peripherally inserted central venous catheter，PICC）、经皮穿刺中心静脉置管（暂时性中心静脉置管，如经锁骨下静脉置管、经颈内静脉置管及经股静脉置管）和完全植入式静脉输液港（永久性中心静脉导管）3种形式。

（二）肠外营养适应证及禁忌证

1. 肠外营养适应证　不能或不宜经口摄食超过5～7天者；若通过肠内营养无法满足50%～60%目标需要量时，应在3～7天启动肠外营养；营养不良者的术前应用；复杂手术后，尤其是腹部大手术后；消化道瘘、短肠综合征、严重感染、大面积烧伤、急性肝肾衰竭；肠道炎性病变：溃疡性结肠炎、克罗恩病；恶性肿瘤放化疗期间不良反应严重，如放射性肠炎、胃肠道反应重等；患者肠内营养耐受性评分≥5分，出现严重腹胀或腹内压＞20mmHg或不能够自行缓解的腹痛、严重呕吐，且需胃肠减压或胃残余量＞500ml、出现稀便≥5次/日且量＞1500ml时，应暂停肠内营养，更换为肠外营养。

2. 肠外营养禁忌证　胃肠功能正常、适应肠内营养或5天内可恢复胃肠功能者；不可治愈、无存活希望、临终或不可逆昏迷者；需急诊手术，术前不可能实施营养支持者；心血管功能或严重代谢紊乱需要控制者。

（三）外周静脉置管

外周静脉置管是指经外周静脉置入输液导管，且导管尖端仍位于外周静脉中。PPN具有静脉途径建立简便、易于护理、营养给予及时、费用相对较低等优点，适应证如下。

1. 肠内营养无法给予或通过肠内营养途径营养量给予不足。

2. 短期内予肠外营养支持。

3. 轻中度营养不良或所需热量、氮量不高的肠外营养。

4. 无法行中心静脉途径的肠外营养。

外周静脉置管分为短外周导管和中等长度外周导管两种类型。短外周导管通常适用于治疗时间＜1周的治疗方案，中等长度外周导管通常适用于治疗时间持续1～4周的患者。在满足治疗方案的前提下，应选择管径最小、长度最短、创伤性最小的导管。

（四）中心静脉置管

1. 中心静脉置管　是将中心静脉导管（central venous catheter，CVC）经皮穿刺，导管尖端置入中心静脉的一种操作技术。常用部位包括锁骨下静脉、颈内静脉和股静脉，其中锁骨下静脉穿刺是中心静脉置管的首选部位。对于实施放疗的头颈部肿瘤患者，由于颈部在放疗区域内，因此颈部不可作为穿刺部位。

中心静脉导管适用于需长期肠外营养的患者，也可为多种治疗及中心静脉压等生理参数监测提供直接便利的静脉通路。使用中心静脉导管的优点包括：输注高渗透压和非血管相容性药物；避免多次静脉穿刺的痛苦和不适；快速输液，纠正容量不足；保护外周静脉；较长时间留置；部分可进行中心静脉压监测。经中心静脉置管后常规行影像学检查，确定导管位置，排除气胸的发生。

2. PICC　是由外周静脉置入输液导管，导管末端置于中心静脉，通常在右心房与上腔静脉交汇处的一种深静脉置管术。PICC置管的常用血管包括贵要静脉、肘正中静脉、头静脉，因贵要静脉血管直、短且静脉瓣少，是PICC置管的首选，置管后经影像学定位，确定导管尖端最佳位置应在上腔静脉下1/3段到上腔静脉与右心房连接处，必须坚持无菌操作原则。PICC适用于肠外营养时间＞2周、有锁骨下静脉或颈内静脉穿刺禁忌证及接受家庭肠外营养治疗的患者。PICC相对禁忌证：无合适的穿刺置管血管；有严重的凝血功能障碍或免疫抑制；穿刺部位或附近组织有感染；有静脉血栓形成史；存在动静脉瘘可能及上腔静脉压迫综合征等。需注意的是，对于接受放疗的患者，其置管途径在有放疗史、手术史时应慎重选择。

（五）完全植入式静脉输液港

完全植入式静脉输液港简称输液港，是一种可以完全植入体内的闭合静脉输液系统，其全部装置均埋于皮下组织，对患者日常生活影响小。输液港主要适用于需长期使用肠外营养的患者，以及需输注高浓度、高渗透压药液，或药液对外周静脉具有强刺激性的患者。输液港具有以下优点。感染风险低；方便患者：无插入蝶翼针时可洗浴及游泳等，埋于皮下不易被他人注意；减少穿刺血管的次数，保护血管，减少药物外渗的机会；维护简单，治疗间歇期4周维护一次即可；使用期限长。

（六）肠外营养液选择及配制

中华医学会肠外肠内营养学分会推荐：补充性肠外营养应尽可能给予足量的所有的必需营养物质以满足患者的机体代谢需要，推荐采用全合一方式将各种营养物质混合后输注，即将各种营养物质按照一定比例和规定程序混合于一个输液袋后输注，简称"全合一"输注，其优势在于更符合机体生理代谢需要，增加各营养素的利用率，降低单用营养素的浓度和渗透压，减少肝肾等器官代谢负荷，减少代谢性并发症。通常使用双腔袋和三腔袋，溶液配制顺序如下。第一步：将双腔袋或三腔袋挤压混匀。第二步：按顺序加入其他药物，丙氨酰谷氨酰胺注射液/ω-3PUFA；鱼油脂肪乳注射液；脂溶性维生素；水溶性维生素；甘油磷酸钠注射液；多种微量元素、除钙以外的电解质；含钙的电解质。

（七）放疗患者肠外营养的停用时间

放疗患者的能量需求随着放疗进行和放射不良反应的发生而不断变化，当放疗结束后，如果肿瘤得到有效控制、放疗不良反应逐渐恢复，患者所需的能量逐渐恢复正常，则可停止肠外营养。因此，应在患者放疗前、放疗中及放疗结束后动态评估患者营养状况，有利于评价放疗患者营养治疗效果，从而评估是否可暂停肠外营养或逐渐过渡到肠内营养。

第五节　放疗患者所需营养素及常用的营养制剂

一、概述

营养素（nutrient）是为维持机体繁殖、生长发育和生存等一切生命活动和过程需要从外界环境中摄取的物质。营养素必须从食物中摄取，能够满足机体的最低需求，即生存。营养素根据化学性质和生理作用可分为七大类，分别是蛋白质、脂类、糖类、矿物质、膳食纤维、维生素和水。放疗患者在放疗期间可能会出现食欲下降、恶心、呕吐、腹泻等不良反应，这些情况可能会影响患者的营养素摄入。因此，营养素的选择变得尤为重要。

《中国居民膳食营养参考摄入量》（中国轻工业出版社，2001）对营养素的分类如下。

1. 能量。

2. 宏量营养素：包括蛋白质、脂类、糖类。

3. 微量营养素：包括矿物质（含常量元素和微量元素）和维生素（含水溶性维生素和脂溶性维生素）。

4. 其他膳食成分：包括膳食纤维、水和植物化学物等。

营养素有三大基本功能：供能、构建机体和修复组织、调节代谢以维持正常生理功能。同一种营养素可以具有多种生理功能，如蛋白质既可构成机体组织，又可供给能量。反之，不同营养素也可具有相同的生理功能，如蛋白质、脂肪和糖类均属于产能营养素。

二、营养素分类

（一）能量

能量是每一位肿瘤放疗患者赖以生存的基础。恶性肿瘤住院患者的目标能量应参考间接能量测定法所获得的基础代谢能量水平，并且结合患者的活动强度和疾病应激状况进行判断。《肿瘤放射治疗患者营养治疗指南（2022年）》和中国临床肿瘤学会（Chinese Society of Clinical Oncology，CSCO）肿瘤营养治疗专家委员会制定的《恶性肿瘤患者康复期营养管理专家共识》、ESPEN指南均推荐：放疗患者如果无法进行个体化的总能量消耗（total energy expenditure，TEE）测量，建议给予 $25 \sim 30\text{kcal/(kg·d)}$ 的能量。

肿瘤患者存在的系统性炎症与乏力、体能活动下降、厌食、体重减轻等相关并发症，通过传统的营养支持即使能恢复患者正常的能量摄入，这一炎症状态仍能损伤或妨碍骨骼肌的重建。过度的营养支持会导致过度喂养，出现代谢不良反应。因此，对于所有肿瘤放疗患者都应制订合理的能量需求计划。

（二）蛋白质

蛋白质是生命存在的形式，没有蛋白质就没有生命。正常成人体内蛋白质含量为

16%～19%，约占整个人体的1/5，占人体干物质总量的50%。蛋白质在体内具有极其重要的功能，其他任何营养素均不能替代其作用，包括构建机体和修复组织、构成体内重要化合物、供给能量等。

肿瘤患者蛋白质合成和分解代谢均存在异常，蛋白质分解大于合成。蛋白质的需要量取决于代谢应激和蛋白质消耗的程度。对于恶性肿瘤放疗患者，推荐提高蛋白质摄入。ESPEN指南推荐，肿瘤患者蛋白质目标需要量为1.2～2.0g/（kg·d）。对于并发恶病质的放疗患者，由于骨骼肌持续减少，蛋白质及能量负平衡，因此应进一步提高蛋白质的摄入量，可达到2.0g/（kg·d）。动物学实验表明，放射线对机体蛋白质的代谢具有影响。当肌肉受到放射线照射后，会出现急性萎缩反应，表现为肌球蛋白含量减少、肌球蛋白重链比例变化等，并且与放射剂量有关。临床研究中，研究者也观察到放疗后患者肌肉含量减少的情况，且与患者的预后显著相关。关于放疗患者是否需要更高的蛋白质摄入量［＞2.0g/（kg·d）］目前还缺乏更多的依据。

（三）脂类

脂类是指生物体内不溶于水而溶于有机溶剂的一大类化合物，来自脂肪酸与醇生成的酯或类脂。营养学上重要的脂类有脂肪（即三酰甘油）、磷脂和固醇类。食物中的脂类95%是三酰甘油，5%是其他脂类。人体内储存的脂类中，三酰甘油高达99%。脂类生理功能包括：储能供能，构成机体组织，提供必需脂肪酸，促进脂溶性维生素的消化、吸收和转运等。

放疗患者所需的脂肪摄入量应占总能量摄入的一个适当比例，对于没有胰岛素抵抗的放疗患者，脂肪供能应占全日摄入能量的20%～35%。这个比例有助于提供必需脂肪酸、促进脂溶性维生素（如维生素A、维生素D、维生素E、维生素K）的吸收，并为身体提供能量。

在选择脂肪来源时，建议优先选择健康的脂肪，如不饱和脂肪酸包括单不饱和脂肪（如橄榄油、鳄梨油）和多不饱和脂肪（如亚麻籽油、核桃油、鱼油），这些脂肪对心血管健康有益。其中ω-3脂肪酸主要存在于深海鱼类、亚麻籽、核桃和鱼油补充剂中，对减少炎症和支持免疫系统有益。

放疗患者应避免过多摄入饱和脂肪和反式脂肪，这些脂肪可能对心血管健康不利。饱和脂肪主要存在于红肉、全脂乳制品和一些加工食品中，而反式脂肪则常见于部分烘焙食品、油炸食品和部分人造黄油中。

营养师可能会根据患者的具体情况（如体重、活动水平、健康状况和放疗引起的副作用）来调整脂肪摄入量，并提供个性化的饮食建议。定期的营养评估和监测有助于确保患者获得适当的营养支持，以应对放疗期间的挑战。

（四）糖类

糖类也称碳水化合物，是由碳、氢、氧组成的一类宏量营养素。按照《2023版中国居民膳食营养素参考摄入量》分类，根据糖类的分子结构，可以将其分为三类：糖、低聚糖、多糖。可利用糖类的生理功能主要包括：①供能储能。糖类的主要功能是供给能量，人体所需的大部分能量是由糖类氧化分解供给的。②构成机体组分。糖类也是组织细胞的重要组成部分，如核糖和脱氧核糖是细胞中核酸的成分。③对脂肪代谢有调节作用。脂肪在体内的代谢也需要糖类的参与。④节约蛋白质作用。机体的一切生命活动都以能量为基础，当糖类供应不足时，将由蛋白质、脂肪产能来满足能量的需要。⑤改善感官品质。利用糖类的各种性质，可以加工出色、香、味、形各异的多种食品。

放疗患者在治疗期间的营养需求与一般人群有所不同，特别是在恶性肿瘤放疗患者中，营养不良的发生率较高，这可能会降低治疗疗效并增加治疗不良反应。因此，对于放疗患者来说，合理的营养支持是非常重要的。在营养支持中，糖类是重要的能量来源。非荷瘤状态下三大营养素的供能比例为糖类50%～55%、脂肪25%～30%、蛋白质15%～20%。然而，对于肿瘤患者，尤其是接受放疗的患者，由于肿瘤细胞糖酵解能力是正常细胞的20～30倍，其多达50%的ATP来源于糖酵解途径。因此，减少糖类在总能量中的供能比例，提高蛋白质、脂肪的供能比例是推荐的。

（五）矿物质和维生素

人体组织几乎含有自然界存在的各种元素。存在于人体的各种元素中，除碳、氢、氧、氮构成机体有机物质和水分（约占全重的95%）外，其余各种元素无论存在的形式如何、含量多少，统称为矿物质或无机盐。矿物质与其他营养物质不同，不能在体内合成，也不能在代谢中消失，必须通过膳食补充。矿物质在体内的生理功能主要有：构成人体组织的重要成分，如骨骼和牙齿等硬组织；在细胞内外液中与蛋白质一起调节细胞膜的通透性，控制水分，维持正常的渗透压和酸碱平衡；构成酶的成分或激活酶的活性，参与物质代谢。

维生素是维持机体正常生理功能及细胞内特异代谢反应所必需的一类微量有机化合物。虽然各类维生素的化学结构不同，生理功能各异，但它们都具有以下共同特点：它们都是以其本体的形式或可被机体利用的前体形式存在于天然食物中；大多数维生素不能在体内合成，也不能大量储存于组织中，所以必须经常由食物供给；即使有些维生素（如维生素K、维生素B₆）能由肠道细菌合成一部分，但也不能替代从食物获得这些维生素的主要途径；它们不是构成各种组织的原料，也不提供能量；虽然每日生理需要量很少（仅以毫克或微克计），然而在调节物质代谢过程中却起着十分重要的作用。

放疗会对患者的营养状况产生影响，特别是对某些矿物质和维生素的需求可能会增加，因此，放疗期间患者需要关注和补充以下矿物质和维生素。①硒：是一种重要的矿物质，在体内起到抗氧化作用，有助于保护细胞免受损伤。含硒丰富的食物包括巴西坚果、海鲜、肉类和全谷物等。②锌：对于维持免疫系统的正常功能和促进伤口愈合至关重要。缺锌可能会影响放疗的效果。富含锌的食物包括牡蛎、红肉、家禽、豆类、坚果和全谷物等。③维生素C：具有抗氧化作用，可以帮助患者减少放疗引起的氧化应激反应，有助于维持免疫系统的功能，促进伤口愈合。新鲜水果和蔬菜，如柑橘类水果、草莓、猕猴桃、西红柿和绿叶蔬菜等是维生素C的良好来源。④维生素E：也是一种强效的抗氧化剂，可以保护细胞膜不受自由基的损害。坚果、种子、菠菜和绿叶蔬菜等是维生素E的食物来源。⑤叶酸：是一种B族维生素，对于DNA的合成和修复非常重要。放疗期间，患者可能需要更多的叶酸来帮助身体组织恢复。叶酸可以在绿叶蔬菜、豆类、坚果和强化谷物中获得。⑥维生素D：对于骨骼健康至关重要，且越来越多的研究表明它对免疫系统也有积极作用。阳光是维生素 D 的一个自然来源，同时也可通过食物，如鱼类、牛奶和强化食品等获得。

（六）膳食纤维

膳食纤维是食物中不被宿主吸收的多糖，能选择性地促进体内有益菌的代谢和增殖，改善宿主健康。可溶性膳食纤维包括果胶、瓜尔胶和一些菊粉等，不溶性膳食纤维包括纤维素、木质素等，它们存在于全谷物（如燕麦、小麦）、豆类（如扁豆、豌豆）、种子和坚果（如亚麻仁），以及一些水果和蔬菜（如苹果、胡萝卜、花椰菜、芹菜）中。

膳食纤维经肠道菌群高度发酵与膨胀，主要在结肠产生短链脂肪酸（SCFA），其中乙酸、丙酸和丁酸的比例为 3:1:1，这三类短链脂肪酸占 SCFA 的 90% ~ 95%，被肠道菌群或宿主作为营养物。

放疗患者由于治疗过程中可能出现的消化道症状，如恶心、呕吐、腹泻等，会影响患者的膳食纤维摄入。膳食纤维对于维持肠道健康和预防便秘非常重要。以下建议可以帮助放疗患者适当摄入膳食纤维。

1. 增加富含膳食纤维的食物 放疗患者应多吃新鲜水果和蔬菜、全谷物、豆类和坚果等食物，这些食物不仅富含膳食纤维，还能提供必要的维生素、矿物质和其他营养素。

2. 适量摄入 由于放疗可能导致消化道敏感，患者应逐渐增加膳食纤维的摄入量，避免一次性摄入过多，尤其是腹盆腔肿瘤放疗引起放射性肠炎导致腹泻的患者，以免引起不适。

3. 保持水分 摄入足够的水分对于帮助膳食纤维在肠道中顺利移动至关重要。放疗患者应确保每日喝足够的水，在无临床禁忌时建议每日饮水量达 2000 ~ 3000ml，以预防便秘。

4. 饮食调整 若放疗导致口腔黏膜炎或吞咽困难，患者可能需要调整饮食，选择易于咀嚼和吞咽的食物。在这种情况下，可以将膳食纤维丰富的食物煮软或磨成泥状，以便于消化。

5. 营养补充 若放疗患者无法通过饮食获得足够的膳食纤维时，可以在医师或营养师的指导下，考虑使用膳食纤维补充剂。

6. 定期评估 放疗期间，患者应定期与营养师沟通，评估膳食纤维的摄入情况，并根据需要调整饮食计划。

值得注意的是，放疗患者的营养需求可能因个体差异而有所不同，因此在制订饮食计划时应考虑患者的具体情况。

（七）免疫营养素

肿瘤免疫营养（cancer immunonutrition）是指应用一些特定的、能改善肿瘤患者营养状况及调节机体免疫和炎症反应的营养物质，从而实现减少感染及非感染并发症、缩短住院时间、提高治疗效果的作用。免疫营养素的作用机制尚未完全清楚，可能是通过调控应激状态下的机体代谢过程、炎症介质的产生和释放及调节免疫应答，从而维持肠道黏膜屏障功能、抗氧化及直接抗肿瘤作用。放疗患者在治疗过程中可能会遇到免疫系统受损和营养不良的问题。免疫营养素是一类可以帮助增强免疫系统功能、改善营养状况的特殊营养素，包括谷氨酰胺、ω-3PUFA、精氨酸、核苷酸等。

1. 谷氨酰胺　是一种重要的氨基酸，对于维持肠道健康、增强免疫功能及促进伤口愈合有重要作用。放疗患者可能会因为治疗引起的副作用（如恶心、呕吐）而导致谷氨酰胺摄入不足。

2. ω-3PUFA　特别是二十碳五烯酸（EPA）和二十二碳六烯酸（DHA），这些脂肪酸具有抗炎作用，可以帮助减轻炎症和免疫抑制。

3. 精氨酸　是一种氨基酸，对于促进伤口愈合、增强免疫功能及促进蛋白质合成有重要作用。

4. 核苷酸　是 DNA 和 RNA 的组成部分，对于细胞的生长和修复至关重要，尤其是在放疗期间，细胞损伤和修复的需求增加。

放疗患者在治疗期间应确保摄入足够的免疫营养素，以支持免疫系统的功能和整体健康。这可能需要通过均衡饮食、营养补充剂或遵照医嘱使用肠内/肠外营养支持来实现。在补充免疫营养素时，应遵循医师或营养师的建议，以避免不足/过量摄入可能带来的风险。定期的营养评估和监测对于确保患者营养状况的改善和治疗的连续性至关重要。

三、放疗患者常用的营养制剂

放疗患者选择全营养配方产品，并根据并发症、病情需要、耐受情况等选择适宜的制剂类型。

（一）肠内营养剂分类

1. 肠内营养剂按照其组成和来源可分为要素型和非要素型。

（1）要素型：又称要素膳型肠内营养剂，包括氨基酸型和短肽型，为低聚配方，主要以单体物质为基质，包括氨基酸、短肽、葡萄糖、脂肪、矿物质和维生素等。这类制剂成分明确，无须消化即可直接吸收，低脂、无渣，适用于胃肠道消化和吸收功能部分受损的患者，但通常渗透压较高，口感较差，更常用于管饲。

（2）非要素型：又称整蛋白型肠内营养剂，此类肠内营养剂以完整蛋白质或蛋白质游离物为氮源，辅以低聚糖、麦芽糊精或淀粉、植物油等构成，微量元素含量丰富，大部分接近于等渗，适口性佳，可口服也可用于管饲，适用于消化道功能正常的患者。

2. 肠内营养剂按照营养素组成可分为全营养素配方和组件配方两大类。

（1）全营养素配方：包括普通全营养素配方和疾病特异性配方，其中普通全营养素配方最为常见。不同的营养制剂由于其配方及添加成分不同，拥有不同的目的和功能。某些配方中含有中链三酰甘油，其成分有利于脂肪的代谢、吸收。有些制剂为了控制摄入液体总量而制成高能量密度，每毫升液体可提供高达 1.3 ~ 1.5kcal 的能量。还有些制剂添加了膳食纤维以改善胃肠道功能。不同的肠内营养剂可因配方特色不同而属于不同的类型，因此在对肠内营养剂进行分类时应综合考虑其配方特点、制剂形式、使用方式。

疾病特异性配方是针对不同疾病的病理生理特点及营养需求进行配方调整，以达到最优的营养治疗效果。临床常见的有适用于糖尿病患者、肿瘤患者、肾病患者等的制剂。

（2）组件配方：这类肠内营养剂由不同的营养素组件构成，包括氨基酸组件、整蛋白质组件、糖类组件、长链三酰甘油组件、中-长链三酰甘油组件、维生素组件、电解质配方组件、增稠组件等。这类产品由于配方较为单一，需与其他营养制剂、食品等配合使用，不能作为满足目标人群营养需求的单一营养来源。

（二）肠外营养剂

1. **糖类** 一般而言，糖类占总供能的50%～60%，但在肿瘤患者中，可适当降低糖类的供能比，使得糖类与脂肪的供能比达1∶1左右。临床上常见的糖类肠外营养剂包括可溶性单糖和多个单糖组成的可溶性多聚体等，主要包括以下几类。

（1）葡萄糖：是最常见的糖类来源，也是临床常用的配伍溶液、肠外营养功能制剂。

（2）果糖：是一种可溶性单糖，在机体内需要经过小肠、肝、肾等器官吸收代谢，由果糖激酶催化生成1-磷酸果糖，之后在1-磷酸果糖醛缩酶作用下进入糖代谢途径，从而被机体利用。

（3）转化糖：由蔗糖水解而成，是葡萄糖与果糖的1∶1等量混合物。临床上常见的转化糖注射液一般有5%、10%、20%等不同浓度，规格常见的有250ml、500ml两种。还有厂家将转化糖与钠、钾、镁等电解质配伍，制成各种转化糖电解质制剂。

（4）麦芽糖：为常见的双糖，输入体内的麦芽糖可进入细胞内，在酶的催化下水解为葡萄糖，无须依赖胰岛素，所供能量是相同浓度葡萄糖注射液的1倍，对肝功能影响较小，但在体内的利用率个体差异比较大。

2. **氨基酸** 肠外营养时氨基酸注射液常作为氮源，为机体合成蛋白质提供所需要的原材料，维持机体正氮平衡。常以复方成分出现。氨基酸按照人体所需要分为必需氨基酸（EAA）、非必需氨基酸（NEAA）和半必需氨基酸。随着对不同成分、类别的氨基酸功能认识的不断深化，氨基酸制剂的配方也随之不断改进、优化。同时，由于不同疾病、不同年龄对氮源需求量的不同，为了满足不同的生理、病理需求，疾病专用型氨基酸制剂也应运而生。

3. **脂肪乳** 脂肪作为营养物质，主要是提供能量及必需脂肪酸等。脂肪直接输入静脉会造成脂肪栓塞，因此临床上常将其制成微小颗粒乳剂，以供静脉滴注。临床使用的脂肪乳按照其组成的脂肪酸碳链长度分为长链三酰甘油（long-chain triglyceride，LCT）和中链三酰甘油（medium-chain triglyceride，MCT）。LCT由14～24个碳原子组成，包含人体必需的脂肪酸，包括ω-3 PUFA和ω-6 PUFA，也称亚麻酸和亚油酸，与细胞功能密切相关，但进入线粒体代谢需要肉毒碱协助；MCT常由6～12个碳原子组成，进入线粒体代谢时无须肉毒碱参与，因而代谢速度较快，容易被充分氧化利用，但由于MCT不含有必需脂肪酸，因此临床上并不单独使用，常采用LCT/MCT的混合制剂。

4. **维生素及微量元素** 除了三大营养物质外，肠外营养时还常涉及维生素及微量元素制剂，尤其是进行TPN时。

（1）维生素制剂：包括水溶性和脂溶性两种。水溶性维生素可以由尿液排出，经肠外营养补给即使超过饮食补充量也不易导致中毒，而脂溶性维生素（如维生素A、维生素D、维生素E、维生素K等）可在体内储存较长时间，故经肠外营养补充的量不宜超过日常需求，否则易导致蓄积中毒。维生素制剂一般需要稀释后使用，不用于直接静脉滴注。

（2）微量元素制剂：微量元素常指人体内低于体重0.01%的矿物质，人体通常对其需求量非常少，但某些微量元素可参与机体的合成代谢，因此长时间不摄入此类微量元素会对机体的营养状况造成一定影响。一般而言，肠外营养时间超过1周就应该考虑补充微量元素。临床常见的微量元素多为复方制剂，常加入到复方氨基酸或葡萄糖注射液中一起使用。

5.电解质制剂　电解质用于维持人体的酸碱平衡及水和电解质平衡，患者每日的水和电解质补给量由于生理、病理需求不同而常产生变化，需要根据患者的电解质水平适当调整和补充。常用的电解质溶液包括氯化钠、氯化钾、葡萄糖酸钙、硫酸镁、有机磷制剂等。

（三）肿瘤免疫营养制剂

免疫营养素的作用机制尚未完全清楚，可能是通过调控应激状态下的机体代谢过程、炎症介质的产生和释放及调节免疫应答，从而维持肠道黏膜屏障功能、抗氧化及直接抗肿瘤作用。免疫营养制剂可分为单一成分和复方成分，目前，关于免疫营养素在放疗中的应用主要有以下几类。

1.谷氨酰胺　为半必需氨基酸，机体在遭受创伤、手术等应激状态下，谷氨酰胺含量显著减少，可导致免疫功能下降、肠道细菌移位等，加重营养不良状态。由于谷氨酰胺有黏膜保护作用，在放疗患者中，曾被研究用作黏膜保护剂以减轻放射性口腔黏膜炎、放射性肠炎、放射性皮肤损伤等不良反应。

2.益生菌　是一些活的微生物，在适当摄入的情况下，可以为宿主带来健康获益。益生菌也被认为是免疫营养制剂的一种，可以通过激活抗凋亡信号通路蛋白激酶B（AKT）、活化环氧合酶-2（COX-2）途径抑制炎症反应、保护肠黏膜屏障、改善细菌移位、调节肠道微环境等机制调节机体免疫状态，保护肠道功能和减轻放疗诱导的肠道损伤。

3.鱼油和ω-3PUFA　在肿瘤患者中，鱼油或ω-3PUFA被推荐用于减轻机体炎症反应。研究发现，补充鱼油或ω-3PUFA可以降低体内IL-6或CRP的含量，而以上两者通常被认为是反映机体炎症水平的指标。鱼油和ω-3PUFA不仅有抗炎作用，还可改善肿瘤患者的食欲、能量摄入，从而改善患者的营养状态。常用的剂量为鱼油4～6g/d，ω-3PUFA1～2g/d。

第六节　放疗患者营养治疗的疗效、不良反应评价

一、疗效评价

放疗在治疗肿瘤的同时，也对正常的机体组织细胞有一定的杀伤作用，尤其是对消

化道黏膜造成损伤，可影响患者的饮食摄入量、吸收功能，造成营养不良的发生。患者放疗前应进行常规的营养筛查和全面评价，对需要营养治疗的患者，应进行个体化、规范化的营养治疗，制订适合患者实际情况的营养治疗方案。由于患者的营养状况和放射损伤不断发生变化，因此在肿瘤放疗患者围放疗期的营养管理中需要定期进行随访和记录，注意观察不良反应、评估放疗损伤、评价治疗效果，以便及时调整治疗方案。鉴于放疗后部分患者会出现治疗的迟发效应，建议营养师在治疗后进行定期随访每周2次，持续3个月以上，及时发现由于放疗引起的体重下降和摄入不足等营养问题，尽早采取必要的干预措施。

放疗患者营养治疗的疗效评价要求动态监测营养治疗前、中、后的相关评价指标，各种评价指标根据不同反应时间，可以分为快速、中速及慢速3类。快速反应指标：如实验室检查、膳食调查、身体功能等，每1～2周检测1次；中速反应指标：如人体学测量、人体成分分析、影像学检查、肿瘤相关指标、生活质量及心理评估，每4～12周复查1次；慢速反应指标：生存时间，每年评估1次。由于营养治疗是一种整体治疗，其作用涉及生理、心理、行为、功能与结构等多个方面，因此疗效也需要整体评价。

（一）摄食情况

放疗引起的黏膜损伤、吞咽困难、口干、食管纤维化、放射性肠炎等副作用，常导致患者出现食欲缺乏、进食减少、消化吸收不良，从而导致营养不良的发生。及时合理的营养支持，可改善患者的营养状况，减少黏膜炎症的发生，改善患者的食欲和增加患者的进食量。患者食欲和饮食量是评价营养治疗效果较为敏感和快速的指标。膳食调查是指食物种类及常用膳食摄入量的调查，通过膳食调查可以了解患者饮食营养摄入情况，并且进行能量及各类营养素摄入的评估。通常可采用以下几种方法进行饮食情况的调查，包括称重法、记账法、化学分析法、食物频率法及询问法，询问法包括膳食史回顾法和24h膳食回顾法，临床上以24h膳食回顾法最为常用。为方便使用，建议同时使用食欲刻度尺（图3-6-1）、摄食量变化调查镜像尺（图3-6-2）对膳食量/摄食变化进行标准化处理，请患者根据自己的摄食情况及其变化情况，选择相应的数字。

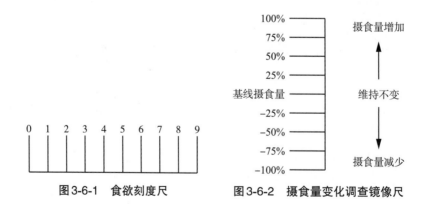

图3-6-1　食欲刻度尺　　　　图3-6-2　摄食量变化调查镜像尺

1.称重法　称重法指运用称量工具对食物量进行称重或估计，从而了解被调查家庭食物消耗情况。此法主要用于家庭、个人及特殊工作人员的膳食调查，不适合大规模或长期的调查工作。

2.记账法 查阅被调查单位或家庭账目在一定期间内食物的消费总量、用餐人数。此方法一般适用于有详细账目、就餐人数变动不大的集体单位或家庭。

3.化学分析法 收集食物消耗量并在实验室中测定被调查对象在一日内全部食物的营养成分,准确地获得各种营养素的摄入量。此方法操作复杂,不适用于现场营养调查。

4.食物频率法 食物频率法是估计被调查者在指定的一段时期内吃某些食物的频率的一种方法,分为定性、定量及半定量食物频率法。主要用于研究膳食与疾病的关系。

5.询问法 询问法是根据询问被调查对象所提供的膳食情况,对其食物摄入量进行计算和评价的一种方法。询问法通常包括膳食史回顾法和24h膳食回顾法。此方法可以用于放疗患者治疗前、后效果评价。

(1)膳食史回顾法:核心是获得被调查对象一个时期的膳食习惯和日常膳食模式。时间为过去的1个月、6个月、1年或更长时间。如果进餐时记录进食的食物及其数量,那么饮食日记(表3-6-1)或记录是最准确可靠的,能将因为回忆进食内容而导致的误差减少到最小。

表3-6-1 饮食日记

餐次 食物(列表)	进食量(g)	烹饪方法	在何处进餐
早餐:			
加餐:			
午餐:			
晚餐:			
加餐:			
食物补充剂	剂量: /天		名称:
维生素/微量元素补充剂	剂量: /天		名称:

(2)24h膳食回顾法(表3-6-2):指从最后一餐吃东西开始向前推24h。实际工作中,一般选用3天连续24h调查方法,记录摄入的所有食物量(包括在外就餐),计算每日营养素的摄入量,可以得到比较准确的结果。

表3-6-2 24h膳食回顾法调查表

进餐时间	食物名称	原料名称	原料重量(g)	进餐地点

调查者: 调查日期: 审核者: 审核日期:

（二）实验室检查

实验室检查是评价放疗患者个体营养状况和营养治疗效果较客观的指标，主要包括血常规、肝肾功能、电解质、维生素、微量元素、炎症因子（IL-1、IL-6、TNF、CRP）、血浆蛋白质水平［白蛋白、运铁蛋白、前白蛋白、视黄醇结合蛋白］等指标，其中作为营养治疗效果最常用的指标为血常规、肝肾功能检查。

1.血浆蛋白质　血浆蛋白质可反映机体蛋白质的营养状况，常用指标包括白蛋白、前白蛋白、运铁蛋白、视黄醇结合蛋白等。白蛋白的合成代谢受多方面因素影响，半衰期约为20天。前白蛋白半衰期非常短，为1.9天，能够及时地反映短时间的急性蛋白质缺乏，但易受多种疾病影响。运铁蛋白能反映营养治疗后的效果及免疫功能的恢复状况，但属于非特异性指标。视黄醇结合蛋白是一种低相对分子质量的亲脂载体，是早期诊断营养不良的敏感指标，可快速反映营养治疗的效果，也称为体内快速反应蛋白，在评价营养状况上，其敏感性高于前白蛋白。

（1）视黄醇结合蛋白：是半衰期最短（12h）的肝转运蛋白，因为它与前白蛋白形成复合物进行循环，是不能通过肾小球滤过的小分子血浆蛋白质。血浆视黄醇结合蛋白浓度在轻度蛋白质-能量营养不良时已开始下降。

（2）运铁蛋白：是一种转运铁到骨髓合成血红蛋白的球蛋白，它的半衰期（8天）比白蛋白的短。在急性炎症反应、恶性肿瘤、骨血管疾病和肝病时其水平下降。虽然运铁蛋白的半衰期比白蛋白短，但仍然不能对营养素摄入的变化做出快速反应。

（3）白蛋白：约占血清总蛋白的60%。白蛋白运输血液中的主要成分、激素、酶、药物、微量元素、离子、脂肪酸、氨基酸和代谢产物。白蛋白的半衰期为18～21天，所以其代谢变化对浓度的影响需要经过一段时间后才能显现出来。持续的低蛋白血症被认为是判定营养不良的可靠指标。

（4）前白蛋白：半衰期短（2天），常作为体内蛋白质状态的指标，炎症应激时前白蛋白水平直线下降，积极的营养支持往往也不能使之改善。炎症、恶性肿瘤、肠道疾病或肾病引起蛋白质消耗时，其血清水平下降。锌缺乏时其血清水平也会下降，因为肝合成和分泌前白蛋白时需要锌参与。当解释血浆低前白蛋白水平时，不仅要考虑膳食锌摄入情况和机体储存的锌，还要考虑炎症的存在。轻微营养不良时前白蛋白的水平往往保持正常，当机体近期处于应激或创伤时，前白蛋白水平下降。

2. CRP　CRP属于急性反应蛋白，有助于确定炎症反应的急性高代谢期何时减弱，如在急性应激期早期（通常在手术或其他创伤后4～6h）CRP升高。CRP水平开始下降时，患者已进入炎症反应的合成代谢期，强化营养治疗可能是有益的。为了解营养状况的变化，需要进行后续评估和随访。

3.免疫功能

（1）外周血总淋巴细胞计数（total lymphocyte count，TLC）：可反映细胞免疫功能。正常值＞ $1.5×10^9$/L，营养不良时TLC下降。

$$TLC = 白细胞计数 × 淋巴细胞所占百分比$$

（2）外周血T细胞亚群：机体T细胞的免疫应答反应对抵抗力或免疫功能非常重要，目前临床上常用的指标主要是$CD3^+$、$CD4^+$、$CD8^+$、$CD4^+/CD8^+$等，在营养不良时下降。

4.其他　一些常规生化检查可协助了解营养状态，如肝功能、肾功能［血尿素氮（BUN）、肌酐（Cr）］、血脂［三酰甘油（TG）、总胆固醇（TC）］、血和电解质水平（钾、钠、钙、磷、镁）等都有助于判断营养状态，并用于监测营养治疗的安全性。

（三）体格检查

体格检查是放疗营养治疗效果评价中最直接、最简便的一种方法，通常包括以下几个内容：身高、体重、上臂围、上臂肌围、三头肌皮褶厚度（triceps skinfold thickness，TSF）及人体成分分析。

1.身高测量　身高是指头部、脊柱与下肢长度的总和。连续测两次，间隔30s，两次测量的结果应大致相同。身高的误差不得超过0.5cm。

2.体重测量　体重不仅能反映人体骨骼、肌肉、脂肪及脏器的发育状况，而且可以间接反映机体营养状况。连续监测和记录体重变化是营养评价中最重要、最简便的方法。体重的测量可受进食、排泄、衣着、测量时间及疾病等多种因素影响，测量时应予以排除。连续测量两次取平均值，数据记录以千克（kg）为单位，精确到0.1kg。

3.三头肌皮褶厚度测量　皮褶厚度是通过测定皮下脂肪的厚度来推算体脂储备和消耗，间接反映能量变化，评价能量摄入是否合适的指标。其中三头肌皮褶厚度是临床上最常用的测定指标。三头肌皮褶厚度正常参考值成年男性为8.3mm，成年女性为15.3mm。计算实测值占参考值的百分比，测量值为参考值的90%以上为正常；测量值为参考值的80%～90%为体脂轻度减少；测量值为参考值的60%～79%为体脂中度减少；测量值为参考值的60%以下为体脂重度减少；若＜5mm表示机体脂肪消耗殆尽；如果测得数值超过参考值120%以上，则为体脂过多。

4.上臂围和上臂肌围测量　上臂围本身可反映营养状况，与体重密切相关，此外，还可以通过上臂围计算上臂肌围和上臂肌面积，这些都是反映肌蛋白质储存和消耗程度的营养评价指标。我国成年男性平均上臂围为27.5cm，女性为25.8cm。测量值超过标准值的90%为营养正常，80%～90%为轻度营养不良，60%～79%为中度营养不良，＜60%为严重营养不良。

上臂肌围是反映肌蛋白质消耗程度的简易评价指标，广泛应用于营养调查或住院患者的营养状况评价。正常参考值：男性为24.8cm，女性为21.0cm。评价标准计算值相当于正常参考值的80%～90%为轻度营养不良，60%～80%为中度营养不良，＜60%为重度营养不良。

5.人体成分分析检测　生物电阻抗分析（bioelectrical impedance analysis，BIA）是根据水分量及其导电能力、向人体通入微量交流电，用产生的阻抗测量人体水分的方法。是近年来常用的一种简单、无创、经济的分析方法。通过人体成分分析测定，可以测定营养治疗后患者身体内水分及瘦体重的变化，从而评价治疗效果。

（四）功能评价

营养状况的改善可直接影响放疗患者的肌细胞质量及肌肉功能，后者是影响生活质量及创伤、疾病康复能力的关键因素。肌肉质量及炎症活性可通过肌肉力量综合测量进行评估。

1.使用握力计测量肌力量　握力计是临床上进行营养评价和监测有用的工具，可以用来监测放疗患者营养治疗的效果。

2.直接肌肉刺激　对拇收肌进行电刺激后直接测量肌肉收缩、舒张的力量，可追踪力频率曲线。在饥饿和再喂养早期就可以检测出改变。

3.6min步行试验　6min步行试验是一种对中、重度心肺疾病患者功能状态进行评定的运动试验，也可以用于放疗患者营养治疗后肌肉功能的评价。

4.呼吸功能　最大呼气量的峰流量代表了呼吸肌的力量，会随着营养状况的改变而变化。

（五）营养状况评价

动态评估营养状况是营养治疗疗效评价的要求，可采用SGA（表3-6-3）、营养评估工具进行动态评估。

表3-6-3　SGA评价内容和评价结果

评价内容	评价结果		
近期（2周）体重变化	A.无变化或增加	B. < 5%	C. > 5%
膳食变化	A.无变化或增加	B.轻微变化	C.显著变化
胃肠道症状	A.无	B.较轻	C.较重
应激反应	A.无	B.轻度	C.重度
活动能力	A.减退	B.能起床走动	C.卧床休息
肌肉消耗	A.无	B.轻度	C.重度
三头肌皮褶厚度（mm）	A. > 8	B. < 8	C. < 6.5
踝部水肿	A.无	B.轻度	C.重度

①体重变化，考虑过去6个月或近2周的，若过去5个月变化显著，但近1个月无下降或增加，或近2周经治疗后体重稳定，则体重下降一项不予考虑。②胃肠道症状，如食欲缺乏、恶心、呕吐、腹泻等，至少持续2周，偶尔1～2次不予考虑。③应激反应：大面积烧伤、高热或大量出血属高应激；长期发热、慢性腹泻属中应激；长期低热或恶性肿瘤属低应激。④评价结果中，有五项以上属于C组或B组，可定位重度或中度营养不良。

（六）生活质量及心理状况

生活质量是营养治疗效果评价的另一个重要方面，有效的营养支持可以改善患者的食欲、增加进食量，以及减轻恶心、呕吐及改善精神状况、增加患者日常身体活动能力等。生活质量评估常采用欧洲癌症研究与治疗组织的生命质量核心量表（EORTC QLQ-C30）量表。

心理评价是营养治疗疗效的另外一项评价指标，营养不良患者常合并焦虑、抑郁等情绪，营养改善有助于患者改善不良情绪。抑郁自评量表（SDS）、焦虑自评量表（SAS）、汉密尔顿抑郁量表（HAMD）、汉密尔顿焦虑量表（HAMA）、症状自评量表（SCL-90）是几种常见的用于肿瘤心理评估干预的量表，在临床中得到了广泛运用，因此需要医务人员进行专门培训、学习后指导患者进行填写。

二、放疗不良反应评价

恶性肿瘤患者有40%～80%存在营养相关问题，在头颈部肿瘤和消化道肿瘤患者中更常见。对于接受肿瘤放疗的患者而言，一方面，恶性肿瘤的消耗导致患者营养不良风险增加；另一方面，来自于放疗的细胞杀伤作用可能导致患者出现摄入、吸收障碍，进一步加剧了营养不良。放疗所致的口腔黏膜炎症、味觉改变、口干、食欲缺乏、放射性肠炎、皮肤症状等不良反应可导致患者进食量减少、体重下降、代谢免疫功能改变，进一步加重了营养不良及不良的临床结局。

高凤莉等的研究显示，营养状态分级与肿瘤患者吞咽困难、厌食、恶心及口腔干燥等放疗不良反应的严重程度之间存在统计学差异。营养不良程度越重，放疗不良反应的程度越重。陈文政调查了174例肺癌患者放疗前的营养状况，并在放疗前和放疗2周末、4周末、结束时评价放疗不良反应。研究认为，患者的营养状况与放射性皮炎、放射性食管炎、放射性肺炎、疲劳具有相关性，两者之间存在线性关系，说明放疗前患者的营养状况越差，其放射性皮炎、放射性食管炎、放射性肺炎、疲劳等放疗不良反应越严重。及时的营养治疗可以缓解放疗带来的口腔黏膜、肠道的放射损伤，从而提高患者的治疗耐受性。因此，放疗副作用的改善也是营养治疗效果的重要评价指标之一。

研究发现，头颈部肿瘤患者在放化疗的过程中，营养不良的发生率高达44%～88%，其中重度营养不良的发生率为20%～40%。因为解剖结构的复杂性，大多数头颈部肿瘤患者初诊时已处于局部晚期，且头颈部肿瘤因其解剖部位特殊，与患者的吞咽功能密切相关。因此，绝大部分头颈部肿瘤患者常出现吞咽困难、吞咽疼痛等症状，尤其是对于局部晚期的患者，因其肿瘤较大、范围较广，严重影响患者进食，进一步增加了患者营养不良的风险。此外，肿瘤患者的人体基础代谢率增高，糖类、脂肪及蛋白质等代谢紊乱等也会导致营养不良。对于头颈部肿瘤放疗患者而言，放疗靶区常与口腔、喉、会厌等进食结构关系紧密，放疗期间及放疗后常发生程度不等的急性放射性口腔黏膜炎、放射性咽喉炎等急性放射损伤。急性放射损伤引起的口干、味觉改变、吞咽疼痛及吞咽功能障碍等症状可导致患者的饮食结构发生改变，进一步加重了患者营养不良的发生。同步化疗和（或）靶向治疗引起的不良反应，如食欲缺乏、恶心、呕吐、腹泻、便秘、口腔黏膜炎等也会进一步加重患者营养不良的发生。严重的放化疗不良反应（如口腔黏膜炎）的发生会导致较多的计划外中断和放疗延迟。在许多患者中，这种毒性可能非常严重，甚至危及生命，并可能导致治疗中断，而治疗中断总是与较差的预后有关。

Shen等分析了2433例鼻咽癌患者，发现放疗期间体重下降严重的患者预后更差，体重下降的患者更容易出现非计划性放疗中断。在喉癌患者中，与没有放疗中断的患者相比，放疗中断患者的死亡风险增加了68%。多项研究均证实了营养干预可以维持肿瘤患者放疗期间的体重，纠正治疗期间营养不良状态，提高患者对治疗的耐受性及依从性，从而降低非计划性治疗中断的发生率。Cereda等的随机临床研究发现，对采用放疗或放、化疗的患者而言，早期ONS纠正和延缓了患者体重的下降，改善了患者的生活质量，肠内营养治疗组患者拥有更好的治疗耐受性。Ravasco等对75例放疗的头颈部癌患者进行了研究，接受营养咨询＋饮食、口服补充商业化营养制剂与不进行任何干预的患者相比较，结果发现接受营养咨询＋饮食的患者能量摄入和蛋白质摄入均有增加，厌食症、恶心、干呕、口干症有下降趋势，生活功能评分改善，并且在观察中后期，只有营养咨询会对患者的预后产生重大影响。Kang等对40例头颈部肿瘤放疗患者采用SGA评分进行营养状况评估，并给予强化饮食咨询和营养治疗，结果发现及时的营养治疗可以有效防止体重下降和肌萎缩。曹远东等回顾性调查了87例鼻咽癌放疗患者的治疗依从性，发现营养支持治疗能提高患者的治疗依从性。两组患者放疗前的依从率均为100%，放疗30次后，试验组放疗依从率为88.5%，高于对照组的37.7%。

对于食管癌患者而言，由于食管特殊的解剖和生理功能，食管癌患者营养不良发生率更高。据研究报道，60%～85%的食管癌患者存在不同程度的营养不良，居所有肿瘤第一位。食管癌患者营养不良的发生原因及机制复杂，主要包括肿瘤本身的因素及治疗相关因素。肿瘤本身的因素又分为局部因素和全身因素。局部因素包括食管肿瘤引起的吞咽梗阻、吞咽疼痛、胃食管反流、呛咳等；全身因素则包括肿瘤引起的厌食、早饱、基础代谢率增加及葡萄糖、蛋白质、脂肪的代谢紊乱等。放疗是食管癌综合治疗的主要手段，80%的食管癌患者在其治疗的不同时期需要接受放疗。接受放疗的食管癌患者可能会发生不同程度的放射性食管炎、放射性肺炎等并发症，导致吞咽疼痛、厌食、恐惧进食、咳嗽等症状，在一定程度上导致或加重了营养不良的发生。Qiu等对85名患者营养干预前后的并发症（放射性食管炎）进行了研究，结果发现全程营养管理可以改善同步放、化疗的食管癌患者的营养状况，减轻放射性食管炎和放射性皮肤反应的严重程度，改善生活质量。吕家华等对203名食管癌同步放、化疗的患者进行肠内营养治疗，评价其对体重、营养状况、治疗不良反应及近期预后的影响，结果发现，肠内营养组患者体重减轻较少；血清白蛋白和血红蛋白的下降低于对照组。王晓燕等对80例上消化道肿瘤放、化疗患者进行营养治疗，发现试验组患者发生3～4级消化道不良反应、口腔黏膜损伤、皮肤反应均明显少于对照组。

对于进行放疗的肺癌患者而言，放疗相关的急性毒性反应包括食管炎、吞咽困难、厌食和疲劳等，而放疗同时接受同步化疗的患者更容易出现恶心、呕吐和脱发，这些症状可能会影响患者的饮食结构及摄入量，从而增加体重减轻和营养不良的发生。国外学者对接受了放疗的207例患者进行前瞻性研究，评估了放疗开始时和结束时患者的营养状况，在该研究中包括了36例肺癌患者，有33%的患者在治疗开始时即有营养不良到治疗结束时增加到50%，表明放疗增加了肺癌患者发生营养不良的风险。显然，营养不良在肺癌患者中普遍存在，据研究报道，在治疗期间体重明显减轻并且营养不良率上升，这表明营养风险与肺癌及其治疗有关。肺癌患者的营养状况与放疗不良反应之间存在着明显的相关性，建议营养不良的患者在放疗前应给予营养支持。此外，Carayol等的研究发现，饮食与运动可以改善乳腺癌放、化疗患者的生活质量，认为饮食运动干预应纳入乳腺癌患者的早期管理。

　　胃肠道肿瘤患者常伴有营养不良，其患病率为42% ～ 87%。胃肠道肿瘤患者由于多种原因特别容易发生营养不良，包括与肿瘤相关的代谢异常、肿瘤相关的胃肠道症状、饮食摄入减少。据报道，48% ～ 80%的胃肠道癌症患者在初诊时即存在体重减轻。胃肠道肿瘤的治疗模式常采用放、化疗，单独或作为术前新辅助或术后的辅助治疗。化疗和放疗都可能导致相关的毒性反应，同步放、化疗的毒性反应发生率和严重程度会更高，对于胃肠道肿瘤放疗患者而言，放疗后出现胃肠道黏膜损伤，可引起食欲缺乏、恶心、呕吐及腹泻等不良反应，从而导致摄入不足或吸收障碍。放疗的不良反应在放疗的第3 ～ 4周出现，并可持续到放疗结束后2周以上。治疗毒性反应也会降低患者的生活质量，如果毒性反应非常严重，会导致治疗强度降低或暂停治疗。对于化疗患者而言，不足疗程的治疗方案已被证明会导致肿瘤反应率降低，导致疾病进展和生存率下降。目前已有研究证实，营养不良和低营养状态是可以预防和逆转的，营养治疗会降低治疗相关毒性反应的发生率和程度。

　　科学、合理的营养治疗是肿瘤患者最基本、最必需的基础治疗措施。医务人员对放疗患者的定期随访及营养治疗效果的评估，是有效进行个体化、规范化营养治疗的重要保障。

第四章

放疗患者营养治疗并发症的预防与护理

营养不良是恶性肿瘤放疗患者最常见的并发症之一，放疗作为恶性肿瘤主要治疗手段之一，对患者的营养状况具有正面和负面双向影响。放疗可减少肿瘤负荷，缓解肿瘤压迫和梗阻，改善患者营养摄入和营养状况。但是，放疗也会带来相关放疗并发症，如头颈部肿瘤放疗所致的味觉敏感度降低、放射性口腔黏膜炎和放射性口干等，胸部放疗所致的放射性食管炎，腹部、盆腔放疗所致的放射性肠炎、肠衰竭等，均会影响营养物质摄入、消化、吸收和代谢等全过程，导致营养不良的发生或营养状况的恶化。营养不良会对恶性肿瘤放疗患者造成不良影响，包括降低肿瘤细胞的放射敏感性、影响放疗摆位的精确性、增加不良反应的发生、降低放疗的耐受性、延长总住院时间等。因此对恶性肿瘤放疗患者进行规范、有效的营养治疗具有重要意义，有利于保持患者体重，降低放疗不良反应，增强放疗耐受性；减少放疗非计划性中断，提高放疗完成率；降低患者的放疗不良反应，增加肿瘤细胞对放疗的敏感性，提高放疗精确度，提高患者的近远期疗效，提高患者生活质量。但是放疗患者营养治疗的同时也会带来相应的并发症如腹泻、腹痛、便秘、机械性损伤等并发症，因此对放疗患者营养治疗并发症如何进行预防及护理至关重要。

第一节　肠内营养治疗并发症的预防及护理

肠内营养可以有效改善肠道功能，促进肠道蠕动，有利于营养物质的更好吸收，提高身体各项生理功能等，但在临床应用中，因为各种原因，肠内营养也会出现一系列的并发症如胃肠道并发症、机械性并发症、感染性并发症等，因此及时对肠内营养并发症做出预防与护理至关重要，有利于放疗患者的尽早康复，缩短住院时间。

一、胃肠道常见并发症的预防及护理

胃肠道常见的并发症主要是胃潴留、腹泻、便秘、恶心呕吐、上消化道出血等，发生率达30%～38%。

（一）胃潴留的预防及护理

胃潴留是指以胃排空障碍为主要征象的胃动力紊乱综合征，系胃张力减退、蠕动消失所致，表现为上腹饱胀、反酸嗳气、呕吐胆汁及食物等。

1.胃潴留的原因　　与放射性胃肠炎、患者体位、胃肠消化吸收功能、代谢紊乱相

关，常见于胃癌放疗患者。

2.胃潴留的评估 通常使用胃残余量（gastric residual volume，GRV）来进行测量，包括经典测量法、改良测量法和超声检查测量法。

（1）经典测量法：停止鼻饲后，脱开营养泵管，使用50ml规格注射器连接鼻胃管后回抽，多个注射器回抽得到的胃内容物总量即为胃残余。

（2）改良测量法：停止鼻饲后，将鼻胃管的连接管接入胃残余量收集袋，并将其挂在床边或放在低位，收集15min后计算总量；若营养管内有气泡或未见胃内容物自主流入收集袋，可轻压患者腹部。

（3）超声检查测量法：床旁超声检查评估胃残余量在健康人或重症患者的测量结果与其胃内容物量有良好的线性关系。胃残余量≥250ml提示喂养不耐受，需尽早启动干预治疗。

3.胃潴留的预防及护理措施 经鼻管饲的患者在首次喂养的第一个48h内应间隔4h检测胃残留量，达到营养目标速度后每隔6～8h检测胃残留量，胃残留量＞200ml时，需对患者进行详细的评估，评估时应检查患者腹部情况，观察有无腹胀、恶心呕吐、肠鸣音是否正常等，再根据患者实际情况调整输注量和合适的输注方式，可遵医嘱采用促胃肠动力类药物，如胃残留量持续＞200ml时，可考虑空肠喂养。避免一次性输注量过大，可分次间隔输注，有利于患者的胃肠道休息，同时不影响患者的营养状况。

（二）腹泻的预防及护理

1.腹泻的原因 肠内营养并发症中最常见的是腹泻，导致腹泻的原因较多，如放射性胃肠炎、患者自身情况、营养制剂的类型、营养制剂的输注方法、肠道的消化吸收功能和耐受度、抗生素是否规范使用、低蛋白血症、禁食等。当营养制剂温度不适宜、输注速度过快会导致胃肠道压力增高而引起腹泻；营养制剂浓度过高时，会导致患者肠腔渗透压增加，影响电解质的吸收而引起腹泻；营养制剂输注管道污染或溶液配制时未严格执行无菌操作导致营养制剂污染；长期大量抗生素治疗改变了肠内正常菌群的分布导致肠道菌群失调；乳糖酶缺乏导致摄入乳糖后无法分解吸收引发腹泻，常见于直肠癌、肛管癌、宫颈癌等盆腔放疗患者。

2.腹泻的评估 通常认为排便次数超过3次/日，大便含水量超过80%且不成形称为腹泻。目前最常用的肠内营养相关性腹泻评估工具为Hart腹泻评估表，它采用半定量的方式，将粪便依据形状和容量组合分类赋分，若每日评分累计值≥12分，则可认为发生腹泻。

3.腹泻的预防及护理措施

（1）营养制剂的保存与配制：根据放疗患者营养风险筛查评估、疾病状况、胃肠道功能状况和液体管理要求，选择合适热量和剂量的肠内营养剂。对营养制剂需进行合理保存，配制时严格执行无菌操作。因营养制剂的自身特性容易变质，配制时需控制配制量，一次配制量不宜过多，尽量做到现配现用，配制后需标注配制日期、配制时间、配制人员等，置冰箱内2～8℃冷藏保存，开启后也需及时记录开启时间，并在24h内用完，过期应废弃，以免营养液发生污染。

（2）营养制剂的输注方式：营养制剂的输注需控制好速度、浓度、输注量、温度，根据营养液的种类、输注说明、医嘱及个体耐受度，采取循序渐进的原则，推荐从小剂量、低浓度进行输注。

1）输注速度：开始输注时速度应由慢到快，初始速度是 20 ～ 50ml/h，然后评估患者情况，如患者无腹胀、反流等不适，能耐受的情况下，次日起每 8 ～ 12 小时可增加 10 ～ 20ml/h，之后再根据患者情况将输注速度逐渐增加至 80 ～ 100ml/h，为防止营养制剂的变质或污染，营养制剂的输注应在 24h 内完成。

2）输注浓度：营养制剂的浓度应先低再高，输注量不能一次过多，应由少到多，营养制剂的渗透浓度应 < 330mmol/L 以减少腹泻的发生。

3）输注温度：温度控制在 38 ～ 40℃，此外，需注意调节营养液温度，尤其冬季气温低容易刺激胃肠道，输注时需适当加温。建议采用营养泵持续输注。

4）肠内营养泵输注：营养泵的应用可以降低腹泻的发生率，有利于能量供给及保持氮平衡。输注速度应先慢再快，肠道功能障碍或营养不良的患者应当根据情况调整速度，营养泵采用专人管理，定期校准、维护营养泵，以保证其精确度。在输注时，护士应加强巡视，做好患者耐受情况的观察，及时调整以减少腹泻的发生。

（3）抗生素的合理应用：根据患者具体病情，合理应用抗生素，可给予益生菌、益生元、合生元类肠道微生态制剂调节肠道菌群间的微生态平衡，维持肠道正常蠕动，加强肠道屏障功能，降低腹泻发生率。

（4）若患者乳糖不耐受，可针对性地选用无乳糖配方的专用肠内营养剂。

（5）低蛋白血症的护理：如腹泻原因明确为血浆白蛋白减少，可给予富含肽类的营养液或外源性白蛋白改善胃肠功能。

（三）便秘的预防及护理

1.便秘的原因　主要在于放射性胃肠炎，放射性直肠炎，患者长期卧床、活动减少，且肠内营养剂多为少渣、少纤维、易消化吸收的物质，导致患者肠道蠕动减弱，从而引起便秘。表现为排便困难和（或）排便次数减少、粪便干硬。排便困难包括排便费力、排出困难、肛门直肠堵塞感、排便不尽感、排便费时及需手法辅助排便。

2.便秘的评估　评估排便频率，如果 > 3 天没有排便，就可以考虑为便秘；观察大便形状，大便呈硬块状或球状，或者有丝状或裂隙状，则可能是便秘的表现；评估患者排便的困难程度，包括是否需要用力、是否需要长时间坐在马桶上及有无感觉排便不完全等。

3.便秘的预防及护理措施　加强补充水分，适当腹部按摩，选用含有膳食纤维的营养配方，尤其是可溶性纤维素的摄入，促进肠蠕动，改善便秘，若症状未缓解，可采取开塞露灌肠或口服缓泻剂等通便药物、灌肠等排便措施，同时也要加强水、电解质和酸碱平衡。坚持适当锻炼，避免久坐不动。养成定时排便的习惯，因结肠活动在晨醒和餐后最为活跃，最容易将粪便排出体外，建议患者在晨起或餐后 2h 内尝试排便，排便时集中注意力，减少外界因素的干扰；每次大便时间不宜过长（每次 < 10min）。积极治疗原发疾病，避免便秘的发生。

（四）恶心呕吐的预防及护理

1.恶心呕吐的原因　与放射性胃肠炎、放射性食管炎、胃排空障碍、营养输注过快或温度过低、乳糖不耐受，或与营养制剂的种类选择不合适、营养制剂变质等因素有关。肿瘤患者使用化疗药物也会损伤胃肠道黏膜的上皮细胞引起恶心呕吐，常见于胃癌、胰腺癌、肝癌等放疗患者。

2.恶心呕吐的预防及护理措施　对于肠内营养导致的恶心呕吐要积极治疗原发疾病，根据患者情况选择合适的营养液，制订合适的营养配方。正确使用营养制剂，选择合理的营养制剂输注体位，调节合适的输注速度，正确储存营养制剂、避免变质，在输注前将营养液摇匀，对营养液加温，也可在营养管与空肠造口的连接处加温，避免营养液温度过高或过低，使营养液温度保持在38 ～ 40℃为宜。对于化疗导致的恶心呕吐反应遵医嘱使用止吐药物，少食多餐、清淡饮食，坚持适量的运动和健康的生活方式及保持心情愉悦。恶心呕吐频繁时要暂停进食，缓解后进流质或半流质食物，在化疗前后2h内避免进食，进食前后1h内不宜多饮水，餐后避免立即躺下，以免引起食物反流引起恶心。

二、呼吸道并发症的预防及护理

呼吸道常见的并发症为误吸及肺部感染，误吸是肠内营养最严重的并发症，多发生于昏迷、导管位置异常、胃排空不良、喂养时体位不当、贲门闭合不全或括约肌功能减弱等情况。常见呼吸道并发症的护理措施如下。

1.妥善固定导管，避免导管移位，管饲前明确管道位置。

2.老年人、意识不清及危重患者鼻饲前应先翻身，清除呼吸道分泌物。

3.选择合适体位：喂养时及喂养后30 ～ 60min抬高床头30° ～ 45°，不能耐受半卧位者可以采用头高足低位。

4.保持营养液输入通畅：每次注入食物后，用20ml温开水冲洗管路，滴注的食物最好使用过滤器，以免堵管。

5.估计胃残留量：每4小时监测胃残余量1次，超过200ml应暂停鼻饲，必要时遵医嘱予胃动力药，以促进胃排空。

6.病情观察：喂养过程中监测患者呼吸状态，若患者突然出现呛咳、呼吸急促或咳出类似营养液的痰液，应警惕误吸的可能，此时应停止输注食物，立即吸出气管内的液体或食物。

三、机械性并发症的预防及护理

堵管、脱出和鼻咽及食管黏膜损伤是常见的机械性并发症，其中堵管是最常见的情况。

（一）堵管的原因、预防及处理

1.常见堵管原因

（1）输注营养液及药物的原因：肠内营养液输注速度过慢、营养液浓度或自身黏度过高、残渣或药物碎渣残留于管腔内。另外，肠内营养间歇期，胃肠道内营养液可因剧烈咳嗽、打喷嚏、呕吐等原因反流而堵塞营养管。

（2）导管相关因素：管腔内径小、置入营养管时间过长、未妥善固定导管导致外露部分扭曲折叠，放化疗恶心呕吐导致营养管在口腔、咽喉部或在肠内反折。

（3）未及时冲洗：未严格按照规范进行管道冲洗或冲洗方式错误等是引起堵管最常见的原因。

2.堵管的预防及护理

（1）选择合适的营养管：根据患者年龄、病情选择合适型号的管道，对营养管的名称、长度等进行记录，并且及时更换营养管。

（2）输注营养液的管理：营养液使用前应充分摇匀，依据医嘱和说明书正确配制和使用营养液。

（3）规范营养管冲管：为了避免堵管，持续输注时，每4小时采用20～30ml温水脉冲式冲管1次；间歇或分次输注时，每次输注前后用20～30ml温水脉冲式冲管；每次给药前后用10～30ml温水脉冲式冲洗管道。

（4）规范营养管给药：每种药物需分开给予，不能与其他药物混合给予，并且尽量采用液体状药物，如颗粒状药物需研磨成细粉状，胶囊需用无菌水溶解，以避免因颗粒状物体过多堵塞管道或药物腐蚀管壁。

（5）肠内营养泵的使用：输注黏度较大的营养液或输注速度较慢时，建议采用肠内营养泵，速度控制精准，提高输注动力，确保输注有效通畅。

（6）一旦发现堵管，可以先尝试以下方法疏通：首先分析是由于管路打折还是由于食物颗粒堵管。若明确不是导管外露段受阻的因素，应及时进行X线片检查，确定导管方位及是否有扭曲或折断的现象。导丝疏通法：将导丝插入营养管腔内，利用机械力量疏通堵塞的营养管，需要注意的是对于置管时间较长的患者，用力过猛有可能会穿透营养管，导致营养液泄漏，甚至损伤消化道。负压抽吸及冲管：可及时用20ml注射器抽温开水脉冲式冲管，切忌强力冲管。温开水不能疏通时，可用碳酸氢钠溶液加压冲洗和负压抽吸交替进行，有条件时可用胰酶溶于碳酸氢钠后冲管，直至导管通畅，还无法复通者，给予拔管后重新置管。

（二）肠内营养管脱出的原因、预防及处理

1.常见脱出原因　患者配合度差及躁动自行将管道拔出、管道未固定妥当、异位、健康教育及护理不到位、管径过细因咳嗽或呕吐而脱出等。

2.脱出的预防及护理

（1）常规预防及护理：①合理选择营养管型号。根据患者的病情、需求、胃肠道功能、肠内营养治疗时间的长短等情况综合考虑选择合适型号的营养管路。为了预防因放置时间过久导致的堵管或者移位，一般放置时间＜30天；如患者肠内营养治疗时间＜4周，首选鼻胃管，鼻胃管的型号常规选择8～12F；如患者肠内营养治疗时间＞4周，可选择空肠营养管或经皮内镜下胃/空肠造口术（PEG/PEJ）。②妥善固定。粘贴要牢固，防止导管在使用过程中出现脱出的情况。③防止过度牵拉。使用过程中不要过度牵拉导管，在必要的情况对营养管进行二次加固。④对躁动及意识障碍的患者加强巡

视，遵医嘱合理使用镇静药物及保护性约束；对意识清楚、比较配合的患者，做好健康教育，告知患者管道的作用及重要性。

（2）鼻饲管脱出的预防及护理：选择合适的鼻饲管并进行有效安全的固定。在鼻胃管成功置入后，用胶布行"Y"字形或"工"字形固定，做好置管长度记录，并将鼻胃管妥善地固定于患者上衣，为了防止管道扭曲、折叠、受压、脱出，每日需对患者鼻胃管长度和胶布固定情况进行观察，清洁患者鼻部，并更换胶布，动作轻柔，防止撕脱伤，同时做好交接记录；做好患者健康教育，指导患者翻身或坐起时检查管道固定情况，正确深呼吸和咳嗽，预防管道脱出，如有胶布松脱或管道脱出移位的情况，及时通知护士处理。

（3）经皮造瘘管脱出的预防及护理：首次置管后宜标记导管外露刻度，利于识别是否有导管移位的发生。对于早期发现的导管移位，应避免使用盲法插回。进行换药时，注意固定管路，避免管道滑脱，换药前后观察管路刻度。每日评估造瘘管固定是否松紧适宜，并每日检查管道位置，保证造瘘管的妥善固定。

（三）鼻咽及食管黏膜损伤的原因、预防及处理

1.鼻咽及食管黏膜损伤的原因　营养管管径过粗及材质过硬、鼻饲管反复滑动、管道压迫太紧、留置时间过长。

2.鼻咽及食管黏膜损伤的预防及护理　根据患者鼻黏膜情况、置管时间、置管用途、效价比等因素选用合适管径和材质的鼻饲管，避免过粗过硬，置管时应仔细轻柔，妥善固定鼻饲管，防止移位及滑动，定期更换鼻饲管；选择合适的鼻黏膜保护剂，常规监测患者鼻糜烂情况，做好口鼻部日常护理，保证管道受压在患者可耐受范围内；建议采用具有延展性的黏性胶带结合高举平台法固定鼻饲管，胶带固定鼻孔处悬空或使用水胶体保护，减轻对黏膜的压迫；仔细评估导致患者黏膜受损的原因并适当给予减压，可改置管径细、质软的喂养管或改用胃造口或空肠造口方式。

四、感染性并发症的预防及护理

（一）常见感染性并发症

肠内营养感染性并发症主要包括吸入性肺炎、营养液配制或输液器具污染所致感染。吸入性肺炎是最危险的感染性并发症，发生率较高，发生原因主要是因为营养制剂反流或误吸引起，尤其是放射性食管炎、放射性胃肠炎、放射性肺炎或长期接受鼻饲的老年放疗患者，反流、误吸的发生率较高，为13.8%～42.2%。在肠内营养支持治疗过程中，如果患者突然发生呼吸急促、心率加快、发热、咳泡沫样非脓性痰，结合影像学检查如X线或CT显示肺叶斑点状阴影，应考虑吸入性肺炎，发生原因与患者病情、输注时采取的体位（如床头抬高角度）、患者对营养管的耐受度、置入位置及深度、胃潴留、营养制剂的输注方式（如输注太快或输注量过大）等相关，护士应早期识别高风险患者，以针对性采取合适的预防措施来降低并发症的发生风险。营养液配制或输液器具污染的原因主要有配制营养液时配制人员手部及冲配器具未充分清洁消毒，使细菌污染管道及营养液；营养液储存温度过高及时间过长；患者口腔不洁净。

（二）常见感染性并发症的预防及护理

1.患者风险评估：做好患者误吸风险的评估及病情观察，监测生命体征，定时测量体温并做好记录，如有异常及时报告医师，按照医嘱对患者进行处理，做好物理降温或药物降温，及时观察治疗效果及是否有不良反应发生。

2.如为自制的营养液，冲配及推注时需注意配制时严格执行无菌操作，充分清洁双手及工具（如注射器、冲调杯及营养管），定期清洁更换配制器具及营养管。注意营养液应置于4℃的冰箱中密封保存，且存放时间不宜过长，保存期不宜超过24h，输注的营养液开封后使用时间不超过8h，输注前检查营养液是否变质，尽量现配现用，预防营养液的污染导致患者感染。

3.体位管理：病情允许的情况下，输注营养液期间，抬高床头30°～45°，可以加速胃排空，预防反流的发生。同时营养剂输注可选择细软的喂养管，输注过程中尽量减少吸痰、叩背、翻身等操作，同时要减慢输注速度，减少反流及误吸的发生。

4.设立提醒标识：设立床头角度测量卡和防误吸标识图，做好营养制剂输注速度、输注量的提醒，提醒护士及患者"防误吸"，通过床头角度测量卡，设定营养制剂输注时床头抬高的角度，以降低误吸的发生风险。

5.口腔护理：在临床治疗中，放疗患者由于自身免疫低下，同时由于病情需要使用抗生素会引起口腔菌群失调，容易发生放射性口腔炎、放射性食管炎，引起口腔、呼吸道等感染，导致吸入性肺炎发生率增高。如果患者需要进行长期肠内营养治疗，建议每日进行口腔清洁2次；对肠内营养支持的危重放疗患者每日使用2次氯己定漱口液改善口腔卫生，以降低吸入性肺炎的发生率。

6.造口护理：对于胃造口、空肠造口的患者应注意保持造口处皮肤干燥，定期对造口处进行换药及消毒，避免出现造口感染。

7.定期检查管道位置：管道是否固定在位是预防吸入性肺炎发生的重要措施。常规检查鼻胃管是否在胃内的方法有以下3种：①将鼻胃管末端完全浸于水中，观察是否有气泡溢出，如果有气泡溢出，表示未在胃内，已滑出胃腔；②将针筒连接鼻胃管的末端进行抽吸，如能抽出胃液，表示鼻胃管在胃内；③将10ml左右的空气注入鼻胃管，并用听诊器听诊患者胃部，如听到气过水声表示在胃内，必要时结合X线透视检查。

8.分次推注：喂养会增加误吸的危险，因此不推荐使用分次推注法，分次喂养时单次喂养量不超过400ml。

9.如发生误吸，患者输注过程中出现呼吸困难、气促、心率加快等情况，应立即停止输注营养制剂，并协助患者取右侧卧位，清理口腔及呼吸道分泌物，如已呛入气管，必要时吸出气管内吸入物及胃内容物，避免发生反流。

五、代谢性并发症的预防及护理

（一）常见代谢性并发症的预防及护理

1.常见代谢性并发症　相较于肠外营养，肠内营养出现代谢性并发症的发生率相对较低，但一旦发生危害性较大，严重者甚至可危及生命。肠内营养代谢常见的并发症主要是高血糖、低血糖、水和电解质紊乱、微量元素异常、维生素及必需脂肪酸缺乏、肝功能异常等。高血糖主要与肠内营养液中糖含量过高或应激状态下患者糖耐量下降有关，低血糖多发生于长期应用而突然停止肠内营养的患者。尤其是患者放疗期间营养状态及免疫功能下降，更易发生代谢性并发症。此外严重腹泻、膳食量过少或过多还可引起低钠血症、高钠血症等电解质紊乱，营养液配方中微量元素不足可导致微量元素异常，长期使用低脂配方会导致维生素和必需脂肪酸缺乏。

2.预防及护理

（1）开始肠内营养治疗前，应对患者进行全面的营养状况评估，根据患者情况选择适合的肠内营养剂，合理调整患者肠内营养液的成分和用量。

（2）对于糖尿病患者，在管饲过程中应严密监测血糖水平，如高血糖或糖尿病患者进行肠内营养治疗，需每隔4～6h监测一次血糖，同时使用肠内营养泵控制输注速度，做好血糖的控制，接受肠内营养支持的患者无论是否有糖尿病，血糖均需控制在7.8～10mmol/L。此外，应根据患者情况选择糖尿病专用配方制剂用于控制能量及外源性葡萄糖摄入，也可使用含纤维素的肠内营养剂。如既往无高血糖的患者，突然血糖升高，可能是输注营养液过快或过量导致，应观察输注情况，设定合适的输注速度和输注量，通过降低肠内营养的滴注或推注速度加以控制血糖。如患者血糖仍控制不佳，可告知医师是否需要调整肠内营养配方或胰岛素治疗方案。

（3）为避免低血糖的发生可逐步减少肠内营养用量，或在停用肠内营养后以其他形式补充适量的糖。尤其是长期肠内营养治疗的患者应避免突然停止治疗，同时应定期监测血糖，预防发生低血糖。

（4）定期监测患者体重、血清电解质、白蛋白等营养相关指标，避免营养不良或营养过度，了解营养素的摄入及代谢情况，及时纠正水和电解质紊乱及酸碱平衡，及时调整营养制剂配方及处理。

（5）建立多学科团队，肠内营养需要多学科团队合作，包括营养师、医师、护士等。密切协作，共同制订治疗方案，定期评估和调整治疗效果。

（二）再喂养综合征的预防及护理

1.再喂养综合征　患者在长期饥饿或营养不良的情况下，重新恢复摄入营养物质后早期出现的以低磷血症为特征的严重水和电解质紊乱、葡萄糖耐受下降、维生素缺乏，出现低钾、低磷、低镁等电解质紊乱，血糖升高，严重维生素B_1缺乏，以及由此产生的一系列症状。临床上可出现心源性猝死、心律失常、休克、低血压、呼吸衰竭、呼吸异常，严重者可导致死亡。

2.预防及护理

（1）营养治疗前，首先用NRS2002来判断患者是否有营养风险，当评分结果≥3分时，患者存在营养风险，当患者BMI＜14kg/m^{2}时再喂养综合征风险增加，对于这类患者要重点防范。

（2）对存在再喂养综合征风险较高的患者在营养治疗前需要检测其血液中磷、钙、镁、钾、血糖等指标，若发现异常需要先纠正至正常再进行营养治疗。

（3）再喂养综合征一般发生在营养治疗的第3～4天，营养治疗早期应每日检测患者体重、摄入量、尿量、电解质和血糖等，并密切观察患者情况。

（4）营养治疗的第1～7天，能量和液体量应由少到多，呈阶梯性循序渐进，缓慢递增，随时调整。

（5）对每位患者进行个体化定制营养治疗方案并根据具体情况及时调整等。

（三）倾倒综合征的预防及护理

1.倾倒综合征　由于患者失去幽门或胃的正常生理功能，胃内容物迅速进入十二指肠或空肠所引起的一系列全身或胃肠道症状的综合征。多见于胃癌手术后放疗的患者，老年人多见，多于高糖饮食或活动后发生典型的症状，表现为用餐数小时后出现头晕、乏力、出汗等低血糖症状。

2.预防及护理

（1）饭后仰卧至少30min，以减缓食物对肠道的压力。

（2）胃癌手术后放疗的患者应少食多餐，循序渐进，细嚼慢咽，食物选用米粥、馒头、鸡蛋羹、豆腐、蔬菜泥等半流质及软食较好，慎用流质尤其是含糖的流质或含糖的饮料。

（3）同时要关注低血糖的发生，避免剧烈活动，若出现心悸、出汗等低血糖症状，可以口服糖以缓解症状。

六、心理性并发症的预防及护理

（一）常见心理性并发症

肠内营养常见的心理性并发症为焦虑、烦躁等，放疗患者因为对肠内营养治疗的目的、治疗方式、知识欠缺或带管的不适可能会出现焦虑、烦躁等抵触情绪，甚至要求或自行拔出鼻饲管拒绝治疗。此外，患者采用肠内营养治疗后，失去经口品尝食物、吞咽食物和味觉的体验感，从心理上抗拒肠内营养治疗。

（二）常见心理性并发症的预防及护理

1.置管前，需向患者和其家属详细讲解肠内营养治疗的意义、目的、重要性、途径和输注方式、护理方法等，以提高患者和家属的配合度。

2.随时关心患者，关注患者的心理状态，及时疏导。治疗期间对有疑问的患者进行针对性的讲解，重点向患者及其家属讲解肠内营养治疗的相关知识及护理方法，同时关注不良反应的发生，提高患者和家属对肠内营养支持治疗的认识，保持健康教育的落实度和连续性，建立良好的护患合作关系，提高患者和其家属的信任度。

3.采用多途径健康教育方式，如制作通俗易懂、图文并茂的图片和宣传手册、制作内容形象丰富的影音健康教育视频、建立微信咨询群等方式，提高健康教育的力度，提高患者和家属的认知能力。

4.对于理解能力差、文化程度低及老年患者，提高宣教频率，对于有疑问的部分，进行重点讲解，同时及时关注并评估患者的接受度和掌握度。

5.调动家庭支持的积极性，提高家庭配合度，鼓励家属提供足够的情感支持及经济支持，能够减轻患者的负面情绪，提高患者依从性，减轻焦虑与不良情绪的发生。

6.患者病情允许的情况下，鼓励其经口进食，通过对食物的咀嚼，提升患者的感官体验，患者的心理需求也能够得到满足，有利于降低负面情绪，积极进行治疗。

第二节　肠外营养治疗并发症的预防与护理

肿瘤患者常因各种原因导致肠内营养素摄入不足，胃肠功能障碍导致存在营养不良的问题。ASPEN和ESPEN指出在肠内营养补充不充分或不可实施时，应联合部分或全肠外营养以增加患者能量及蛋白质的摄入，减少或避免负氮平衡和喂养不足的发生；不推荐放疗患者常规进行肠外营养。肠外营养治疗的并发症包括导管性并发症、代谢性并发症、感染性并发症和器官功能损害等。导管相关性并发症包括与置管操作有关的机械性损伤、血栓、堵管、导管感染等。有研究发现，肠外营养支持时间＞5天的患者，其导管相关性感染发生率较肠外营养支持时间≤5天的患者明显增高。代谢性并发症包括糖代谢异常、电解质紊乱、代谢性酸中毒等。由于影响因素复杂，肠外营养代谢性并发症的发病率尚不清楚，据估计，40%以上的长期接受肠外营养的成年患者会出现代谢性骨病，且儿童发病率更高。感染性并发症包括导管性脓毒血症和营养液配制过程中引起的感染。器官功能损害包括肝功能损害和胆囊结石等。

一、导管性并发症的预防及护理

（一）与置管操作有关的机械性损伤

1.原因　主要包括置管操作引起的气胸、臂丛神经损伤、血管受损、胸腔积液等相关并发症，空气栓塞是最严重的并发症。

2.预防及处理

（1）置管人员经过专业培训，熟知置管部位解剖结构，提升置管成功率。

（2）建议采用超声引导下置管、恰当选择置管血管、严格质量控制等措施，有效降低机械性并发症的发生概率。

（3）置管成功后密切观察患者生命体征，出现置管相关性机械损伤时及时处理。

（4）导管维护时妥善固定导管，严格执行无菌操作，避免脱管和感染。

（5）导管一旦脱出，必须密切监测患者全身及穿刺位置的相关情况，立即对穿刺位置实施压迫，避免空气栓塞，并借助透明敷贴进行密闭。

（二）PICC导管相关性血栓

1.概述　PICC导管相关性血栓（PICC-related venous thrombus，PICC-RVT）是指由于各种原因导致机械性损伤血管内膜或患者自身原因如血液高凝等情况，使导管所在的血管内和导管壁形成血栓凝块。研究表明，国内成人肿瘤患者PICC-RVT的发生率为8.82%。PICC-RVT是PICC导管常见并发症之一。一项针对肿瘤患者的回顾性研究发现，抗血小板制剂可使PICC置管患者深静脉血栓发生风险降低；深静脉血栓史、导管尖端位置不合理则是血栓发生的高危险因素，且PICC较PORT置管发生静脉血栓的风险更高。导管相关性血栓的临床表现包括沿静脉走向出现红、肿、热、痛，肩颈部不适，麻木、刺痛感，穿刺侧肢体肿胀；上臂围增加＞2cm；侧支循环形成；呼吸困难、胸闷等不适。

在肠外营养期间，静脉导管扭曲或受压会导致静脉内血栓形成，输液系统内出现脂肪乳剂沉积或某些药物沉积会导致管腔堵塞，肠外营养液中直径＞5μm的微粒可能会引起肺栓塞、静脉炎；而磷酸钙沉淀的生成则会导致间质性肺炎、肺栓塞、肺衰竭进而威胁生命。

2.预防及处理

（1）在置入静脉导管前，需要对患者进行全面评估，并根据患者实际情况，选择合适的导管类型，在满足治疗需求的前提下，选择外径最小、管腔数量最少、创伤最小的输液装置；推荐在置管环节使用超声引导，避免反复穿刺提高成功率，还可以确认导管末端是否在合适的位置，以降低血栓发生的风险。

（2）鼓励患者早期活动置入导管的肢体，握拳运动、合理的功能锻炼和补充足够的水分，可促进置入PICC导管侧肢体的血液循环，降低血液黏稠度，进而预防导管相关性血栓发生。

（3）建议生理盐水常规冲洗PICC，但不建议常规使用抗凝血药预防导管相关性血栓栓塞。保持静脉导管输液过程中的连续性，在停止使用中心静脉导管后导管接口用肝素帽进行封闭，在导管内定期注入少量肝素生理盐水，不提倡向"全合一"营养液中添加肝素类制剂或长期用肝素溶液冲洗导管腔。

（4）出现导管相关性血栓后，需及时抬高患侧肢体并制动，停止对患侧肢体的按摩、热敷及压迫，并通知医师进行对症处理。

（5）导管相关性血栓患者可根据临床症状和患者的全身情况，评估导管是否继续使用，同时进行溶栓、抗凝治疗，但不推荐常规拔出导管，除非存在以下情况：治疗已不需要该导管；导管功能已丧失；导管位置异常；合并导管相关性血流感染。目前国内外多采用保留导管并同时进行抗凝及抗肿瘤的治疗方案。

（三）导管相关性血流感染

1.概述 导管相关性血流感染（catheter related blood stream infection，CRBSI）是指带有血管内导管或者拔除血管内导管48h内的患者出现菌血症或真菌血症，并伴有发热（＞38℃）、寒战或低血压等感染表现，除血管导管外没有其他明确的感染源。导管相关性感染多与未严格执行无菌技术操作有关。致病菌可经皮肤穿刺点、导管和输液系统的衔接处、输注污染的溶液进入体内，可引起严重的脓毒症、脓毒症休克、导管相关性血流感染等危及生命的并发症。有学者针对不同静脉管路CRBSI发生率进行网状Meta分析结果显示，PICC相比CVC血流相关性感染发生率更低。病原学诊断CRBSI有保留导管和不保留导管两种采血方法。保留导管法需要采集两套血标本，一套来自外周静脉，另一套经PICC导管抽取，两套标本抽取时间间隔在5min以内。不保留导管法是从外周静脉抽取至少一套血培养，同时在无菌操作下将拔出的导管近心端剪出5cm送检。

2.预防及处理

（1）发生血流感染时尽快使用抗生素，并根据病原学培养及药敏试验结果使用抗生素，但一般不主张预防性使用抗生素。

（2）是否拔除静脉导管需要根据病情、感染程度、导管种类、导管对患者的意义及再次置管风险等综合评估，拔除导管是治疗导管相关性感染最直接、最有效的手段。

（3）CRBSI预防关键是加强医护人员的培训和教育，在置管穿刺、换药与维护的过程中严格执行无菌操作规范，采用2%的氯己定消毒液进行皮肤消毒，建立最大化的屏障保护。

（4）导管选择时尽量采用可满足治疗需求的管腔最少、最短、有抗菌作用的导管。对控制感染来说，置管穿刺的首选部位是锁骨下静脉；特氟纶和聚亚安酯导管比聚乙烯和聚氯乙烯导管感染的可能性低。

（5）当不需要使用PICC导管时应尽早拔出导管，导管拔出后需平躺15min，不能立即起身。严格按照导管使用期限定期更换导管，建议PICC留置时间不超过1年。

（四）中心静脉导管堵塞

1.原因　中心静脉导管堵塞的原因可分为三类：血栓性因素、药物因素和机械性因素。临床表现为输液不畅、输液外渗。

（1）血栓性因素：①由于冲管封管依从性不高，冲管不及时、不彻底、手法不正确，导致血液反流在管腔内形成血凝块或血栓形成；②PICC导管置入较长，长期漂浮在血液中，会对正常血液产生一定影响从而形成微血栓；③患者本身血液黏度增加或凝血功能紊乱也容易导致血栓形成，血管内血液不断冲击导管头部，形成的微血栓聚集在导管头部发生堵塞；④多次穿刺损伤血管内皮或血液黏度异常者，易形成血栓；在置管时速度过快或过慢、手法过于粗暴、未掌握好进针角度等都会引起血管内皮损伤，引发血管反应性炎症，血小板不断聚集，造成血栓性堵塞；⑤患者剧烈咳嗽导致静脉压增高使血液反流入导管而凝固堵塞。

（2）药物因素：肠外营养液因混合了脂肪乳剂、葡萄糖、氨基酸等多种物质，输注时间长，且其中脂肪等黏度较大，极易黏附于静脉导管管壁，形成结石样物质从而引起导管堵塞。

（3）机械性因素：患者躁动，体外导管打折扭曲及接头松动、脱落等导致堵管，患者卧位坐姿不当也可导致导管打折或导管顶端贴到静脉壁而引起导管堵塞。

2.预防及处理

（1）肠外营养输注前后使用生理盐水20～30ml脉冲式冲管；使用"全合一"营养液时，冲管应间隔为4h。

（2）多种药物同时输注时，为避免药物之间的相互作用，应在输注两种药物间隙用20～30ml生理盐水冲洗导管，或选择另一条静脉通路输注。

（3）正确选择导管型号，妥善固定导管，避免管路打折引起输液不畅。

（4）严密巡视病房，及时更换液体。采用正规的冲封管手法，给予护士规范化培训，避免因回血引起堵管。

（5）指导患者避免做静脉压增高的动作，如用力憋气、负重、大幅度运动等，翻身时注意不要压迫血管。

（6）导管内不宜输血、血浆及抽取血标本。每班抽回血1次，以检查管道是否通畅，严格交接班。

（7）外周静脉留置针发生堵管立即拔除，PICC、CVC、PORT拔管需遵医嘱处理，先分析堵管原因，再进行针对性处理。

（8）PICC导管血栓性堵塞可采用尿激酶溶栓，运用三通开关进行导管复通。复通方法：PICC连接口接三通开关，一端接10ml注射器，内装5000U/ml的尿激酶稀释液；另一端接空的20ml注射器，回抽后关闭20ml注射器通路，放开10ml注射器通路，使尿激酶因负压作用进入PICC导管，停留30min后回抽出导管内尿激酶，观察导管是否复通成功，复通不成功时反复进行以上操作，将溶解后的血凝块回抽出来，切忌将其推入静脉造成静脉栓塞，必要时拔除导管另行穿刺。

（五）血栓性静脉炎

1.原因　与肠外营养输注持续时间、营养液输注量、营养液的渗透压、置管时间有关。外周静脉不能耐受高渗透压，营养液渗透压越高，发生血栓性静脉炎的危险性越大。

2.预防及处理

（1）穿刺外周静脉前应仔细选择并评估患者血管情况，通常选取前臂的血管，根据患者疾病需求及血管条件应选取管径合适的管路材料，输注完当日的营养液后便可拔除该通路，不断变化导管置入部位及周期性输注可降低血栓性静脉炎的发生。

（2）经外周静脉途径肠外营养时营养液渗透压不应过高，并可加入脂肪乳剂以减少血栓性静脉炎的发生。

（3）每日密切观察穿刺皮肤及血管通路部位有无疼痛/压痛、红斑、肿胀、局部发热、脓肿或可触及的静脉条索等静脉炎症状，同时要监测患者的血生化指标。

（4）发生静脉炎后，应拔除外周静脉导管，可暂时保留PICC，并通知医师给予对症处理，抬高患肢，避免受压，根据需要提供止痛、消炎等药物干预，必要时停止在患肢静脉输液，同时观察局部及全身情况的变化并记录。

二、代谢性并发症的预防及护理

（一）糖代谢异常

1.概述　在对患者实施肠外营养期间，可并发代谢性并发症，包括高血糖、非酮症高渗性高糖性昏迷、低血糖。肿瘤放、化疗患者除肠外营养支持外，在治疗期间通常会使用葡萄糖作为溶媒进行静脉输液，而人体利用葡萄糖的能力有限，病程中患者血糖波动较大，出现高血糖或者低血糖。低血糖是由外源性胰岛素用量过大或突然停止输注高浓度葡萄糖溶液（内含胰岛素）所致，如将胰岛素加入生理盐水中，以三通接头与"全合一"营养液同步输注，容易发生致命性低血糖。非酮症高渗性高糖性昏迷是指高血糖引起血浆高渗透压、严重脱水、进行性意识障碍的临床综合征。非酮症高渗性高糖性昏迷病情危重，并发症多，病死率较高，需早期诊断治疗。

2.预防及处理

（1）严格控制葡萄糖的输入总量与速度，通常速度为3mg/（kg·min）。

（2）为了防范高血糖的产生，应及时运用外源性胰岛素，同时注意胰岛素用量及速度，为避免输液袋及输液管道对胰岛素的吸附而致剂量偏差，胰岛素应以皮下注射为宜或建立另一专用通道缓慢静脉滴注或泵入胰岛素。高血糖患者肠外营养配方中，应特别注意非蛋白质热能是否由糖和脂肪共同提供，从而减少糖异生和糖原消耗，防止血糖波动过于频繁。

（3）在实施肠外营养输注期间，应密切监测血糖变化情况，行肠外营养的患者应4～6h进行一次床旁血糖监测，警惕血糖过高或过低。血糖正常患者至少24～48h行床旁血糖检测，检测时机依据临床状况而定。

（4）胰岛素过量是造成低血糖最直接的原因，低血糖患者大多会出现心悸、盗汗、饥饿感等，多发生在停止静脉滴注肠外营养液15～30min后。若出现低血糖，则应尽快补充葡萄糖液体，及时纠正低血糖反应。

（5）出现非酮症高渗性高糖性昏迷时，应立即停止输注高渗性葡萄糖，同时输注低渗或等渗性溶液，补充胰岛素或氯化钾紧急治疗，扩容，改善循环和增加尿量。肠外营养液配制时，每日葡萄糖的供给应控制在100～300g，浓度不可大于50%，静脉滴注速度不可过快。

（6）此外，应避免输注中的计划外中断，24h连续输注营养液控制血糖的效果要明显优于间断输注

（二）水、电解质紊乱

1.概述　电解质、维生素及微量元素是肠外营养重要的组成成分，对维持机体水、电解质和酸碱平衡，保持人体内环境稳定起着十分重要的作用。低钾血症表现为肌肉软弱无力、肠道功能减弱、心动过速、心悸、血压下降等。低磷血症时早期症状为四肢无力和关节痛、区域性或肢端麻木、言语模糊不清，最后可发生神志不清和昏迷，氧离曲线左移。低钙血症表现为下肢肌肉痉挛或抽搐等。

2.预防及处理

（1）在实施肠外营养时，应定期检查血液中钾、钠、钙、镁、磷等电解质水平，并根据检测结果调整营养配方可减少或避免微量元素代谢性并发症的发生。但也要避免因长期接受肠外营养支持引起营养素补充过量，从而导致电解质紊乱。

（2）电解质需要量应根据机体丢失量及摄取不足量补充。一般每日应补钠40～160mmol、钾60～100mmol、钙4～5mmol、镁2～10mmol、磷4～9mmol。微量元素和多种维生素也可在每日的全营养混合液中补充。

（三）再喂养综合征

1.概述　再喂养综合征是指患者在长期营养不良的情况下，重新恢复摄食或接受肠内、外营养治疗后，出现以血液电解质紊乱（低磷、低钾和低镁血症）、维生素缺乏和水钠潴留为特征的一系列症状，因其可以引起一系列严重的并发症，如心律失常、心肺功能衰竭、凝血功能障碍等，甚至造成患者猝死，值得警惕，尤其是对老年人、BMI＜16kg/m²者进行营养支持时尤其应关注以低磷血症为特征的再喂养综合征。有文献报道，恶性肿瘤患者再喂养综合征的发生率为24.5%，接受TPN治疗的患者发生率为

42%。再喂养综合征通常在营养治疗第3～4天发生，在营养支持过程中一旦出现不明原因的心律失常、呼吸困难、头晕、乏力、感觉异常，甚至昏迷等症状，必须立即送至医院检测血清磷和其他电解质浓度，血清磷浓度＜0.5mmol/L即可确诊。虽然再喂养综合征存在致命的危险，但通过早期发现、早期纠正电解质紊乱、补充维生素、恰当的肠外营养支持、密切护理监测等，可得以纠正。

2.预防及处理

（1）识别再喂养综合征危险因素。①主要标准：BMI＜16kg/m²；3～6个月非故意体重丢失＞15%；没有或很少的营养摄入＞10天；再喂养之前即出现了低磷、低钾、低镁血症。②次要标准：BMI＜18.5kg/m²；3～6个月体重丢失＞10%；没有或很少的营养摄入＞5天；既往有酗酒或者药物滥用史（包括胰岛素、利尿剂）。患者符合一项主要标准或者两项次要标准即可视为高危患者。

（2）对于高危患者，在营养治疗前应预防性补充电解质、维生素B$_1$和矿物质，低能量补充，1周之内限液限钠且不补充铁剂。

（3）营养治疗前72h内，应检查血常规、尿常规、电解质、心电图。

（4）监测再喂养综合征风险患者的症状和体征，如果出现明显的再喂养综合征症状，应降低能量，严格限制葡萄糖的用量，推荐用量为10kcal/（kg·d），并对相关症状进行适当治疗。

（5）定期监测血糖。

（6）记录24h出入量，警惕是否存在体液潴留，避免因容量超负荷导致充血性心力衰竭。

（7）根据个体情况制订营养支持计划，由肠内肠外营养相结合的方式，逐渐向全肠内营养过渡，肠内营养由慢到快，分次喂养。

（四）高脂血症

高脂血症主要是由于肠外营养脂肪乳输入速度过快或输入总量过多，给予的脂肪量超过患者机体清除脂质的能力导致，主要表现为高三酰甘油血症。医务人员配制全营养混合液时，应注意处方中各成分的配比。由脂肪和糖提供的"双能源"，其热量一般为1:1，血脂偏高者可适当降低脂肪占有比例，根据病情需要，选择适合的脂肪乳剂，高脂血症一般很容易通过减少或暂停脂肪乳输入纠正。建议每周测定血清三酰甘油浓度1～2次，根据患者耐受性调节脂肪乳用量。

三、感染性并发症的预防及护理

（一）导管性脓毒血症

详见导管相关性血流感染［本节一、（三）］。

（二）肠源性感染

1.原因　长期的肠外营养使患者处于禁食状态，肠黏膜上皮萎缩、变稀、变薄，褶皱变平，肠壁变薄，肠通透性改变，肠黏膜屏障结构和功能受损，导致肠道内细菌移位引起肠源性感染。常表现为腹胀、腹痛、腹泻等不适。

2.护理　可通过热敷、适当活动、减慢或中断营养液输注缓解，规范使用肠内营养能减少肠源性感染的发生，提倡首选肠内营养或在肠外营养时尽可能增加经口摄入等肠内营养方式，并补充谷氨酰胺。

（三）肠外营养配制液污染引起的血流感染

1.原因　静脉药物配制过程中肠外营养液污染是导致血流感染的重要因素。

2.护理　肠外营养液配制应由经过培训的药学专业技术人员按规定的操作规程，严格遵循无菌原则进行配制，配制好的营养液应当天使用，暂时不用则放置于4℃以下的冰箱内存储，于24h内使用完。工业化生产的多腔袋有严格的质量标准，即开即用，简化了静脉药物配制环节，可减少微粒和微生物污染，减少血流感染。陈伟等研究证实，目前国内多腔袋肠外营养剂可满足大部分住院患者肠外营养的处方需求。但对于一些特殊人群，如儿童、老年患者及特殊疾病状态的患者，应根据病情给予个体化营养治疗。

四、器官功能损害的预防及护理

（一）肝功能损害

1.概述　肝功能损害是长期肠外营养患者最常见的并发症之一。临床表现为胆汁淤积、肝酶谱升高和黄疸，严重者可导致不可逆的肝损伤甚至引起肝衰竭及死亡。肠外营养引起的肝功能损伤通常是多因素综合作用的结果，包括原发疾病的影响、胃肠道长时间缺乏食物刺激、胆汁淤积、长时间过高能量的供给，葡萄糖、脂肪与氮量的配比不合理等。肠外营养引起肝功能改变的因素很多，其中葡萄糖的超负荷是其独立危险因素，临床表现为血胆红素浓度升高及转氨酶升高，因此需定期为患者检测血生化指标。若发现碱性磷酸酶高于正常值的1.5倍、谷氨酰转移酶高于正常值的3倍，且伴有谷草转氨酶、谷丙转氨酶轻度增高，可基本诊断肝功能受到损害。

2.护理　补充熊去氧胆酸等利胆药物，减少胆汁淤积；使用富含n-3、n-6的中-长链脂肪酸、橄榄油等；可选用益生菌调节肠道菌群以改善肝功能；调整肠外营养液剂量，糖脂比不应低于3∶2，且每日输注脂质不应超过1g/（kg·d）。

（二）胆囊结石

1.原因　主要由于无定量食物进入小肠，消化道缺少食物刺激、胆囊收缩素等胃肠道激素分泌也明显减少，其中胆囊收缩素减少使得胆囊内胆汁淤积不易排出，导致胆汁酸浓度及肠肝循环发生改变，促使结石形成。

2.护理　最有效的措施是行胆囊切除。长期全肠外营养治疗患者应定期腹部超声检查监测胆囊疾病，在允许的条件下，建议尽早恢复经口进食和胃肠道支持喂养，补充熊去氧胆酸等利胆药物以减少胆汁淤积，可以减少胆囊结石和肝功能损害的发生。

（三）肠道菌群失调

1.*原因* 肠外营养可能会使患者肠内营养缺乏，导致肠道内正常细菌赖以滋生和繁衍的环境受到破坏，肠道屏障功能下降，致使患者肠道菌群失调。

2.*护理* 使用双歧杆菌改善和调节胃肠道菌群，对肠细菌移位的患者进行抗干扰治疗。

第五章

放疗患者营养护理质量控制

护理质量水平高低直接影响医疗安全及医疗机构的声誉，所以护理质量控制一直是护理管理工作的核心。肿瘤患者营养治疗近年来得到重视，护士在多学科协作肿瘤营养团队中承担营养筛查、教育、营养方案执行、并发症观察护理及随访等工作，也应将该项工作纳入质量控制范畴，建立相应质量控制体系，确立相应质量评价标准，开展日常质量控制工作，确保肿瘤营养治疗的安全、有效、规范。

第一节　放疗患者营养护理质量控制体系构建

一、放疗患者营养护理质量控制的内涵、特点及意义

（一）放疗患者营养护理质量控制的内涵

放疗患者营养护理质量控制是确保放疗患者在围放疗期获得恰当、有效、安全的营养护理的一系列措施和过程，包括营养筛查和评估的准确性、营养计划的合理性、营养实施的规范性及营养效果的监测与评估、放疗营养相关并发症观察的及时性和准确性、放疗营养健康宣教的落实等。

（二）放疗患者营养护理质量控制的特点

1.系统性　放疗患者营养护理质量控制是一个系统工程，涉及营养筛查、营养评估、营养计划、营养实施、营养监测等多个环节，需要各个环节之间的协调与配合。

2.个性化　放疗患者的营养需求因病情、治疗方案、年龄、性别等因素而异，因此营养护理质量控制需要针对每个患者的具体情况制订个性化的措施。

3.连续性　放疗患者的营养护理是一个持续的过程，需要在整个放疗期间对患者进行营养监测和评估，及时调整营养计划，确保患者获得充足的营养支持。

（三）放疗患者营养护理质量控制的意义

1.提高治疗效果　通过放疗患者营养护理质量控制，可以确保患者获得充足的营养支持，提高肿瘤对放疗的敏感性，减少放疗的副作用，从而提高治疗效果。

2.改善患者生活质量　营养不良会导致患者体重下降、免疫力下降、疲劳等问题，影响患者的生活质量。通过放疗患者营养护理质量控制，可以改善患者的营养状况，提高其生活质量。

3.降低并发症风险　营养不良会增加放疗患者感染、出血等并发症的风险。通过放疗患者营养护理质量控制，可以降低相关并发症的风险，减轻患者疾病负担。

二、放疗营养治疗与护理质量控制的组织体系

（一）营养护理质量控制小组

为常规开展放疗患者营养护理质量控制工作，建立以护理质量与安全管理组织构架下的放疗营养护理管理小组（院级）-放疗中心营养护理管理小组（科级）-放疗中心各病区营养护理管理小组（病区级）的三级放疗营养护理质控。质控小组的工作包括定期按照营养治疗护理质量控制的标准和要求，开展营养治疗质量监督和检查，做到有计划、有检查、有整改，不断提高营养治疗的质量，确保营养治疗的疗效和安全性。放疗营养质量控制小组构架见图5-1-1。

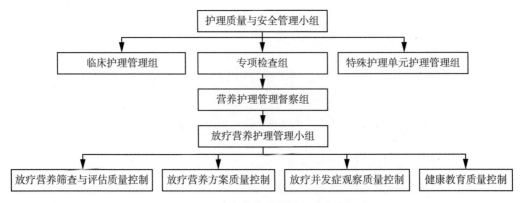

图5-1-1　放疗营养质量控制小组构架

（二）质量控制小组成员职能定位

院级放疗营养护理管理小组职责包括相关管理制度、评价标准以及流程的制订、审核，按照计划实施三级质控；中心放疗营养护理管理小组负责协助相关管理制度及流程的制订，放疗营养护理质量管理评价标准的制订、修改及培训，按照计划实施二级质控；病区级放疗营养护理质控护士负责日常质控：营养治疗方案的具体执行、营养宣教、目标营养量实施的监督、记录，及时向医师、营养师反馈不同放疗阶段患者的放疗反应及营养治疗的不良反应。

（三）质量控制小组成员的要求

放疗营养质控护士必须是具有丰富肿瘤放疗患者营养护理经验的人员，并经过营养治疗和质量控制规范化培训考核合格的人员或获得营养专科护士证书人员。

三、放疗患者营养护理质量控制的分类

（一）按放疗不同的阶段分类

按放疗不同阶段，可以分为放疗前、放疗中及放疗后的营养护理质量控制。不同放

疗阶段，质量控制的重点不同。

1.放疗前 放疗前重点在于营养筛查、评估的及时性、准确性。

2.放疗中 放疗中的重点在于放疗所致营养相关反应观察，如食欲下降、疼痛、吞咽困难等，是否能按放疗RTOG分级，正确将患者相关症状进行划分；另外，放疗过程中的营养方案的落实也是营养护理质控的重点。

3.放疗后 放疗后的重点在于是否有延续性的营养护理管理及个体化的健康教育等。

（二）按营养治疗的途径分类

按营养治疗途径，可以分为肠内营养质量控制和肠外营养质量控制。不同营养治疗途径，质量控制的重点不同。

1.肠内营养 肠内营养质量控制的重点在于目标营养量的保证、喂养管位置监控、胃肠耐受性监控、代谢监控等。

2.肠外营养 肠外营养质量控制的重点在于营养通路的选择是否适合、营养通路的维护及营养治疗并发症的预防与管理。

四、放疗患者营养护理质量控制指标

放疗患者营养护理质量控制指标主要关注围放疗期患者的营养状况，以确保其得到充分的营养支持，从而改善治疗效果和预后。以下是常用的控制指标。

1.营养风险筛查率 在放疗前对患者进行营养风险筛查，确保所有需要营养支持的患者都能得到及时识别。这一指标可以反映医疗机构对放疗患者营养风险的重视程度。

2.营养支持计划制订率 对于筛查出有营养风险的患者，应制订个性化的营养支持计划，以满足其营养需求。这一指标可以反映医疗机构对放疗患者营养支持的专业性和个性化程度。

3.营养支持实施率 按照制订的营养支持计划，确保患者能够得到充分的营养支持。这一指标可以反映医疗机构对放疗患者营养支持的执行力度。

4.营养监测频率 在放疗过程中和放疗后，对患者进行定期的营养监测，以评估其营养状况的变化。这一指标可以反映医疗机构对放疗患者营养监测的规范性和及时性。

5.营养宣教覆盖率 对所有放疗患者进行营养宣教，提高其对营养支持重要性的认识。这一指标可以反映医疗机构对放疗患者营养宣教的普及程度。

6.营养相关并发症发生率 监测放疗过程中和放疗后患者出现的与营养相关的并发症，如营养不良、体重下降等。这一指标可以反映医疗机构对放疗患者营养支持的效果和安全性。

通过关注以上控制指标，医疗机构可以不断完善放疗患者营养护理的质量管理体系，提高放疗患者的营养状况和生活质量。同时，医疗机构还可以根据患者的实际情况和临床需求，制订更加个性化和科学的营养支持方案。

第二节 常用营养护理操作技术流程及评价标准

一、肠内营养护理操作技术流程及评价标准

（一）肠内营养制剂的配制

1.口服营养制剂配制流程及考核标准

（1）操作目的

1）根据患者的疾病及进食情况，科学合理地配制肠内营养制剂。

2）为患者提供肠内营养支持。

3）指导患者及其家属正确配制肠内营养制剂。

（2）适应证：存在营养风险和（或）营养不良诊断的肿瘤患者。

（3）禁忌证：因各种原因不能经口进食的患者。

（4）操作流程（图5-2-1）。

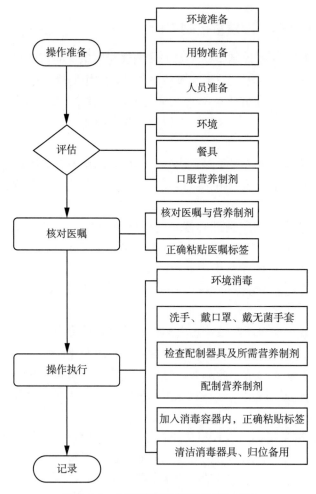

图5-2-1 口服营养制剂配制操作流程

（5）考核标准（表5-2-1）。

表5-2-1 口服营养制剂配制考核标准

项目	考核标准评价要点	分值	扣分	存在问题
操作准备（10分）	1.环境准备：提前30min启动空气层流系统，消毒净化配制间，操作台面用酒精及纱布擦拭（1分）	1		
	2.用物准备：配制器具（0.5分）、所需营养制剂（0.5分）、温开水（0.5分）、量杯（0.5分）、营养标签（0.5分）、无菌手套（0.5分）	3		
	3.护士准备：洗手（2分）、更衣（1分）、换鞋（1分）、戴口罩（1分）、戴帽子（1分）	6		
评估要点（10分）	1.评估配制环境（1分）、配制器具是否清洁消毒（3分）	4		
	2.评估配制器具性能是否完好备用，合理放置，减少配制时走动（3分）	3		
	3.评估营养制剂包装是否完好、有无变质及有效期（3分）	3		
操作要点（65分）	1.操作台面用酒精及纱布擦拭（3分）	3		
	2.手持移动终端（PDA）核对医嘱信息（3分）	3		
	3.正确粘贴营养标签于盛装营养液的容器瓶外侧（4分）	4		
	4.洗手（2分），戴无菌手套（3分）	5		
	5.取出配制容器（2分）及所需营养制剂（2分）	4		
	6.液体：无须冲调配制，可常温或加热饮用（5分）；粉剂：根据营养制剂使用说明，加入所需温水，搅拌直至溶解（10分）	15		
	7.将配制好的营养液，装入已清洁消毒备用的容器内（4分）	4		
	8.冲调后立即服用，或加盖保存于冰箱4℃冷藏，24h内服用（10分）	10		
	9.脱手套（2分），洗手（2分）	4		
	10.再次核对营养标签（2分），PDA执行确认医嘱（2分）	4		
	11.配制结束，清洗配制器具（3分），消毒备用（2分）	5		
	12.离开配制室，更衣（1分）、换鞋（1分）、记录（2分）	4		
质量评定（10分）	1.操作流畅、动作熟练（4分）	4		
	2.严格执行查对制度（2分）和无菌技术操作原则（2分）	4		
	3.配制的营养液浓度、温度适宜（2分）	2		
提问（5分）		5		
考生姓名	考核老师 得分 年 月 日			

（6）注意事项

1）口服营养制剂宜现配现用，配制好后在室温下放置时间不超过4h，如不立即使用应置于4℃冰箱冷藏保存，保藏时间 ≤ 24h；粉剂开启后注意防潮，在有效期内使用。

2）保持配制器具清洁，根据器具不同材质，选择相应的清洁消毒方式。

3）患者口服营养制剂时，应根据个体的耐受情况（如适口性、消化道耐受情况），遵循从小剂量、低浓度开始，循序渐进原则服用。可采取啜饮、少量多次口服、或将口服营养制剂加入日常食物等方法，逐渐增加摄入量，直至达到目标摄入量。

4）经评估不存在高误吸风险的吞咽困难者，建议在口服营养制剂中加入增稠剂，以减少误吸的发生。

5）患者放、化疗过程中，若出现消化系统症状（如恶心、呕吐、食欲减退），可先给予药物对症治疗（如止吐药、增强食欲药物等），以改善症状，有助于增加口服营养制剂的摄入量。

6）遵从医师或临床营养师的建议，在专业人士指导下实施口服营养补充。

2. 匀浆膳配制流程及考核标准

（1）操作目的

1）掌握匀浆膳的配制方法。

2）为肿瘤放、化疗患者提供营养。

（2）适应证

1）经口进食困难：因口腔、食管肿瘤术后，放、化疗损伤等造成咀嚼困难或吞咽困难患者。

2）经口进食不足：因肿瘤本身、放化疗副作用导致营养素需要量增加而摄入不足。

3）无法经口进食：由于脑血管意外及咽反射丧失而不能吞咽，脑部外伤导致中枢神经功能紊乱而不能吞咽者。

（3）禁忌证

1）消化道出血。

2）肠梗阻。

（4）操作流程（图5-2-2）。

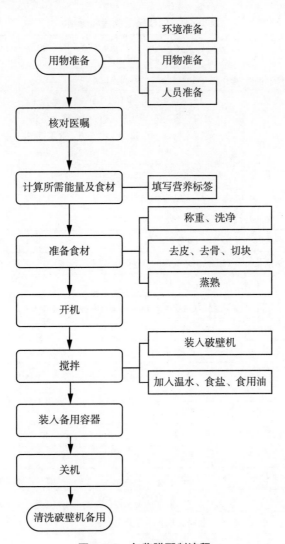

图 5-2-2 匀浆膳配制流程

（5）考核标准（表5-2-2）。

表5-2-2　匀浆膳配制考核标准

项目	考核标准评价要点		分值	扣分	存在问题
操作准备（10分）	1.环境准备：配制前，操作台面用酒精及纱布擦拭（1分）		1		
	2.用物准备：破壁机（1分）、温开水（1分）、量杯（1分）、食物秤（1分）、器具（勺子、筷子、剪刀、容器等）（1分）、可用食材（牛奶、鸡蛋、馒头、米饭、肉、菜、植物油、食盐等）（2分）、营养标签（1分）		8		
	3.护士准备：洗手、更衣、换鞋（0.5分）、戴口罩、戴帽子（0.5分）		1		
评估要点（10分）	1.评估配制环境（1分）、配制器具是否清洁消毒（3分）		4		
	2.评估配制器具性能是否完好备用（2分）		2		
	3.评估食材是否新鲜、有无变质（4分）		4		
操作要点（65分）	1.操作台面用酒精及纱布擦拭，清洁消毒配制容器，温开水备用（5分）		5		
	2.核对患者信息，评估患者病情（4分）		4		
	3.根据患者病情，计算所需能量及食材（4分），填写营养标签（4分）		8		
	4.洗手（2分），将准备的食材称重备用（4分）		6		
	5.准备食材：洗净、去皮、去骨、切块蒸熟（10分）		10		
	6.将准备好食材依次装入破壁机（2分），加入适量温开水（2分），加入植物油（2分）、食盐（2分）		8		
	7.打开破壁机电源开关（2分），搅拌成匀浆（2分）		4		
	8.关闭破壁机电源（2分），分装在备用容器中（3分）		5		
	9.洗手（2分）		2		
	10.再次核对患者信息（2分）及营养标签（2分）		4		
	11.配制结束，清洗配制器具（3分），消毒备用（2分）		5		
	12.离开配制室，更衣（1分）、换鞋（1分）、记录（2分）		4		
质量评定（10分）	1.操作流畅、动作熟练（2分）		2		
	2.严格执行查对制度（2分），保持食材新鲜卫生（2分）		4		
	3.配制的匀浆膳浓度（2分）、温度适宜（2分）		4		
提问（5分）			5		
考生姓名　　　　考核老师　　　　　　　得分　　　　年　月　日					

（6）注意事项

1）匀浆膳宜现配现用，配制好后室温下放置时间不超过4h，如不立即使用应置于4℃冰箱冷藏保存，保存时间≤24h。

2）保持配制器具清洁，根据器具不同材质，选择相应的清洁消毒方式。

3）匀浆膳可选食物种类繁多，所用食物必须洗净、去皮、去骨，切成小块蒸/

煮熟。

（二）肠内营养的摄入

1. 口服

（1）目的：增加营养摄入，保证患者每日目标需要量。

（2）适应证

1）患者意识清楚，能自主配合（协助）经口进食。

2）无口腔疾病或有伤口但不影响经口进食者。

3）患者咀嚼吞咽功能、消化吸收功能正常或仅有轻微障碍者，不会因为进食加重或者加剧原有的症状，如进食梗阻、疼痛等。

4）放、化疗患者营养的供给。

（3）禁忌证

1）口腔、咽峡部或食管肿瘤严重压迫食管，导致无法经口进食。

2）放疗、化学损伤造成的严重吞咽困难、疼痛者。

3）由于脑血管意外及咽反射丧失而不能吞咽，脑外伤导致中枢神经紊乱、知觉丧失而不能吞咽者。

4）胃肠道疾病：完全性肠梗阻及严重胃肠动力障碍。

（4）注意事项

1）宜选择高热量、高蛋白、高维生素、清淡易消化食物。头颈部肿瘤、食管癌放化疗患者应避免干硬、带骨、带刺食物，切忌食用团状块、过硬、辛辣刺激性食物，以免引起疼痛和食管穿孔。放、化疗期间如出现口腔、咽峡部、食管等疼痛不适，可将食物用破壁机做成匀浆膳，便于吞咽。

2）若需要协助喂养，采用坐位、半坐位。对俯卧或平卧患者，应使头部转向一侧，以免食物呛入气管。

3）若出现呛咳、呼吸困难、发绀等，表明食物误入气管，应立即停止喂养，及时清除呼吸道异物。

4）每日早、晚软毛牙刷刷牙，餐后温开水漱口，保持口腔清洁。

2. 经鼻胃（肠）管肠内营养输注操作流程及考核标准

（1）操作目的

1）增加营养摄入，保证患者每日目标需要量。

2）指导正确进行肠内营养输注。

（2）适应证：不能经口进食且消化道功能正常的患者。

（3）禁忌证

1）顽固性呕吐，严重胃反流，胃排空障碍，食管炎、食管狭窄的患者。

2）远端肠道梗阻，小肠吸收不良，小肠运动障碍的患者。

（4）操作流程（图5-2-3）。

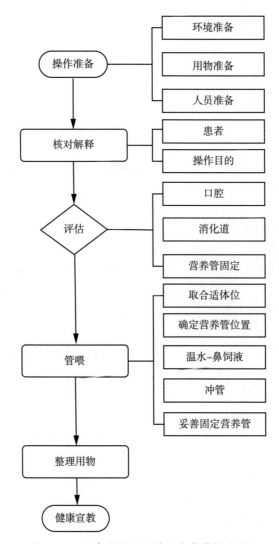

图5-2-3 经鼻胃（肠）管肠内营养输注流程

（5）考核标准（表5-2-3）。

表5-2-3 经鼻胃（肠）管肠内营养输注考核标准

项目	考核标准评价要点	分值	扣分	存在问题
操作 准备 （10分）	1.环境准备：环境整洁、光线明亮（1分）	1		
	2.用物准备：治疗盘铺无菌治疗巾（1分）、内置治疗碗（0.5分）、鼻饲液200ml（温度37～40℃）（1分）、温开水（0.5分）、20ml和50ml注射器（0.5分）、治疗巾（0.5分）、纱布（0.5分）、弯盘（0.5分）、PDA（1分）	6		
	3.护士准备：着装整洁（1分）、洗手（1分）、戴口罩（1分）	3		
评估 要点 （10分）	1.评估病房环境（2分）	2		
	2.评估患者意识、病情（2分）、合作程度（2分）	4		
	3.评估患者口腔情况（2分），检查导管是否固定妥当（2分）	4		
操作 要点 （65分）	1.携用物至床旁（2分），两种方式核对患者身份信息（2分），解释目的及需要配合的注意事项，取得配合（2分）	6		
	2.检查患者口腔、导管固定情况（4分），询问有无恶心、呕吐、腹痛、腹胀等不适（2分），是否需要大小便（2分）	8		
	3.选择合适体位：坐位或半坐卧位，抬高床头30°～45°（4分）	4		
	4.洗手（2分），取治疗巾垫于患者颌下（2分），放弯盘于便于取用处（2分）	6		
	5.确定管道在胃（肠）内方法：①对置入鼻胃管患者，注射器能抽出草绿色或褐色胃液及胃内容物；置听诊器于患者胃部，快速经胃管向胃内注入10ml空气，听到气过水声；将胃管末端置于盛水的治疗碗中，无气泡逸出（9分）。②对置入鼻肠管患者，注射器能抽出清亮、金黄色黏稠液体，注入10ml温开水，推注通畅（9分）	9		
	6.管饲少量温开水（2分），再抽取鼻饲液缓慢注入胃管，注意速度是否合适（2分），管饲过程中观察患者有无不适（2分）、鼻饲液温度是否合适（2分）	8		
	7.管饲完毕，注入温水脉冲式冲洗导管（4分），协助清洁口腔（2分），妥善固定导管（4分）	10		
	8.协助患者取舒适体位（2分），健康教育（2分）	4		
	9.再次核对医嘱（2分），两种方式核对患者身份信息（2分）	4		
	10.整理用物（2分）、洗手（2分）、记录（2分）	6		
质量 评定 （10分）	1.操作流畅、动作熟练（2分）	2		
	2.严格执行查对制度（2分）和无菌技术操作（2分）	4		
	3.与患者有效沟通（2分），关爱患者（2分）	4		
提问 （5分）		5		
考生姓名	考核老师 得分	年 月 日		

（6）注意事项

1）每次管饲前需评估肠内营养管的位置，检查营养管标识及刻度。

2）管饲前后予以温开水冲洗营养管，避免造成营养管堵管。

3）取合适体位，床头抬高30°～45°及输注后保持半坐卧位30min，可有效预防误吸。

4）营养液温度38～40℃，根据总量分次推注，每次管饲量200ml左右，两次喂养之间至少间隔2h；重力滴注时，30～40滴/分。

5）管饲药物应磨碎兑水注入，前后用温开水冲洗管道，以防堵塞；缓释/控释片不可研碎管喂，需整片使用（如镇痛药缓释片、氯化钾缓释片等）。

6）长期管饲患者，保持口鼻腔清洁。

3.肠内营养泵输注操作流程及考核标准

（1）目的

1）为患者提供持续、稳定、匀速的肠内营养支持。

2）促进营养物质的吸收及利用，减少并发症的发生。

3）正确使用肠内营养输注泵。

（2）适应证

1）输注较稠厚的肠内营养液，如高能量/高营养密度配方。

2）胃动力较差或胃瘫的患者。

3）禁食时间较长的患者。

4）血糖波动较大的患者。

5）十二指肠或空肠输注（推荐使用）。

6）须严格控制输注速度与持续时间者。

（3）禁忌证：无特殊禁忌证。

（4）操作流程（图5-2-4）。

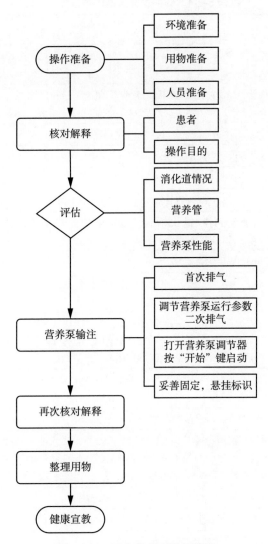

图5-2-4　肠内营养泵输注流程

（5）考核标准（表5-2-4）。

表5-2-4　肠内营养泵输注考核标准

项目	考核标准评价要点	分值	扣分	存在问题
操作准备（10分）	1.环境准备：环境宽敞明亮，电源可及（1分），便于肠内营养泵固定或移动（1分）	2		
	2.用物准备：肠内营养泵（1分）、专用肠内营养管（1分）、肠内营养液（1分）、20ml注射器（1分）、温开水（1分）、PDA（0.5分）、手消毒液（0.5分）	6		
	3.护士准备：着装整洁（1分）、洗手（0.5分）、戴口罩（0.5分）	2		
评估要点（10分）	1.核对医嘱：肠内营养液的名称（0.5分）、剂量（0.5分）、输注要求（1分）	2		
	2.评估患者病情、合作程度（2分）	2		
	3.评估肠内营养泵性能（2分）、营养管置入长度（2分）及固定情况（2分）	6		
操作要点（65分）	1.携用物至床旁（2分），两种方式核对患者身份信息（3分），解释目的以及需要配合的注意事项，取得配合（3分）	8		
	2.连接电源线（2分），固定营养泵（2分）	4		
	3.评估患者有无恶心、呕吐（2分）、腹痛、腹胀（2分），患者取合适体位（2分）	6		
	4.确定胃管在胃内方法：①胃管末端连接注射器抽吸，能抽出胃液；②置听诊器于患者胃部，快速经胃管向胃内注入10ml空气，听到气过水声；③将胃管末端置于盛水的治疗碗中，无气泡逸出（6分）	6		
	5.洗手（2分），抽取少量温开水冲洗胃管（4分），悬挂肠内营养液（2分），连接专用肠内营养管（2分）	10		
	6.首次排气（2分），打开肠内营养泵电源（2分）	4		
	7.遵医嘱调节肠内营养泵运行参数：设置总量、流速（2分），二次排气，确保专用肠内营养管内无气泡（2分），打开营养泵调节器（1分），按"开始"键启动肠内营养泵（1分），妥善固定肠内营养管（2分）及连接管（2分）	10		
	8.悬挂肠内营养标识（2分），观察营养泵运行情况（2分）	4		
	9.再次核对医嘱（2分），观察患者有无不适（2分）	4		
	10.向患者及家属告知注意事项及健康教育（4分）	4		
	11.整理用物（2分）、洗手（2分）、记录（1分）	5		
质量评定（10分）	1.操作流畅、动作熟练（2分）	2		
	2.严格执行查对制度（2分）和无菌技术操作（2分）	4		
	3.与患者有效沟通（2分），关爱患者（2分）	4		
提问（5分）		5		
考生姓名　　　　考核老师　　　　　　　得分　　　　年　月　日				

（6）注意事项

1）定期对营养泵进行校准和调试，不同的肠内营养泵因结构和功能不同，在输注速率和输注总量方面存在差异。使用前，应注意校正其输注速率和输注总量。

2）定期更换输液袋和输液管，泵管每24小时更换一次。

3）遵循无菌操作原则，定期清洗和消毒肠内营养泵，每日用75%酒精进行清洁消毒。需要经过培训和授权的专业人员操作肠内营养泵。

（三）肠内营养通路置入

1.鼻胃管置入技术操作流程及考核标准

（1）操作目的：对于不能经口进食的患者，保证患者摄入足够的营养。

（2）适应证

1）不能经口进食的肿瘤患者，如昏迷、口腔疾患，上消化道肿瘤等引起吞咽困难的患者。

2）短期（＜4周）的非手术肿瘤患者肠内营养支持；如接受放、化疗的头颈部肿瘤患者，放疗期间出现口咽疼痛，吞咽困难，进食呛咳等，导致不能经口进食，或者进食减少。

（3）禁忌证

1）严重的胃排空障碍。

2）肠梗阻、肠坏死、肠道穿孔等严重肠道疾病。

3）严重腹胀，无法耐受肠内营养。

（4）操作流程（图5-2-5）。

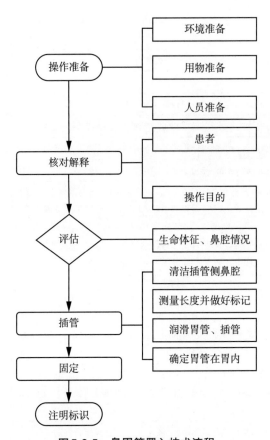

图5-2-5　鼻胃管置入技术流程

（5）考核标准（表5-2-5）。

表5-2-5 鼻胃管置入技术考核标准

项目	考核标准评价要点	分值	扣分	存在问题
操作准备（10分）	1.环境准备：环境整洁、光线明亮（0.5分）	0.5		
	2.护士准备：着装整洁、洗手、戴口罩（0.5分）	0.5		
	3.患者准备：清洁口鼻腔（0.5分）、排空大小便（0.5分）	1		
	4.用物准备：治疗车及治疗盘（0.5分）、治疗碗（0.5分）、治疗巾（0.5分）、胃管（0.5分）、镊子（0.5分）、20/50ml无菌注射器（0.5分）、纱布（0.5分）、压舌板（0.5分）、液状石蜡（0.5分）、棉签（0.5分）、乳胶手套（0.5分）、听诊器（0.5分）、温开水及鼻饲液200ml（温度38～40℃）（0.5分）、鼻贴及管道标识（0.5分）、电筒、弯盘（0.5分）、医疗垃圾桶和生活垃圾桶、手消毒液、医嘱单（0.5分）	8		
评估要点（10分）	1.评估患者意识、生命体征（2分），评估有无疾病禁忌证（2分）	4		
	2.向患者解释操作目的，取得配合（2分）	2		
	3.评估患者鼻腔情况：有无鼻中隔偏曲（2分），鼻黏膜有无破损（2分）	4		
操作要点（65分）	1.携用物至患者床旁（1分），两种方式核对患者身份信息（2分），解释操作目的（1分），取得配合（1分）	5		
	2.选择合适体位：清醒患者取半坐位或坐位，昏迷患者取去枕平卧位，头向后仰（2分）	2		
	3.颌下铺治疗巾（1分），放置弯盘于方便取用处（1分）	2		
	4.电筒检查并清洁插管侧鼻腔（2分）	2		
	5.洗手（1分），打开治疗盘（1分），戴手套（1分）	3		
	6.检查胃管：向胃管内注水空气/温开水，检查胃管是否通畅（2分）	2		
	7.测量长度并做好标记：发际线到剑突或鼻尖-耳垂-剑突（4分）	4		
	8.润滑胃管前段15～20cm（2分）	2		
	9.插管：一手持纱布托住胃管（3分），一手持镊子夹住胃管前端（3分），沿鼻孔轻轻插入，插入胃管10～15cm至咽喉部，清醒患者：叮嘱其做吞咽动作，顺势将胃管向前推进至预定长度（3分）；昏迷患者：左手将头托起，使下颌靠近胸骨柄，缓缓插入胃管至预定长度（3分）；插管过程中，如果患者出现呛咳、呼吸困难、发绀，应立即停止插管，拔除导管，休息片刻后再置管（3分）	15		
	10.确定胃管在胃内方法：①胃管末端连接注射器抽吸，能抽出胃液；②置听诊器于患者胃部，快速经胃管向胃内注入10ml空气，听到气过水声；③将胃管末端置于盛水的治疗碗中，无气泡逸出；④仍无法判断者，可进行X线检查（8分）	8		
	11.检查导管刻度，沿导管弧度，采用"人"字形等方式固定（2分），导管二次固定可采用"高举平台法"在脸颊处固定（2分），避免导管受压打折（1分）	5		
	12.标识：注明胃管置入时间（1分）、长度（1分）、操作者姓名（1分）	3		

续表

项目	考核标准评价要点	分值	扣分	存在问题
操作要点（65分）	13. 管饲顺序：连接注射器于胃管末端，抽吸见有胃液抽出，再注入温开水（20～30ml）（4分）-鼻饲液（一次量不超过200ml、间隔时间不少于2h）（2分）-温开水（20～50ml）冲净胃管，防止管腔堵塞（4分）	10		
	14. 整理用物（1分）、洗手（1分）	2		
质量评定（10分）	1. 操作流畅、动作熟练（2分）	2		
	2. 严格执行查对制度（2分）和无菌操作技术（2分）	4		
	3. 关爱患者、有效沟通（2分）	2		
	4. 正确进行管喂指导（2分）	2		
提问（5分）		5		

考生姓名　　　　考核老师　　　　　得分　　　　　年　月　日

（6）注意事项

1）昏迷患者置管：将其头部托起，使下颌靠近胸骨柄，利于插管。

2）插管过程中如果患者出现呛咳、呼吸困难、发绀等，表明胃管误入气管，应立即拔出胃管，待患者适应后再重新置管。

2. 鼻肠管置入技术操作流程及考核标准

（1）目的：保证患者摄入足够的热量、蛋白质等多种营养素。

（2）适应证

1）存在吞咽困难、胃食管反流或胃瘫等高误吸风险的患者。

2）无法耐受经胃管喂养的患者。

3）重症急性胰腺炎。

4）肠道功能基本正常而胃功能受损。

5）消化道手术（食管癌、胃癌、胰腺癌等）。

（3）禁忌证

1）绝对禁忌证：禁止肠内营养的患者；小肠运动障碍，小肠吸收不良（肠梗阻、肠道出血/穿孔/坏死等）；未明确诊断的颅底骨折及头面部骨折等。

2）相对禁忌证：异位风险高者（如气管食管瘘）；黏膜损伤及出血风险高者（如食管胃底静脉曲张、近期消化道手术、食管梗阻等）；盲插置管困难者（如胃瘫、幽门狭窄等）。

（4）操作流程（图 5-2-6）。

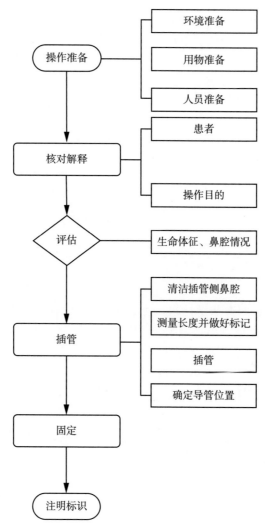

图 5-2-6　鼻肠管置入技术流程

（5）考核标准（表5-2-6）。

表5-2-6 鼻肠管置入技术考核标准

项目	考核标准评价要点	分值	扣分	存在问题
操作准备（10分）	1.环境准备：环境整洁、光线明亮（0.5分）	0.5		
	2.护士准备：着装整洁、洗手、戴口罩（0.5分）	0.5		
	3.患者准备：清洁口鼻腔（0.5分）、排空大小便（0.5分）	1		
	4.用物准备：治疗车及治疗盘（0.5分）、治疗碗（0.5分）、治疗巾（0.5分）、空肠营养管（0.5分）、镊子（0.5分）、20ml/50ml无菌注射器（0.5分）、纱布（0.5分）、压舌板（0.5分）、液状石蜡（0.5分）、棉签（0.5分）、乳胶手套（0.5分）、pH纸（0.5分）、温开水及鼻饲液200ml（温度38～40℃）（0.5分）、电筒、弯盘（0.5分）、鼻贴、标识（0.5分）、医疗垃圾桶和生活垃圾桶、速干（免洗）手消毒剂、医嘱单（0.5分）	8		
评估要点（10分）	1.评估患者意识状态、吞咽功能、胃肠道功能（4分）	4		
	2.向患者及家属解释操作目的，取得配合（2分）	2		
	3.评估患者鼻腔情况：有无鼻中隔偏曲（2分），鼻黏膜有无破损（2分）	4		
操作要点（65分）	1.携用物至患者床旁（1分），两种方式核对患者身份信息（2分），解释操作目的（1分），取得配合（1分）	5		
	2.螺旋形鼻肠管测量：鼻尖一耳垂一剑突下缘的长度（4分），在距离导管头端该长度处标注第1记号（3分），在距离第1记号25cm处和50cm处标注第2、第3记号（3分）	10		
	3.置管：按留置胃管法将导管插入至第1记号处，并确定导管进入胃腔内（4分）；向导管内注入20ml生理盐水，将导丝撤出25cm，继续插入导管至第2记号处（4分）	8		
	4.在导管外露距鼻部40cm处，将其固定于同侧耳垂部，使管道保持自然弯曲、松弛状态（4分）	4		
	5.观察导管外露刻度变化，等待导管随胃肠蠕动向空肠移动（6分）	6		
	6.当导管第3记号处到达鼻部时，抽取消化液（2分），检测pH值＞7，初步判断导管已通过幽门（4分）	6		
	7.选择皮肤完好部位，顺应导管自然弧度固定导管：鼻部皮肤完好时，采用"人"字形＋高举平台法固定导管（4分）；鼻部皮肤损伤时，采用"蝶"字形＋高举平台法固定导管（4分）；注意避免导管受压打折（2分）	10		
	8.拍摄X线片，确认导管头端已通过幽门到达预期位置，撤出导丝（4分）	4		
	9.标识：注明空肠营养管置入时间（1分）、长度（1分）	2		
	10.管饲：管饲前后、注药前后与导管夹闭时间超过24h，均应进行冲管（2分）；持续喂养时，宜使用20～30ml温水（2分），每4小时脉冲式冲管一次（2分）；管饲结束冲管后盖保护帽（2分）	8		
	11.整理用物（1分）、洗手（1分）	2		

续表

项目	考核标准评价要点	分值	扣分	存在问题
质量评定（10分）	1.操作流畅、动作熟练（2分）	2		
	2.严格执行查对制度（2分）和无菌操作技术（2分）	4		
	3.关爱患者、有效沟通（2分）	2		
	4.正确进行管喂指导（2分）	2		
提问（5分）		5		
考生姓名　　　　　考核老师　　　　　得分　　　　　年　月　日				

（6）注意事项

1）鼻肠管置管过程中，患者取右侧卧位，幽门处于最低点，导管持续进入时不易受到阻力，易到达幽门附近。

2）插管过程中，如果患者出现明显呛咳、呼吸困难、发绀，立即拔出导管，待患者适应后再重新置管。

3.经皮内镜下胃造瘘管（PEG）置入术操作流程及考核标准

（1）目的：对不能经口进食的患者，经胃造瘘管注入流质食物，保证患者摄入足够的营养、水分和药物。

（2）适应证

1）各种原因导致的进食困难者，如外伤、食管肿瘤。

2）口腔、颌面、咽、喉大手术，需要较长时间营养支持者。

3）神经系统疾病导致较长时间丧失吞咽功能，不能经口或鼻饲营养。

4）全身性疾病导致严重营养不良，需要营养支持，但不能耐受手术造瘘者。

5）食管穿孔，食管-气管瘘或各种良、恶性肿瘤导致食管梗阻者。

6）长期输液，反复感染者；或严重胆外瘘，需将胆汁引回胃肠道者。

（3）禁忌证

1）局部因素：由于解剖或病理因素等无法接近胃前壁穿刺部位或有明显出血风险。

2）全身因素：包括严重的凝血功能障碍、休克、脓毒血症、严重心肺疾患无法耐受手术、生存时间不超过数天或数周。

（4）操作流程（图5-2-7）。

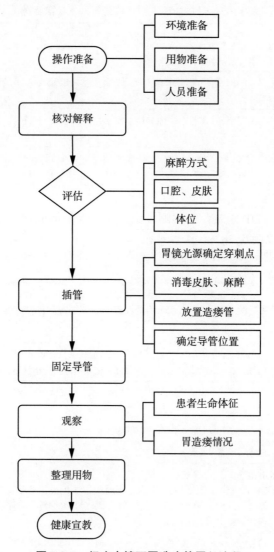

图5-2-7　经皮内镜下胃造瘘管置入流程

（5）考核标准（表5-2-7）。

表5-2-7　经皮内镜下胃造瘘管置入术考核标准

项目	考核标准评价要点	分值	扣分	存在问题
操作准备（10分）	1.环境准备：无菌操作间消毒备用，光线明亮（1分）	1		
	2.医务人员准备：洗手（1分）、着手术衣（1分）、戴手术帽（0.5分）、戴口罩（0.5分）、戴手套（1分）	4		
	3.患者准备：完善心电图、血常规、凝血功能、血生化检查（1分），签署知情同意书（1分）	2		
	4.用物准备：PEG手术包（0.5分）、0.9%生理盐水（0.5分）、2%利多卡因注射液（0.5分）、碘伏（0.5分）、棉签（0.5分）、5ml/20ml注射器（0.5分）	3		
评估要点（10分）	1.评估患者病情、年龄（1分）、意识（1分）、合作程度（1分）	3		
	2.患者麻醉方式（1分），禁食、禁水时间是否达到手术要求（2分）	3		
	3.评估口腔及局部皮肤：检查口腔有无感染，氯己定溶液漱口，减少口腔细菌（1分）；腹部局部皮肤有无瘢痕、皮疹、破损等异常情况（2分），必要时备皮（1分）	4		
操作要点（65分）	1.两种方式核对患者身份信息（2分），向患者及家属解释PEG置管目的、可能出现的不适和处理方法，以及需要配合的注意事项，取得配合（2分）	4		
	2.选择合适体位：平卧位或左侧卧位（4分）	4		
	3.安置心电监护，密切观察患者生命体征：保持呼吸道通畅，及时吸出口腔内物，防止窒息（2分）；如出现面色苍白、出冷汗，应立即停止操作（2分）	4		
	4.内镜直视下经口腔、咽喉、食管插入至胃腔（2分），注气使胃腔充分膨胀（2分），使胃壁和腹壁紧贴，利用胃镜光源确定最佳穿刺点（4分）	8		
	5.选择穿刺部位，一般位于左上腹，以胃体前壁为佳（4分）	4		
	6.常规皮肤消毒（2分）、铺巾（2分）	4		
	7.造瘘部位局部麻醉（2分），穿透腹壁至胃腔（1分），做一约1cm的切口（1分），将套管针垂直腹壁穿入胃腔（1分），拔除针芯（1分），经外套管置入导丝进入胃内（1分），再经胃镜活检通道插入圈套器（1分），将导丝套紧（1分），连同内镜一起退出口腔（1分）	10		
	8.放置造瘘管：牵拉法所用导丝为末端呈环状的丝线（1分），助手退出腹壁穿刺针外套管（1分），保留导丝（1分），从口腔中引出的导丝与造瘘管腹壁端连接（1分），再从腹壁向外牵拉导丝使造瘘管经口腔、食管及胃腔后逆行拔出腹腔至腹壁外（2分）；推进法所用导丝为金属丝，将导丝拉直后引进胃造瘘管（1分），一边沿导丝向胃内推进造瘘管（1分），一边将腹壁的套管针向前推进以便与造瘘管的锥形部分接触，以便将其拉出腹壁（2分）	10		
	9.再次进镜（2分），观察造瘘管情况（2分），确认造瘘管蘑菇头与胃壁紧密接触后退镜（1分）	5		
	10.固定造瘘管（2分），外固定器保持与腹部皮肤保持0.5～2cm的距离（2分）	4		
	11.核对医嘱（1分），告知患者及家属注意事项（1分）	2		
	12.观察患者生命体征（2分），询问患者有无不适（2分）	4		
	13.整理用物（1分）、洗手（1分）	2		

续表

项目	考核标准评价要点	分值	扣分	存在问题
质量评定（10分）	1.操作流畅、动作熟练（2分）	2		
	2.严格执行查对制度（2分）和无菌操作技术（2分）	4		
	3.关爱患者、有效沟通（2分）	2		
	4.做好健康指导（2分）	2		
提问（5分）		5		
考生姓名	考核老师 得分 年 月 日			

（6）注意事项

1）需要长期管饲喂养（＞30天）或头颈部、食管肿瘤放疗患者，建议选择PEG。头颈部肿瘤或食管癌患者，易出现放射性口腔炎、放射性黏膜炎、放射性食管炎等，需长期人工喂养，且鼻饲管可能对鼻咽、口腔及食管黏膜造成一定的损伤，因此可以优先考虑PEG进行营养治疗。

2）PEG术后常见并发症包括造口周围感染、周围渗漏、肉芽肿增生。罕见并发症包括坏死性筋膜炎、腹膜炎等。坏死性筋膜炎是一种罕见但严重的并发症，其特点是高热、蜂窝织炎、感染性休克甚至死亡。腹膜炎是由于早期瘘管没有形成的情况下，如果胃壁和PEG管之间有缝隙，使胃内容物进入腹腔所致。此外，注入食物的配方可能导致化学性腹膜炎和细菌性腹膜炎。

3）每天评估置管部位是否有感染、肉芽组织增生和压力性损伤。首次置管后标记导管外露刻度或使用不可擦除的标记作为参考点，这有利于识别导管的移位。

4）水囊式胃造瘘管应注入蒸馏水，以防止盐类物质在囊内沉淀附着导致后期水囊充盈不良。如果发现有沉淀物，应更换导管，并将水囊注满蒸馏水2～3ml。

5）导管更换时间：建议6～12个月更换一次（不同厂家的造瘘管因为材质不同略有差异）。拔管：内镜下辅助拔管，伤口予以凡士林纱布加压固定即可。

（四）肠内营养通路的维护

经皮内镜下胃造瘘维护技术操作流程及考核标准

（1）目的

1）保持造瘘口清洁干燥，避免感染；评估造瘘口有无感染、肉芽组织增生、压力性损伤或糜烂的情况。

2）保持造瘘管有效固定，避免脱出或回缩。

（2）适应证：置入PEG患者。

（3）操作流程（图5-2-8）。

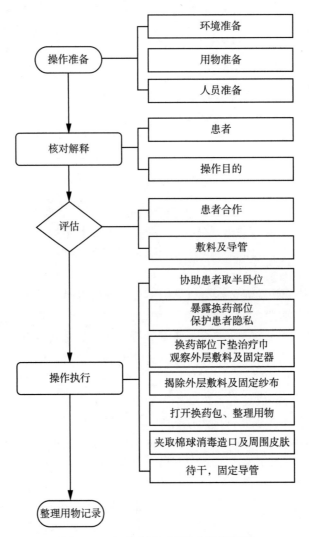

图5-2-8　经皮内镜下胃造瘘维护流程

（4）考核标准（表5-2-8）。

表5-2-8　经皮内镜下胃造瘘维护技术考核标准

项目	考核标准评价要点	分值	扣分	存在问题
操作准备（10分）	1.环境准备：环境宽敞、光线明亮（1分）	1		
	2.用物准备：安尔碘消毒液（1分），无菌换药包（3个治疗碗、两把镊子、无菌纱布，1分），棉球（0.5分），纱布（0.5分），乳胶手套两双（0.5分），一次性治疗巾（0.5分），胶布、3M胶布（1分），手消毒液，黄色垃圾桶，PDA（1分）	6		
	3.护士准备：着装整洁（0.5分）、洗手（0.5分）、戴口罩（1分）、戴帽子（1分）	3		
评估要点（10分）	1.核对医嘱（2分）	2		
	2.评估患者的意识状态、自理程度及合作程度（2分）	2		
	3.了解外敷料渗透及固定情况（6分）	6		
操作要点（65分）	1.携用物至床旁（2分），两种方式核对患者身份信息（2分），解释目的以及需要配合的注意事项，取得配合（2分）	6		
	2.协助患者取半卧位（2分），拉帘或屏风遮挡，保护隐私（2分）	4		
	3.暴露换药部位（2分），洗手（2分）	4		
	4.换药部位下垫治疗巾（2分），观察外层敷料及固定器（2分）	4		
	5.洗手（2分），戴手套（2分），揭除外层敷料及导管二次固定3M胶布（2分），摘手套（2分），洗手（2分）	10		
	6.备胶布（2分），打开无菌换药包、棉球、纱布，倾倒消毒液（4分），充分润湿棉球（2分）	8		
	7.洗手、戴手套（4分），整理无菌包治疗盘内物品（2分）	6		
	8.取出一个治疗碗放在换药部位治疗巾上（2分），用一把镊子轻轻夹取内层敷料（2分）	4		
	9.观察造口有无红肿、渗血渗液（2分）	2		
	10.取另一把镊子夹棉球消毒伤口及周围皮肤，顺序：造瘘口-造瘘口周围皮肤-垫片上方及固定器-造瘘管（一次一个棉球）（8分）	8		
	11.用镊子夹取纱布的外侧面将造瘘口周围皮肤的消毒液蘸干（2分）	2		
	12.夹取纱布覆盖造瘘口（1分），胶布固定（1分）	2		
	13.清理用物，脱手套，洗手（3分）	3		
	14.告知注意事项，再次核对，PDA执行确认（2分）	2		
质量评定（10分）	1.操作流畅、动作熟练（2分）	2		
	2.严格执行查对制度（2分）和无菌技术操作（2分）	4		
	3.与患者有效沟通（2分），关爱患者（2分）	4		
提问（5分）		5		

考生姓名	考核老师	得分	年　月　日

（5）注意事项

1）严格执行无菌操作原则。

2）定期评估外固定器与腹部皮肤距离，妥善固定造瘘管，减少造瘘管移位和对周围组织的摩擦，建议外固定装置应与皮肤保持间距0.5～2cm，可避免内外固定器装置间张力过大，以减少局部组织缺血、坏死、感染及固定器植入综合征（buried bumper syndrome，BBS），又称"包埋综合征"。

3）保持造瘘口局部清洁、定时换药。严密观察造瘘口有无红、肿、热、痛及分泌物，如有污染应随时更换敷料，造瘘口完全愈合，瘘管形成（一般10～14天）后，造口及周围皮肤即可清洗，注意保持皮肤干燥。

4）如造瘘口周围皮肤感染，应每日换药，分泌物送细菌培养，抗感染治疗，必要时切开引流，请伤口造口专科会诊；密切观察体温变化，高热者予以物理或药物降温，擦干汗液，更换衣被。

5）预防包埋综合征，松开外部固定器，轻轻推动造瘘管至胃内1～2cm，旋转180°，然后轻轻拉回（切忌用力往外拉，防止造瘘管脱出），最后妥善固定。

二、肠外营养护理操作技术流程及评价标准

（一）肠外营养液的配制

1."全合一"肠外营养液配制流程及考核标准

（1）操作目的

1）安全、有效、科学地配制肠外营养液。

2）为患者提供肠外营养支持。

（2）适应证：肠道功能不全或被禁忌经口/肠道摄取营养的成人患者。

（3）禁忌证：对营养液成分严重过敏等。

（4）操作流程（图5-2-9）。

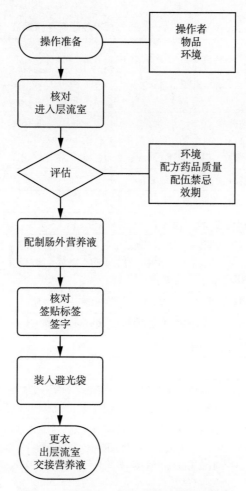

图5-2-9　"全合一"肠外营养液配制流程

（5）考核标准（表5-2-9）。

表5-2-9 "全合一"肠外营养液配制考核标准

项目	考核标准评价要点	分值	扣分	存在问题
操作准备（10分）	1.护士准备：洗手（1分），按要求更衣（1分），换鞋（1分），戴口罩（1分），戴帽子（1分）	5		
	2.物品准备：各类药品（0.5分），营养输液袋（0.5分），消毒弯盘2个（内有镊子2把）（0.5分），酒精纱布数块（1分），砂轮2个（0.5分），整理箱数个（1分），一次性空针（50ml、20ml、1ml）数个（1分）	5		
评估要点（10分）	1.评估配制室环境（1分）、各类输液配方药品质量（3分）	4		
	2.评估输液配方药品有无配伍禁忌（3分）	3		
	3.评估营养输液袋外包装是否密封完整、有效期是否合格（3分）	3		
操作要点（65分）	1.按规程进入层流室（换鞋—洗手—更换消毒服装—戴口罩、帽子—更换消毒拖鞋—进入层流准备间—洗手—穿无菌防尘服帽—进入风淋—进入层流室）（3分）	3		
	2.开启层流室，消毒层流台30min，酒精纱布擦拭层流台面（4分）	4		
	3.核对医嘱信息（2分），明确配制要求（2分），填写配方标签（2分）	6		
	4.取出配制用物（2分）及各种输液药品（2分）	4		
	5.再次核对医嘱（3分）	3		
	6.首先将不含磷酸盐的电解质、微量元素、胰岛素加入到复方氨基酸中，充分混匀（3分），将磷酸盐加入到葡萄糖溶液中，充分振荡混匀（3分）	6		
	7.关闭静脉营养输液袋输液管夹，分别将输液管连接到葡萄糖溶液和氨基酸溶液中（3分）。打开输液管夹，待葡萄糖溶液和氨基酸溶液全部流入"全合一"营养输液袋后关闭输液管夹（3分），翻转营养输液袋，使这两种溶液充分混匀（3分）	9		
	8.将脂溶性维生素加入水溶性维生素中，充分溶解后加入脂肪乳，混匀（3分）。连接第三根输液管到含有维生素的脂肪乳溶液中，打开输液管夹，边放边摇晃输液袋，使脂肪乳全部流入营养输液袋后，关闭输液管夹（3分）	6		
	9.轻轻摇动营养输液袋，使内容物充分溶解（3分），留取配制液的标本后（3分），打开其中一路输液管夹，将袋中多余的空气排出后关闭输液管夹（3分）	9		
	10.关闭营养输液袋袋口，挤压营养输液袋，排出袋内空气（2分），观察是否有漏液和渗液（2分）	4		
	11.再次核对配方标签（2分），将标签贴在营养输液袋表面，签字确认（2分）	4		
	12.将"全合一"营养输液袋中装入避光袋中（2分），整理配制室及用物（2分）	4		
	13.出配制室，更衣（1分），换鞋（1分），交接（1分）	3		

项目	考核标准评价要点	分值	扣分	存在问题
质量评定 （10分）	1.操作流畅（1分），动作熟练（1分）	2		
	2.严格执行查对制度（2分）和无菌技术操作原则（2分）	4		
	3.配制流程标准（2分），营养液无变色、沉淀（2分）	4		
提问 （5分）		5		
考生姓名	考核老师　　　　　　　　得分		年　月　日	

（6）注意事项

1）注意应按正确的混合顺序配制营养液。

2）电解质不能直接加入脂肪乳剂中。

3）钙剂和磷酸盐应分别加入不同的溶液内稀释，以免发生磷酸钙沉淀。

4）混合时脂肪乳剂不能与葡萄糖溶液直接混合。必须首先混合葡萄糖溶液与氨基酸溶液，最后加入脂肪乳剂。

5）加入液体总量应不小于1500ml，全营养混合液中的葡萄糖的最终浓度为0%～23%，有利于混合液的稳定。

6）全营养混合液中一价阳离子（Na^+、K^+）电解质浓度不高于130～150mmol/L，二价阳离子（Mg^{2+}、Ca^{2+}）电解质浓度不高于5～8mmol/L。

7）避免在全营养混合液中加入其他药物（除非已经过配伍验证），以免影响全营养混合液的稳定性及加入药物的药效。

8）肠外营养液的配制操作应在B级（ISO 5级）环境中完成，需保持静脉用药调配室温度为18～26℃，相对湿度为35%～75%。

2.肠外营养液（脂肪乳氨基酸葡萄糖注射液）配制流程及考核标准

（1）操作目的

1）安全、有效、科学地配制脂肪乳氨基酸葡萄糖注射液。

2）为患者提供肠外营养。

（2）适应证：胃肠功能不全或被禁忌经口/肠道摄取营养的成人患者。

（3）禁忌证：对营养液成分严重过敏等。

（4）操作流程　（图5-2-10）。

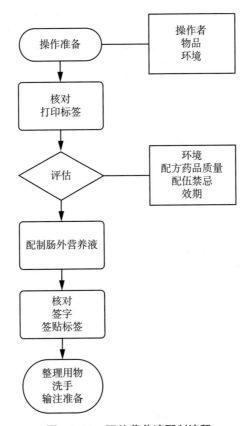

图 5-2-10　肠外营养液配制流程

（5）考核标准（表5-2-10）。

表 5-2-10　肠外营养液配制考核标准

项目	考核标准评价要点	分值	扣分	存在问题
操作准备 （10分）	1.护士准备：洗手（1分），戴口罩（1分），戴帽子（1分）	3		
	2.用物准备：各类药品（1分），肠外营养液（1分），消毒液（1分），棉签（1分），一次性空针（1分），酒精纱布数块（1分），砂轮（1分）	7		
评估要点 （10分）	1.评估配制环境（1分）、药物配伍禁忌（3分）	4		
	2.评估肠外营养液外包装是否密封完整，有效期是否合格（3分）	3		
	3.评估药品效期，有无浑浊、沉淀、变质等（3分）	3		
操作要点 （65分）	1.核对医嘱信息（3分），打印输注标签（3分）	6		
	2.用酒精纱布擦拭配制台面（4分）	4		
	3.检查药品效期与质量（4分）	4		
	4.再次核对医嘱与输注标签（4分）	4		
	5.将肠外营养液袋子放平，沿着端口位置的凹槽撕开，除去外包装及氧吸收剂（4分）	4		

项目	考核标准评价要点	分值	扣分	存在问题
操作要点 （65分）	6.将袋子水平放置，文字面向上，端口侧远离自己，从右手边斜向上卷起袋子开启垂直封隔（10分）	10		
	7.双手握住袋子上下颠倒3次混匀溶液（6分）	6		
	8.将混合液袋子平铺在桌面上，掰开钢针口扁平头并消毒钢针口（4分）	4		
	9.握住钢针口基底部，从钢针口的中心位置进行加药（4分）	4		
	10.用脂溶性维生素注射液溶解注射用水溶性维生素后加入混合液中混匀（3分），将甘油磷酸钠加入混合液中混匀（3分），将多种微量元素注射液及其他电解质加入混合液中混匀（3分）	9		
	11.再次核对医嘱与输注标签，签时签名并粘贴标签（6分）	6		
	12.整理用物、洗手、做好输注准备（4分）	4		
质量评定 （10分）	1.操作流畅（1分），动作熟练（1分）	2		
	2.严格执行查对制度（2分）和无菌技术操作原则（2分）	4		
	3.配制流程标准（2分），营养液无变色、沉淀（2分）	4		
提问 （5分）		5		
考生姓名　　　　考核老师　　　　　　　　得分			年　月　日	

（6）注意事项

1）在光滑、平坦的桌面放置肠外营养液。

2）严格无菌操作，严格加药顺序。

3）每加一种药液都要充分混匀（上下颠倒三次）。

4）加药时，推荐使用≤ 0.8mm的加药针头，以达到最佳穿刺效果。

5）不能打开水平封隔，避免造成漏液。

6）加药推送针头时，注意与端口保持水平，以防针头斜插刺破端口与袋子连接处。

7）在加药和使用过程中避免直接光线照射。

（二）肠外营养液的输注

1. "全合一"肠外营养液输注操作流程及考核标准

（1）操作目的：提供机体所需的营养物质，促进患者康复，改善患者预后。

（2）适应证

1）＞ 7天不能进食或经肠内途径摄入每日所需热量、蛋白质或其他营养素者。

2）由于严重胃肠道功能障碍或不能耐受肠内营养而需营养支持者。

3）通过肠内营养无法达到机体需要的目标量时应该补充肠外营养。

（3）禁忌证：对营养液成分严重过敏者。

（4）操作流程 （图5-2-11）。

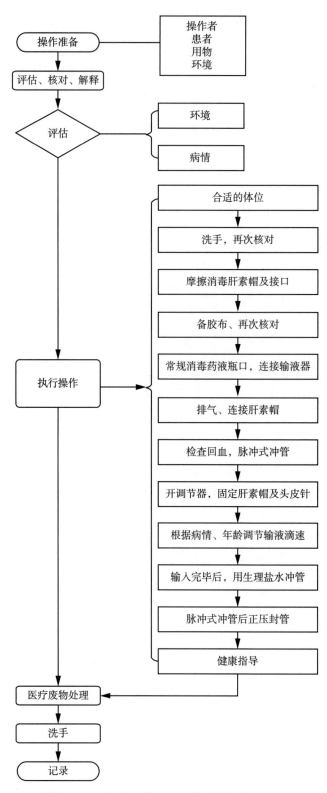

图5-2-11 "全合一"肠外营养液输注操作流程

（5）考核标准（表5-2-11）。

表5-2-11 "全合一"肠外营养液输注操作考核标准

项目	考核标准评价要点		分值	扣分	存在问题
操作准备（10分）	1.护士准备：仪表端庄，着装整洁（1分），洗手（2分），戴口罩（1分）		4		
	2.用物准备：手持移动终端（PDA）（0.5分），"全合一"营养液（0.5分），输液器（0.5分），棉签（0.5分），敷贴（0.5分），胶布（0.5分），安尔碘（0.5分），纱布（0.5分），弯盘（0.5分），预充式冲洗器（0.5分），0.9%生理盐水（1分）		6		
评估要点（10分）	1.评估患者病情（2分），解释并取得合作（2分）		4		
	2.倾听患者主诉，了解置管侧肢体有无疼痛、肿胀情况（2分）		2		
	3.协助患者取合适体位（1分），暴露穿刺置管部位（1分），评估患者置管处情况（有无红、肿、痛、渗血、渗液，胶布、透明敷贴有无移位）（2分），嘱患者排尿		4		
操作要点（65分）	1.洗手（2分），核对医嘱（2分），检查"全合一"营养液及输液装置（2分）		6		
	2.携用物至床旁，核对患者（2分），摩擦消毒肝素帽及接口≥15s（2分）		4		
	3.备胶布（1分），再次核对（2分），常规消毒药液瓶口（2分），连接输液器（2分），挂"全合一"营养液于输液架上排气（2分），连接肝素帽（2分）		11		
	4.检查回血（2分），确认回血良好，行脉冲式冲管（4分）		6		
	5.开调节器（2分），固定肝素帽及头皮针（2分）		4		
	6.根据病情、年龄调节输液滴速（4分），再次核对（2分）		6		
	7.输液过程中加强巡视，每4小时用生理盐水20ml冲管一次（4分），患者有无输液反应，倾听患者主诉（4分），观察置管部位有无红、肿、热、痛、渗出的表现（4分）		12		
	8."全合一"营养液输入完毕后，用生理盐水50～100ml冲管（2分），再脉冲式冲管后正压封管（4分）		6		
	9.协助患者取舒适体位（2分），告知注意事项（2分）		4		
	10.整理用物（2分），洗手（2分），记录（2分）		6		
质量评定（10分）	1.操作流畅（1分）、动作熟练（1分）		2		
	2.严格无菌操作（4分）		4		
	3.关爱患者（2分），健康宣教全面（2分）		4		
提问（5分）			5		
考生姓名	考核老师	得分		年 月 日	

（6）注意事项

1）输入速度：根据患者病情营养需求和治疗情况确定输注速度，持续输注速度应保持在40～150ml/h，间歇输注速度可高达200～300ml/h，含有葡萄糖的肠外营养输注速度为5～7mg/（kg·min），注意监测血糖，有条件者可使用输液泵。

2）严密监测患者的意识状态、体温、血压、心率、尿量、血糖、电解质等。

3）输注过程中观察患者的反应，听取患者主诉，有无胸闷、心悸等不适。

4）注意观察置管处皮肤有无红肿，置管部位的敷贴有无潮湿或渗血。

5）不推荐在全营养混合液（total nutrient Admixture，TNA）输注过程中使用避光输液器和装置，但应避免阳光对"全合一"营养液的直接照射。

2.肠外营养液（脂肪乳氨基酸葡萄糖注射液）输注操作流程及考核标准

（1）操作目的：提供机体所需的营养物质，促进患者康复，改善患者预后。

（2）适应证：不能或功能不全或被禁忌经口/肠道摄取营养的成人患者。

（3）禁忌证：对营养液成分严重过敏者。

（4）操作流程 （见图5-2-12）。

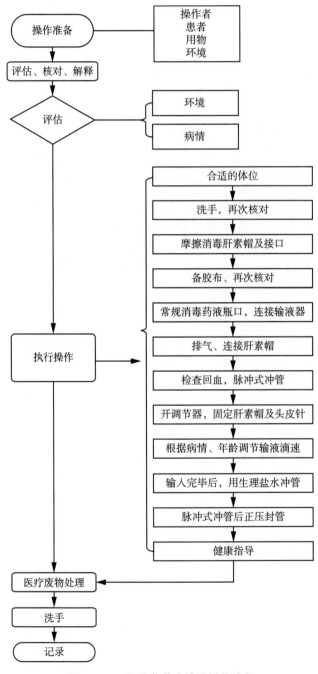

图5-2-12　肠外营养液输注操作流程

（5）考核标准 （表5-2-12）。

表5-2-12　肠外营养液输注操作考核标准

项目	考核标准评价要点	分值	扣分	存在问题
操作准备（10分）	1.护士准备：仪表端庄，着装整洁（1分），洗手（2分），戴口罩（1分）	4		
	2.用物准备：PDA（0.5分），肠外营养液（0.5分），输液器（0.5分），棉签（0.5分），敷贴（0.5分），胶布（0.5分），安尔碘（0.5分），纱布（0.5分），弯盘（0.5分），预充式冲洗器（0.5分），0.9%生理盐水（1分）	6		
评估要点（10分）	1.评估患者病情（2分），解释并取得合作（2分）	4		
	2.倾听患者主诉，了解置管侧肢体有无疼痛、肿胀情况（2分）	2		
	3.协助患者取合适体位（1分），暴露穿刺置管部位（1分），评估患者置管处情况（有无红、肿、痛、渗血、渗液，胶布、透明敷贴有无移位）（2分），嘱患者排尿	4		
操作要点（65分）	1.洗手（2分），核对医嘱（2分），检查肠外营养液及输液装置（2分）	6		
	2.携用物至床旁，核对患者（2分），摩擦消毒肝素帽及接口≥15s（2分）	4		
	3.备胶布（1分），再次核对（2分），常规消毒药液瓶口（2分），连接输液器（2分），挂肠外营养液输液架上排气（2分），连接肝素帽（2分）	11		
	4.检查回血（2分），确认回血良好，行脉冲式冲管（4分）	6		
	5.开调节器（2分），固定肝素帽及头皮针（2分）	4		
	6.根据病情、年龄调节输液滴速（4分），再次核对（2分）	6		
	7.输液过程中加强巡视，每4小时用生理盐水20ml冲管一次（4分），患者有无输液反应，倾听患者主诉（4分），观察置管部位有无红、肿、热、痛、渗出的表现（4分）	12		
	8.肠外营养液输入完毕后，用生理盐水50～100ml冲管（2分），再脉冲式冲管后正压封管（4分）	6		
	9.协助患者取舒适体位（2分），告知注意事项（2分）	4		
	10.整理用物（2分），洗手（2分），记录（2分）	6		
质量评定（10分）	1.操作流畅（1分）、动作熟练（1分）	2		
	2.严格无菌操作（4分）	4		
	3.关爱患者（2分），健康宣教全面（2分）	4		
提问（5分）		5		
考生姓名　　　考核老师　　　　　　得分			年　月　日	

（6）注意事项

1）根据患者营养需求和治疗情况确定输注速度，持续输注速度应保持在40～150ml/h，间歇输注速度可高达200～300ml/h，含有葡萄糖的肠外营养输注速度为5～7mg/（kg·min），注意监测血糖。

2）如营养液中加入了胰岛素，应定时摇匀以防止胰岛素吸附聚集引起营养液比重失调及低血糖。

3）严密监测患者的意识状态、体温、血压、心率、尿量、血糖、电解质等。

4）输注过程中观察患者的反应，听取患者主诉，有无胸闷、心悸等不适。

5）注意观察置管处皮肤有无红肿，置管部位的敷贴有无潮湿或渗血。

6）从用药安全性出发，添加药物后的混合液应立即使用。

3.静脉输液泵操作流程及考核标准

（1）操作目的：准确控制输液速度及输液量，输入药物速度均匀、用量准确。

（2）适应证

1）需要严格控制输液量和药量的患者。

2）需要严格控制输液速度的患者。

（3）操作流程 （图5-2-13）。

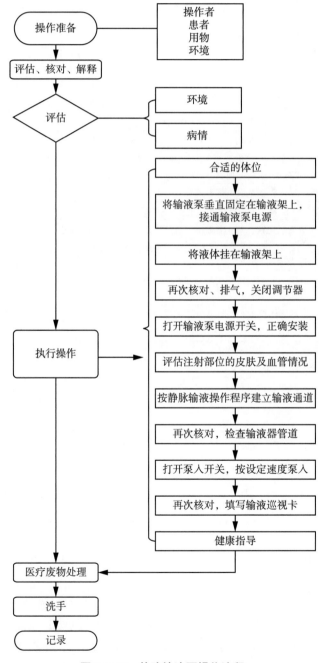

图5-2-13 静脉输液泵操作流程

（4）考核标准　（表5-2-13）。

表5-2-13　静脉输液泵操作考核标准

项目	考核标准评价要点		分值	扣分	存在问题
操作准备（10分）	1.护士准备：洗手（2分），按要求更衣（1分），换鞋（1分），戴口罩（1分）		5		
	2.用物准备：治疗盘（0.5分），输液器（0.5分），手消毒液（0.5分），巡视卡（0.5分），注射卡（0.5分），笔（0.5分），手表（0.5分），输液泵（0.5分），PDA（0.5分），根据医嘱准备药液（0.5分）		5		
评估要点（10分）	1.携用物至床旁（1分），核对患者信息（2分），评估患者病情（2分），解释并取得合作（1分）		6		
	2.协助患者取合适体位（2分），评估穿刺部位皮肤及血管情况（2分）		4		
操作要点（65分）	1.将输液泵垂直固定在输液架上（2分），接通输液泵电源（2分），打开电源开关（2分）		6		
	2.将液体挂于输液架上（1分），再次核对、排气（4分），关闭调节器（2分）		7		
	3.打开输液泵电源开关（1分），将输液器墨菲滴管下段输液管部分正确安装在输液泵的槽内（4分）		5		
	4.评估注射部位的皮肤及血管情况（3分），洗手（2分）		5		
	5.按静脉输液操作程序建立静脉输液通道（8分）		8		
	6.根据医嘱设定输液量（4分）、输液速度（4分）及其他需要的参数（4分）		12		
	7.再次核对（2分），检查输液器管道（2分）		4		
	8.打开泵入开关（2分），按设定速度泵入（2分）		4		
	9.再次核对（2分），填写输液巡视卡挂于输液架上（2分）		4		
	10.观察输液情况，向患者交代注意事项（2分），整理患者床单位（2分），呼叫器放于患者伸手可及处（2分）		6		
	11.整理用物（2分），规范洗手（2分）		4		
质量评定（10分）	1.操作熟练（2分），关爱患者（2分）		4		
	2.严格执行查对制度（2分）和无菌技术操作原则（2分）		4		
	3.输液泵设置正确无误（2分）		2		
提问（5分）			5		
考生姓名　　　　　考核老师　　　　　　　得分				年　月　日	

（5）注意事项

1）为了治疗顺利进行，正确设定输液速度及其他必需参数。

2）随时观察输液泵的工作状态，及时排除报警、故障。

3）注意观察穿刺部位皮肤情况，防止发生液体外渗，出现外渗及时给予相应处理。

4）输液过程中应详细记录输液泵使用的起始时间、输液总量、输液速度、输入液体种类、药物名称及剂量。

5）持续输注时所使用的输液器每24小时更换一次，防止感染。

6）在输液泵的使用过程中更换液体，必须要先停止输液泵，重新设置后再启动。

（三）肠外营养通路的置入

1.外周静脉留置针穿刺技术操作流程及考核标准

（1）操作目的：为短期肠外营养治疗（＜2周），且营养液渗透压低于900mOsm/L患者提供静脉通路。

（2）适应证：短期肠外营养治疗（＜2周）的患者。

（3）禁忌证

1）穿刺血管发生静脉炎、血栓等。

2）穿刺局部皮肤溃烂、皮疹等。

3）放射野部位血管。

（4）操作流程（图5-2-14）。

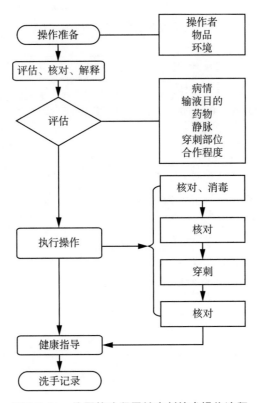

图5-2-14　外周静脉留置针穿刺技术操作流程

（5）考核标准（表5-2-14）。

表5-2-14　外周静脉留置针穿刺技术操作考核标准

项目	考核标准评价要点	分值	扣分	存在问题
操作准备（10分）	1.护士准备：仪表端庄，着装整洁（2分），七步洗手法洗手（1分），戴口罩（1分）	4		
	2.用物准备：治疗盘（0.5分），PDA（执行单）（0.5分），药液（0.5分），输液器（0.5分），静脉留置针（0.5分），棉签（0.5分），敷贴（0.5分），胶布（0.5分），安尔碘（0.5分），压脉带（0.5分），弯盘（0.5分），必要时备便器（0.5分）	6		
评估要点（10分）	1.评估患者病情、年龄、心肺功能（2分）	2		
	2.评估输液目的，药物性质、剂量，医嘱要求，过敏史，用药史，出入液量（4分）	4		
	3.评估静脉状况、穿刺部位皮肤完整性、患者指端血液循环情况（2分）	2		
	4.评估患者心理状态、合作程度及对留置针输液的认识与合作程度等（2分）	2		
操作要点（65分）	1.备胶布（2分），敷贴（2分），注明穿刺日期（2分），核对并检查药液（4分）	10		
	2.消毒瓶口（3分），消毒穿刺处皮肤2遍，直径≥8cm（3分），待干（2分），连接输液器（2分），在穿刺部位上方8～10cm处扎压脉带（2分）	12		
	3.打开留置针（1分），再次核对（2分），排尽空气（1分），连接留置针（2分），排尽留置针内的空气（2分），旋转针芯后行静脉穿刺（进针角度为15°～30°），见回血后降低角度再进0.2cm，固定导管座，退针芯约0.2cm，再将导管送入血管，拔出针芯（4分）	12		
	4.松开压脉带（2分），打开调节器（2分），妥善固定（4分）	8		
	5.根据患者年龄、病情、药物性质等调节输液滴速（5分），再次核对（5分）	10		
	6.协助患者取舒适体位（4分），健康宣教（4分）	8		
	7.整理用物（2分），洗手（2分），记录（1分）	5		
质量评定（10分）	1.与患者有效沟通（1分），关爱患者（1分）	2		
	2.严格执行查对制度（2分）和无菌技术操作原则（2分）	4		
	3.操作流畅（2分），动作熟练（2分）	4		
提问（5分）		5		
考生姓名　　　　考核老师　　　　　　得分			年　月　日	

（6）注意事项

1）严格执行无菌技术操作和查对制度。

2）长期输液者24h更换输液器，根据情况建议72～96h更换留置针。

3）严密观察穿刺部位有无红、肿、热、痛等情况，及时处理。

4）合理使用和保护静脉，宜选择上肢静脉及健侧肢体。

2.PICC导管置入技术操作流程及考核标准

（1）操作目的

1）建立静脉通道，保证长期静脉输液治疗。

2）保护外周静脉，避免腐蚀性药液损伤静脉。

3）肠外营养＞14天，营养液渗透压高于900mOsm/L。

4）减少静脉反复穿刺，减轻患者痛苦。

5）便于临床用药。

（2）适应证

1）静脉输液＞7天，需反复输血或血液制品的患者。

2）输注刺激性液体，如肠外营养液、化疗药物等。

3）外周静脉通路建立困难。

4）早产儿。

（3）禁忌证

1）穿刺部位皮肤损伤、感染。

2）穿刺的血管硬化，有血栓史、血管手术史的静脉。

3）放射野部位血管。

4）上腔静脉压迫/阻塞综合征。

5）瘫痪侧肢体。

6）慢性肾脏病患者（因会导致中心静脉狭窄或栓塞，以及相应的静脉耗损无法进行瘘管建立）。

（4）操作流程（图5-2-15）。

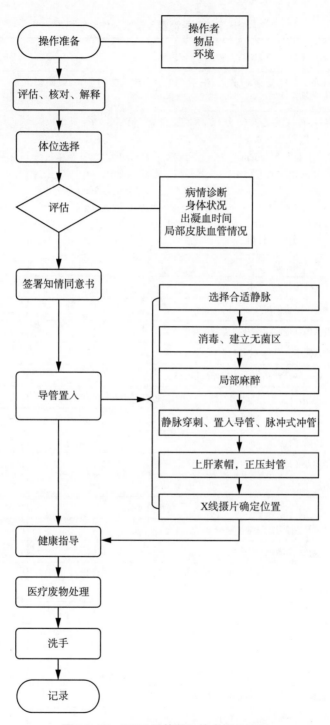

图 5-2-15 PICC 导管置入技术操作流程

（5）考核标准（表5-2-15）。

表5-2-15　PICC导管置入技术操作考核标准

项目	考核标准评价要点	分值	扣分	存在问题
操作准备 （10分）	1.护士准备：衣帽整洁（1分），洗手（1分），戴口罩（1分），戴圆帽（1分）	4		
	2.用物准备：PICC穿刺包（1分）（无菌手套2双、治疗巾2张、孔巾1张、隔离衣1件、无菌大单1张、无菌镊2把、纱布4张、大棉球8个、溶液杯2个、方盘1个、10cm×12cm透明敷贴、思乐扣）、2%葡萄糖氯己定乙醇皮肤消毒液（0.5分）、75%酒精消毒液（0.5分）、0.9%氯化钠溶液（0.5分）、0～10U/ml肝素钠稀释液（0.5分）、20ml注射器2支（0.5分）、1ml注射器1支（0.5分）、2%利多卡因1支（0.2分）、PICC穿刺套件（1分）、卷尺（0.2分）、止血带（0.2分）、胶布（0.2分）、弹力绷带（0.2分）	6		
评估要点 （10分）	1.评估患者疾病诊断（2分）	2		
	2.评估患者身体状况（2分）	2		
	3.评估患者出凝血情况（2分）	2		
	4.评估患者局部皮肤组织及血管情况（2分）	2		
	5.患者签署知情同意书（2分）	2		
操作要点 （65分）	1.做好准备，保证严格的无菌操作环境（3分）	3		
	2.摆体位（1分），选择合适的静脉（1分），确定穿刺点（1分）	3		
	3.穿刺点定位（3分），测量穿刺长度（1分）、臂围（1分）	5		
	4.建立无菌区（5分）	5		
	5.消毒穿刺点（5分）	5		
	6.预冲导管（2分）	2		
	7.扎止血带（1分），局部麻醉（2分），实施静脉穿刺（3分）	6		
	8.从导引套管内取出穿刺针（4分）	4		
	9.匀速送入PICC导管（7分）	7		
	10.退出导引套管（2分），导管送至预定长度（2分），撤出导引钢丝（2分）	6		
	11.安装连接器（5分）	5		
	12.抽回血（0.5分），脉冲式冲管（2分），安装输液接头（肝素帽）（0.5分），正压封管（2分）	5		
	13.清理穿刺点（1分），固定导管（2分），覆盖无菌敷料（1分）	4		
	14.通过X线片确定导管尖端位置（2分）	2		
	15.整理用物（1分），洗手（1分），记录（1分）	3		

项目	考核标准评价要点	分值	扣分	存在问题
质量评定（10分）	1.做好解释工作（0.5分），使患者放松（0.5分），护患沟通有效（0.5分），确保穿刺时静脉最佳状态（0.5分）	2		
	2.操作流畅（0.5分），动作熟练（0.5分）	1		
	3.患者知晓置管后的日常维护及注意事项（3分）	3		
	4.严格执行查对制度（1分）和无菌技术操作原则（1分）	2		
	5.导管尖端是否达到上腔静脉的下1/3或上腔静脉与右心房交界处位置（2分）	2		
提问（5分）		5		
考生姓名　　　　　考核老师　　　　　　　　得分			年　月　日	

（6）注意事项

1）严格遵守无菌操作及消毒隔离常规。

2）准确测量置入PICC的长度：患者平卧或半卧，穿刺侧上臂外展与躯干成45°～90°，从预穿刺点沿静脉走向测量至右胸锁关节，再向下至第3肋间。

3）正确选择测量手臂臂围部位：肘横纹上10cm处；尺骨鹰嘴上方15cm处。

4）穿刺点局部应加压止血，避免渗血。

5）PICC导管固定牢固，避免导管脱落。

6）导管尖端的位置：PICC导管尖端位于上腔静脉下端1/3或上腔静脉和右心房交界处。

7）安置心脏起搏器的患者应首选安置起搏器对侧放置PICC导管。

3.CVC导管置入技术操作流程及考核标准

（1）操作目的

1）监测中心静脉压。

2）建立有效的静脉营养、给药途径。

（2）适应证

1）外周置管困难或不适宜外周置管的患者。

2）持续性输液治疗（如肠外营养、高浓度血管活性药物、血液及血液制品等）。

3）创伤性血流动力学监测。

4）输注刺激性、腐蚀性药物（如化疗药）。

5）快速扩容的患者。

6）股静脉CVC：针对双侧颈部手术、上躯干创伤、上腔静脉阻塞综合征的患者。

（3）禁忌证

1）穿刺静脉局部感染。

2）血栓形成。

3）凝血功能障碍。

4）免疫力低下。

5）严重的心肺疾病。

6）有中心静脉置管困难史的患者。

7）放射野部位的血管。

（4）操作流程（图5-2-16）。

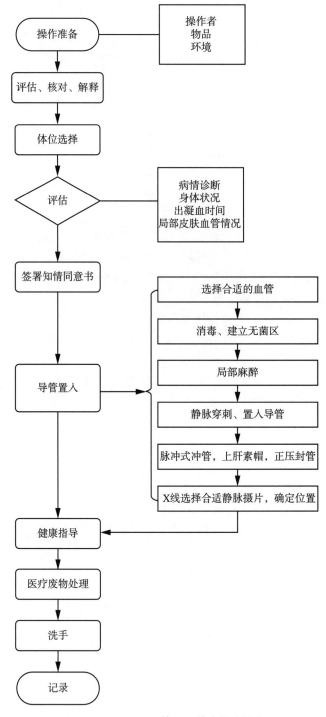

图5-2-16 CVC导管置入技术操作流程

（5）考核标准（表5-2-16）。

表5-2-16 CVC导管置入技术操作考核标准

项目	考核评价要点	分值	扣分	存在问题
操作准备 （10分）	1.护士准备：衣帽整洁（1分），洗手（1分），戴口罩（1分），戴圆帽（1分）	4		
	2.用物准备：CVC导管1套（1分），手术包1个（1分）（弯盘1个、纱布5张、洞巾1张、手套2双、棉球杯2个、无菌敷贴1张），2%利多卡因（1分），0.9%氯化钠溶液（0.5分），0～10U/ml肝素钠稀释液（0.5分），10ml注射器（0.3分），5ml/1ml注射器（0.3分），胶布（0.2分），2%葡萄糖氯己定乙醇皮肤消毒液（0.5分），75%酒精消毒液（0.5分），棉签（0.2分）	6		
评估患者 （10分）	1.评估患者疾病诊断（2分）	2		
	2.评估患者身体状况（2分）	2		
	3.评估患者出凝血情况（2分）	2		
	4.评估患者局部皮肤组织及血管情况（2分）	2		
	5.患者签署知情同意书（2分）	2		
操作要点 （65分）	1.做好准备，保证严格的无菌操作环境（3分）	3		
	2.摆体位（1分），选择合适的静脉（2分）	3		
	3.确定穿刺点（2分），计算穿刺长度（3分）	5		
	4.建立无菌区（5分）	5		
	5.消毒穿刺点（5分）	5		
	6.预冲导管（2分）	2		
	7.局部麻醉（2分），实施静脉穿刺（4分）	6		
	8.送导丝（3分），取出穿刺针（2分）	5		
	9.匀速送入CVC导管（6分）	6		
	10.撤出导引钢丝（5分）	5		
	11.抽回血（1分），脉冲式冲管（2分），固定肝素帽（1分），正压封管（1分）	5		
	12.清理穿刺点（1分），固定导管（2分），覆盖无菌敷料（2分）	5		
	13.通过X线片确定导管尖端位置（5分）	5		
	14.整理用物（1分），洗手（2分），记录（2分）	5		
质量评定 （10分）	1.做好解释工作（0.5分），使患者放松（0.5分），护患沟通有效（0.5分），确保穿刺时静脉最佳状态（0.5分）	2		
	2.操作流畅（0.5分），动作熟练（0.5分）	1		
	3.患者知晓置管后的日常维护及注意事项（3分）	3		
	4.严格执行查对制度（1分）和无菌技术操作原则（1分）	2		
	5.导管尖端是否达到上腔静脉的下1/3或下腔静脉膈肌位置（2分）	2		
提问 （5分）		5		
考生姓名	考核老师 得分		年 月 日	

（6）注意事项

1）严格遵守无菌操作及消毒隔离常规。

2）穿刺过程中使用准确性较高的腔内心电图（electrocardiogram，EKG）技术等方法确定中心血管通路装置尖端位置。

3）新生儿和1周岁以下婴儿应避免导管尖端进入心脏内。

4）导管尖端的位置：CVC导管尖端位于上腔静脉下端1/3或上腔静脉和右心房交界处，如通过股静脉放置，应在下腔静脉膈肌位置。

5）穿刺过程中若放置导丝困难，不能强行推进，调整到回血最通畅的位置才能重新置入。

4.输液港置入技术操作流程及考核标准

（1）操作目的

1）建立经颈内静脉置入输液港的通路。

2）满足患者长期或重复静脉输注所有性质药物。

3）提供输血、采集血标本路径。

4）降低导管相关性并发症的发生率。

（2）适应证

1）需长期放化疗的恶性肿瘤患者。

2）需长期静脉营养患者。

3）需长期多次输注血液制品的患者。

4）需与其他静脉通路相比，更愿意接受静脉输液港的患者。

（3）禁忌证

1）置入港体皮肤区域有破损和感染的部位。

2）凝血功能障碍。

3）免疫力低下。

4）放射野部位的血管。

（4）操作流程（图5-2-17）。

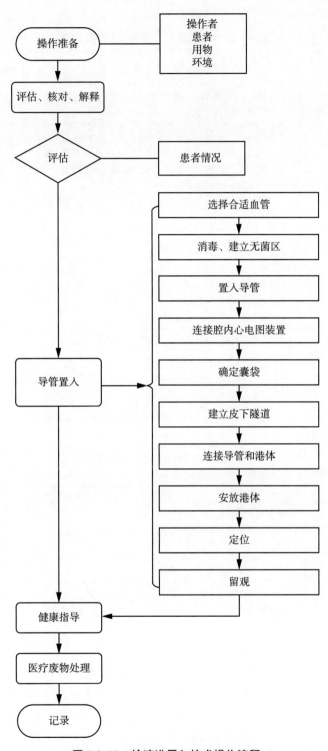

图5-2-17 输液港置入技术操作流程

（5）考核标准（表5-2-17）。

表5-2-17　输液港置入技术操作考核标准

项目	考核标准评价要点		分值	扣分	存在问题
操作准备 （18分）	1.护士准备：洗手（1分），仪表端庄、着装整洁（1分），穿手术衣（1分），戴口罩（1分），戴帽子（1分）		5		
	2.用物准备	手术室无菌包（2分）（治疗巾2块、切口缝合包1个、纱布10块、溶液杯2个、治疗盘1个、无菌孔巾1块、无菌镊1把、纱布3块、消毒刷3个），输液港穿刺包1个（2分），无损伤穿刺针1个（1分）	5		
		无菌物品（2分）：2%的氯己定（洗必泰）酒精棉球，碘伏棉签，500ml瓶装0.9%氯化钠溶液，20ml、10ml、5ml、1ml注射器各1支，5cm×7cm、10cm×12cm透明敷贴各1张，2%利多卡因3支，肾上腺素1支，输液接头1个	2		
		其他必需物品（2分）：超声仪、心电监护仪、电极片、心电转换器、无菌连接线、胶布、超声耦合剂、超声探头无菌保护套、弯盘、置管记录表	2		
	3.患者准备：清洁皮肤，了解输液港置入术，缓解紧张情绪，做好术中配合（2分）		2		
	4.环境准备：环境整洁安静，安全，光线充足，符合《医院消毒卫生标准》要求（2分）		2		
评估要点 （2分）	了解患者病情、出凝血情况、局部皮肤组织及血管情况；查看输液港置入知情同意书、手术通知单（2分）		2		
操作要点 （65分）	穿刺置入输液港阶段 （47分）	1.核对患者信息，应至少使用两种身份识别方法（1分），患者平卧，头偏向对侧（1分）	2		
		2.安装心电监护仪，记录并打印基础心电图，观察P波振幅和方向（1分）	1		
		3.超声引导下识别、评估和选择合适的血管，在无禁忌证的情况下，对比双侧颈内血管，根据患者病情选择合适血管，首选右侧置管（1分）	1		
		4.氯己定酒精棉球消毒穿刺部位皮肤，氯己定消毒3遍，用力摩擦30s以上，以穿刺点为中心，范围直径大于20cm（2分）	2		
		5.建立无菌区，穿手术衣，铺手术大单（2分）	2		
		6.预冲泵体和导管，排尽空气，观察导管的完整性（1分）	1		
		7.安放无菌探头罩，无菌罩和探头间不可有气泡（1分）	1		
		8.将拟穿刺血管固定在影像中央位置（1分）	1		
		9.穿刺点处实施局部麻醉（1分）	1		
		10.超声引导下实施静脉穿刺（1分）	1		

项目		考核标准评价要点	分值	扣分	存在问题
操作要点（65分）	穿刺置入输液港阶段（47分）	11.见回血后送入导丝（1分）	1		
		12.退出穿刺针，预防导丝滑出体外或滑入体内（1分）	1		
		13.扩皮，注意不能切割到导丝（1分）	1		
		14.沿导丝送入插管鞘，注意固定好导丝，避免导丝滑入静脉（2分）	2		
		15.取出导丝和血管鞘内芯，拇指封堵血管鞘外套管，防止出血（2分）	2		
		16.匀速缓慢送入导管至预定长度，撤出可撕裂鞘（1分）	1		
		17.连接腔内心电图导联装置（1分）	1		
		18.观察并记录腔内心电图（1分）	1		
		19.根据腔内心电图P波变化，送入导管至标准位置（2分）	2		
		20.检查回血是否良好，脉冲式冲管（1分）	1		
		21.选择皮肤囊袋位置，一般在锁骨下两横指（1分）	1		
		22.成人可采用2%利多卡因行局部浸润麻醉；部位包括穿刺点、囊袋皮下隧道。小儿可采用全身麻醉（1分）	1		
		23.港体置入皮下1～1.5cm，深度为两个指节，距离切口0.5～1cm（2分）	2		
		24.港体埋置处局部浸润麻醉后横向切开皮肤2～3cm，钝性分离皮下组织，根据输液港港体的大小制作囊袋（2分）	2		
		25.囊袋切口中点至穿刺点做皮下隧道拉回导管，测量囊袋至穿刺点的长度，将导管裁剪至测量的总长度，连接注射基座并上锁固定（2分）	2		
		26.用隧道针牵引导管，搭配皮肤囊袋切口处，捋直皮下导管，避免导管打折（2分）	2		
		27.测量穿刺点到囊袋位置的长度，加上颈内静脉置入的长度，算出总的置入长度（2分）	2		
		28.直剪导管，不能剪出斜面，不可用止血钳夹闭导管（1分）	1		
		29.套锁扣，黑色显影环对导管，导管对接港体（1分）	1		
		30.正确连接锁扣，注意导管不能打折，抽回血（1分）	1		
		31.将港体放入囊袋中，并用丝线将港体缝合在筋膜上，预防港体翻转，注意避免缝针刺破导管（2分）	2		
		32.插入无损伤针抽回血，确认导管通畅，无打折、渗漏（1分）	1		
		33.逐层缝合囊袋皮肤和穿刺血管处皮肤（1分）	1		
		34.安装无损伤针，检查回血，冲管和正压封管，缝合处覆盖伤口敷料，加压包扎（2分）	2		

项目		考核标准评价要点	分值	扣分	存在问题
操作要点 （65分）	穿刺置管后 （8分）	35.穿刺置管后，协助患者活动颈部（2分）	2		
		36.置管成功后，将准备好的X线照片单、置管同意书交予患者，进行胸部X线检查，确定导管位置（2分）	2		
		37.填写输液港置管操作记录单与输液港护理手册（2分）	2		
		38.阅读胸部X线片，记录检查结果（2分）	2		
	指导患者 （8分）	39.向患者做好解释工作，使患者放松，配合工作，确保穿刺时静脉的最佳状态，向患者及其家属解释放置输液港的必要性和优缺点（2分）	2		
		40.向患者及其家属详细介绍输液港应用过程中的注意事项（2分）	2		
		41.告知患者保持局部清洁干燥，敷贴有卷曲、松动时及时更换，避免置管部位污染，穿脱衣服时注意保护（2分）	2		
		42.伤口每3天换药一次，10～14天拆线，输液港每4周维护1次。伤口未愈合前避免污染、浸湿。观察输液港周围皮肤有无发红、肿胀、灼热感、疼痛等炎性反应（2分）	2		
	43.清理用物，按规范处理，洗手，记录（2分）		2		
质量评定 （10分）	1.操作流畅（2分），动作熟练（2分）		4		
	2.严格执行查对制度（2分）和无菌技术操作原则（2分）		4		
	3.关爱患者，护患沟通有效（2分）		2		
提问 （5分）			5		
考生姓名　　　　考核老师　　　　　　　得分				年　月　日	

（6）注意事项

1）严格遵守消毒隔离技术及无菌操作技术

2）评估患者血管情况，且避开放射野区域内血管及有破损和感染部位。

3）切口不可太深，分离皮下组织时应仔细，以免损伤血管。

4）插入导管时，应用无菌生理盐水冲洗，并夹闭导管，以防引起空气栓塞。

5）用隧道针牵引导管时，避免发生导管破损导致渗漏或断裂。

6）输液港置入至开始使用时间间隔应＞24h，如果＞1周，可进一步降低并发症的发生。

（四）肠外营养通路的维护

1.外周静脉留置针维护技术操作流程及考核标准

（1）操作目的

1）维持导管正常功能。

2）预防导管相关并发症的发生。

3）保持输液通畅，利于抢救和用药。

（2）适应证：置入外周静脉留置针的患者。

（3）禁忌证

1）穿刺血管发生静脉炎、血栓等。

2）穿刺局部皮肤溃烂、皮疹等。

3）放射野部位血管。

（4）操作流程（图5-2-18）。

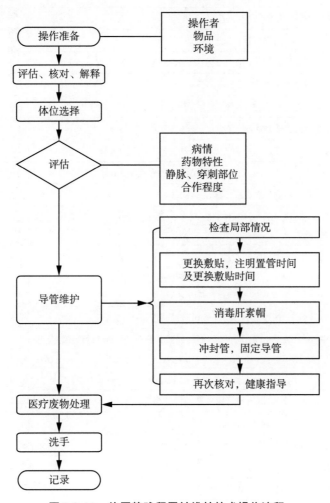

图5-2-18 外周静脉留置针维护技术操作流程

（5）考核标准（表5-2-18）。

表5-2-18　外周静脉留置针维护技术操作考核标准

项目	考核标准评价要点	分值	扣分	存在问题
操作准备（10分）	1.护士准备：仪表端庄（1分），着装整洁（1分），七步洗手法洗手（1分），戴口罩（1分）	4		
	2.用物准备：治疗盘（0.5分），PDA（执行单）（1分），生理盐水（0.5分），注射器（0.5分），棉签（0.5分），敷贴（0.5分），胶布（0.5分），安尔碘（0.5分），弯盘（0.5分），必要时备便器（1分）	6		
评估要点（10分）	1.评估患者病情、年龄及合作程度（2分）	2		
	2.评估输液目的、药物特性（2分）	2		
	3.评估留置针类型、使用情况（2分），局部皮肤与静脉情况（2分）	4		
	4.评估环境符合无菌操作（2分）	2		
操作要点（65分）	1.核对医嘱、患者及药物（6分）	6		
	2.解释操作目的、注意事项（4分）	4		
	3.患者取舒适体位（2分），检查局部皮肤及静脉情况（4分）	6		
	4.使用"0°撕敷贴法"或"180°撕敷贴法"揭除敷料（6分）	6		
	5.沿穿刺点消毒局部皮肤2遍，直径≥8cm（5分）	5		
	6.打开无菌透明敷贴，中央对准穿刺点，无张力垂放，抚平敷贴边缘（5分）	5		
	7.注明置管时间、维护时间及操作者姓名（4分）	4		
	8.消毒肝素帽至少2次（2分），使用机械摩擦力持续15s以上（2分），待干（2分）	6		
	9.抽回血（4分），用生理盐水2～5ml脉冲式冲管（4分）	8		
	10.用生理盐水2～5ml正压冲管，当注射器剩余0.5～1ml封管液时正压封管（4分）	4		
	11."U"形固定延长导管，肝素帽高于穿刺点与血管平行（4分）	4		
	12.再次核对（2分），讲解导管留置期间注意事项（2分）	4		
	13.分类处理用物（1分），洗手（1分），记录（1分）	3		
质量评定（10分）	1.与患者有效沟通（1分），关爱患者（1分）	2		
	2.严格执行查对制度（2分）和无菌技术操作原则（2分）	4		
	3.操作流畅（2分），动作熟练（2分）	4		
提问（5分）		5		
考生姓名	考核老师　　　　　　　得分			年　月　日

（6）注意事项

1）严格执行无菌技术操作。

2）检查穿刺部位及静脉走向有无红、肿、热、痛及硬结、渗出情况，并询问患者有无不适，观察患者有无出血倾向。

3）揭除敷料时使用"0°撕敷贴法"或"180°撕敷贴法"。

4）如发现汗多或敷料卷边时应及时更换透明敷料。

5）抽取在注射器内的封管液有效期为2h。

6）若导管内发生凝血，用注射器抽出血凝块，切忌将血凝块推入血管。

2. PICC导管维护技术操作流程及考核标准

（1）操作目的

1）保持导管通畅。

2）保持皮肤完整性。

3）保持导管固定牢固。

4）预防穿刺点及导管相关性感染。

5）PICC使用周期延长。

（2）适应证：置入PICC导管的患者。

（3）禁忌证

1）穿刺部位皮肤损伤、感染。

2）穿刺的血管硬化，有血栓史、血管手术史的静脉。

3）放射野部位血管。

4）上腔静脉压迫/阻塞综合征。

5）瘫痪侧肢体。

6）慢性肾脏病患者（因会导致中心静脉狭窄或栓塞，以及相应的静脉耗损无法进行瘘管建立）。

（4）操作流程（图5-2-19）。

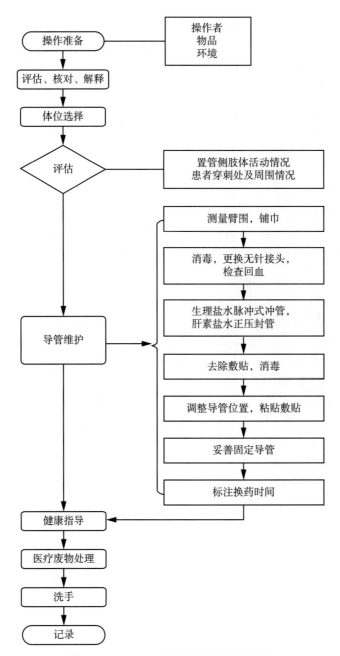

图 5-2-19　PICC 导管维护技术操作流程

（5）考核标准（表5-2-19）。

表5-2-19　PICC导管维护技术操作考核标准

项目	考核标准评价要点	分值	扣分	存在问题
操作准备（10分）	1.环境准备：环境整洁、安全（1分），光线适宜（1分）	2		
	2.护士准备：衣帽着装符合要求（1分），洗手（1分），戴口罩、帽子（1分）	3		
	3.用物准备：一次性中心静脉置管换药包（1分）（治疗巾2张、75%酒精棉片3张、手套2副、酒精棉棒1包、碘伏棉棒1包、纱布3张、透明敷贴1张、胶布、纸尺）、治疗盘（0.5分）（抽吸肝素盐水的10ml注射器）、预充式导管冲洗器（0.5分）、输液接头（0.5分）、思乐扣（根据情况备用）（0.5分）、弯盘（0.5分）、锐器盒（0.5分）、免洗手消毒液（0.5分）、签字笔（0.5分）	5		
评估患者（10分）	1.核对医嘱（1分），查阅导管维护单（1分），PDA核对患者信息（1分），向患者解释取得合作（1分）	4		
	2.协助患者取合适体位（1分），了解置管侧肢体活动情况（1分），暴露穿刺置管部位（2分），评估者穿刺处及周围情况（2分）（皮肤有无红、肿、痛、渗血、渗液等，胶布、思乐扣、透明敷贴有无移位）	6		
操作要点（65分）	1.去除固定输液接头的胶布，洗手（1分），放置弯盘（1分），打开一次性换药包（1分），取尺子（1分）	4		
	2.肘横纹上10cm测量臂围（1分），洗手（1分）	2		
	3.打开一次性中心静脉置管换药包及治疗盘（1分），准备肝素盐水（1分），输液接头（1分），预充式冲洗器（1分）	4		
	4.戴手套（1分），铺治疗巾（1分），按操作顺序整理换药包内物品（1分）	3		
	5.取下输液接头（1分），用酒精棉片摩擦消毒螺纹口5～15s（3分）	4		
	6.连接输液接头（1分），抽回血（回血不可抽至输液接头内）（2分），观察回血是否正常（1分）	4		
	7.生理盐水脉冲式冲管（4分）	4		
	8.肝素盐水正压封管（4分）	4		
	9.去除透明敷贴（2分）	2		
	10.再次观察穿刺点、局部皮肤及导管刻度（2分）	2		
	11.脱手套（1分），洗手（1分）	2		
	12.戴手套（1分），碘伏棉棒以穿刺点为中心，由内向外摩擦消毒局部皮肤及外露导管至少2遍（4分）	5		
	13.消毒范围直径应≥10cm或大于敷贴面积（3分）	3		
	14.每次消毒至少摩擦30s（3分）	3		
	15.待干（1分）	1		
	16.调整导管位置（若导管刻度变化，导管进入体内需退出至正常刻度，脱出的导管不可再送入体内）（2分）	2		
	17.正确粘贴透明敷贴（4分）	4		

项目	考核标准评价要点	分值	扣分	存在问题
操作要点（65分）	18.妥善固定导管（2分）	2		
	19.注明维护时间及操作者姓名（1分）	1		
	20.脱手套（1分），洗手（1分）	2		
	21.PDA再次核对患者信息（1分）	1		
	22.协助患者取舒适体位（1分），行健康指导（3分）	4		
	23.整理用物（1分），洗手记录（1分）	2		
质量评定（10分）	1.操作熟练（1分），程序正确（1分）	2		
	2.严格执行查对制度（2分）和无菌技术操作原则（2分）	4		
	3.患者知晓日常维护及注意事项（2分）	2		
	4.关爱患者（1分），与患者沟通有效（1分）	2		
提问（5分）		5		
考生姓名	考核老师 得分			年　月　日

（6）注意事项

1）经PICC输注药物前应通过抽回血确定导管在静脉内。

2）PICC的冲管和封管应使用≥10ml注射器或一次性专用冲管装置。

3）输液完毕应用至少导管容积加延长管容积1.2倍的生理盐水或肝素盐水正压封管。

4）PICC每周维护1～2次。

5）肝素帽或无针接头应至少每7天更换1次，肝素帽或无针接头内有血液残留、完整性受损或取下后应立即更换。

6）透明敷贴至少每7天更换一次，纱布敷料至少每2天更换一次。

7）去除透明敷贴黄金法则：两手配合、透明敷贴与皮肤成0°或180°；粘贴透明敷贴黄金法则：单手持膜、"放、捏、抚"，非压力性粘贴。

3.CVC导管维护技术操作流程及考核标准

（1）操作目的：预防穿刺点感染，保持CVC导管通畅。

（2）适应证：置入CVC导管的患者。

（3）禁忌证

1）穿刺静脉局部感染。

2）血栓形成。

3）凝血功能障碍。

4）免疫力低下。

5）严重的心肺疾病。

6）有中心静脉置管困难史的患者。

7）放射野部位的血管。

（4）操作流程（图5-2-20）。

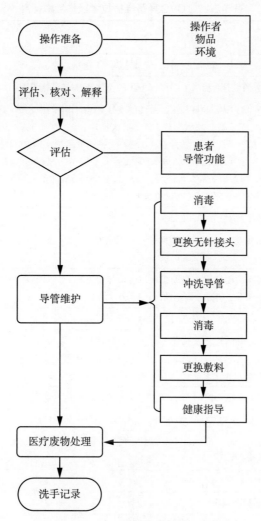

图5-2-20　CVC导管维护技术操作流程

（5）考核标准（表5-2-20）。

表5-2-20 CVC导管维护技术操作考核标准

项目	考核标准评价要点	分值	扣分	存在问题
操作准备（10分）	1.环境准备：环境整洁、安全（1分），光线适宜（1分）	2		
	2.护士准备：衣帽着装符合要求（1分），洗手（1分），戴口罩、帽子（1分）	3		
	3.用物准备：一次性中心静脉置管换药包（1分）（治疗巾2张、75%酒精棉片2张、手套2副、酒精棉棒1包、碘伏棉棒1包、纱布3张、透明敷贴1张、胶布、纸尺），治疗盘（0.5分）（抽吸肝素盐水的10ml注射器），预充式导管冲洗器（0.5分），输液接头（0.5分），思乐扣（根据情况备用），弯盘、胶布（0.5分），锐器盒（0.5分），免洗手消毒液（0.5分），签字笔（0.5分），PDA（0.5分）	5		
评估要点（10分）	1.核对医嘱，查阅导管维护单（2分）	2		
	2.PDA核对患者信息，应至少使用两种身份识别方法（2分），向患者解释取得合作（1分）	3		
	3.了解置管侧颈部活动情况，协助患者取合适体位（2分），暴露穿刺置管部位，评估导管穿刺处及周围情况（3分）	5		
操作要点（65分）	1.去除固定输液接头胶布（1分），洗手（1分），放弯盘（1分）	3		
	2.打开一次性中心静脉置管换药包（1分），打开治疗盘（1分），准备肝素盐水（1分），输液接头（1分），预充式冲洗器（输液接头接预充式冲洗器排气备用）（1分）	5		
	3.戴手套（1分），铺治疗巾（1分），按操作顺序整理换药包内物品（2分）	4		
	4.取下输液接头（1分），酒精棉片摩擦消毒螺纹口5～15s（3分）	4		
	5.连接输液接头（1分），抽回血（回血不可抽至输液接头内）（2分），观察回血是否正常（1分）	4		
	6.生理盐水脉冲式冲管（4分）	4		
	7.肝素盐水正压封管（4分）	4		
	8.去除透明敷贴（3分）	3		
	9.再次观察穿刺点、局部皮肤及导管刻度（3分）	3		
	10.脱手套（1分），洗手（1分）	2		
	11.戴手套（1分），用碘伏棉棒以穿刺点为中心，由内向外摩擦消毒局部皮肤及外露导管至少2遍（3分）	4		
	12.消毒范围直径应≥10cm或大于敷贴面积（3分）	3		
	13.每次消毒至少摩擦30s（3分）	3		
	14.待干（1分）	1		
	15.调整导管位置（若导管刻度变化，导管进入体内需退出至正常刻度，脱出的导管不可再送入体内）（3分）	3		
	16.正确粘贴透明敷贴（4分）	4		
	17.妥善固定导管（2分）	2		

项目	考核标准评价要点	分值	扣分	存在问题
操作要点 （65分）	18.注明维护时间及操作者姓名（1分）	1		
	19.脱手套，洗手（1分）	1		
	20.PDA再次核对患者信息（1分）	1		
	21.协助患者取舒适体位（1分），行健康指导（3分）	4		
	22.整理用物（1分），洗手记录（1分）	2		
质量评定 （10分）	1.操作流畅（2分），动作熟练（2分）	4		
	2.严格执行查对制度（2分）和无菌技术操作原则（2分）	4		
	3.关爱患者，护患沟通有效（2分）	2		
提问 （5分）		5		
考生姓名	考核老师　　　　　　　　　　得分		年　月　日	

（6）注意事项

1）经CVC输注药物前应通过抽回血确定导管在静脉内。

2）CVC的冲管和封管应使用≥10ml注射器或一次性专用冲管装置。

3）输液完毕应用导管容积加延长管容积1.2倍的生理盐水或肝素盐水正压封管。

4）CVC在治疗间歇期间应至少每周维护2次，纱布敷料至少每2天更换一次；肝素帽或无针接头应至少每7天更换1次，肝素帽或无针接头内有血液残留、完整性受损或取下后应立即更换。

5）去除透明敷贴黄金法则：两手配合、透明敷贴与皮肤成0°或180°；粘贴透明敷贴黄金法则：单手持膜、"放、捏、抚"，不可用力压迫。

4.输液港维护技术操作流程及考核标准

（1）操作目的

1）定期进行导管维护，保持导管通畅。

2）局部换药，预防感染，减少并发症的发生。

（2）适应证：置入输液港的患者。

（3）禁忌证

1）置入港体皮肤区域有破损和感染的部位。

2）凝血功能障碍。

3）免疫力低下。

4）放射野部位的血管。

（4）操作流程（图5-2-21）。

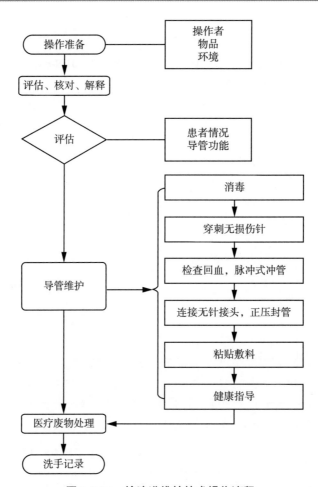

图 5-2-21　输液港维护技术操作流程

（5）考核标准（表5-2-21）。

表5-2-21　输液港维护技术操作考核标准

项目	考核标准评价要点	分值	扣分	存在问题
操作准备（17分）	1.护士准备：洗手（1分），仪表端庄、着装整洁（1分），戴口罩（1分），戴帽子（1分）	4		
	2.用物准备：治疗盘（0.5分），弯盘（0.5分），治疗巾（0.5分），20ml注射器（0.5分），10ml注射器（0.5分），洞巾（0.5分），纱布（0.5分），手套2双（0.5分），无损伤针（0.5分），肝素帽（按需准备），10cm×12cm透明敷料（0.5分），棉签（0.5分），2%葡萄糖氯己定乙醇溶液（0.5分），100U/ml肝素盐水（0.5分），0.9%生理盐水（0.5分），胶布（0.5分），锐器盒、洗手液（0.5分）	8		
	3.环境准备：环境整洁、安静、安全、光线充足（1分），符合无菌操作原则（2分）	3		
	4.铺治疗盘，准备无损伤针、10ml及20ml注射器、透明敷贴，使用注射器抽吸生理盐水及肝素盐水（2分）	2		

项目	考核标准评价要点	分值	扣分	存在问题
评估要点（8分）	1.核对医嘱，查阅导管维护单（1分）	1		
	2. PDA核对患者信息，应至少使用两种身份识别方法（2分），向患者解释取得合作（1分）	3		
	3.了解患者带管期间有无胸痛、心悸等不适，倾听主诉（1分），保护隐私，注意保暖，协助患者取合适体位，暴露穿刺部位（1分）	2		
	4.评估输液座周围有无红肿、疼痛、发热等（1分）；轻触输液座判断有无翻转、移位（1分）	2		
操作要点（60分）	1.洗手（1分），开治疗盘（1分），备弯盘（1分）	3		
	2.准备消毒液（1分）	1		
	3.戴手套（1分）	1		
	4.以穿刺点为中心，摩擦消毒输液座周围皮肤至少2遍（1分），消毒范围直径≥20cm（2分），待干（1分）	4		
	5.铺洞巾（1分），建立无菌区域（1分）	2		
	6.无损伤针排气（2分）	2		
	7.用非主力手的拇指、示指和中指固定输液座（5分）	5		
	8.主力手持无损伤针（3分），自三指中心垂直刺入，穿过隔膜直达储液槽底部（3分）	6		
	9.确保无损伤针开口背对导管连接处（3分）	3		
	10.抽回血（2分），观察回血是否正常（2分）	4		
	11.脉冲式冲管，冲管量大于10ml，并观察穿刺点局部有无异常，询问患者感受（4分）	4		
	12.连接输液接头（2分）	2		
	13.正压封管（4分）	4		
	14.取适宜厚度纱布垫于无损伤针蝶翼下方，使蝶翼水平于皮肤（3分）	3		
	15.用10cm×12cm透明敷料固定无损伤针，粘贴透明敷贴无张力、无气泡、导管无打折（4分）	4		
	16.移去洞巾（2分）	2		
	17.高举平台法固定延长管（2分）	2		
	18.注明维护时间及操作者姓名（2分）	2		
	19.协助患者取舒适体位（2分）	2		
	20. PDA再次核对患者信息（1分），行健康指导（3分）	4		
	21.若为治疗间歇期患者：无须连接肝素帽，行正压封管后，用非主力手的拇指、示指和中指固定输液座，垂直拔出无损伤针，检查拔除的针头是否完整，穿刺点按压5min，无菌敷贴穿刺点密闭至少24h			

续表

项目	考核标准评价要点	分值	扣分	存在问题
质量评定 （10分）	1.操作流畅（2分），动作熟练（2分）	4		
	2.严格执行查对制度（2分）和无菌技术操作原则（2分）	4		
	3.关爱患者，护患沟通有效（2分）	2		
提问 （5分）		5		
考生姓名	考核老师　　　　　　　　　　得分		年　月　日	

（6）注意事项

1）PORT置入后注意观察切口是否有肿胀、感染、血肿、浆液囊肿，以及器材的扭转或损伤。

2）置入伤口第3天换药一次，直至14天拆线或伤口完全愈合。

3）若输液座局部皮肤有红、肿、热、痛等反应，应及时分析原因，采取处理措施。

4）根据港体高度选择型号合适的无损伤针（幼儿型、儿童型、成人型）。

5）穿刺时动作要轻柔，感觉有阻力时不可强行进针，以免针尖与输液座底部推擦，形成倒钩。

6）PORT的冲管和封管应使用≥10ml注射器或一次性专用冲管装置，封管液可用100U/ml肝素盐水，封管量为导管容积加延长管容积的1.2倍。

7）PORT在治疗间歇期间应至少每4周维护一次；无损伤针至少每7天更换一次。

8）肝素帽或无针接头内有血液残留、完整性受损或取下后应立即更换。

9）透明敷贴应该每7天更换一次，纱布敷料至少每2天更换一次。

10）去除透明敷贴黄金法则：两手配合、透明敷贴与皮肤成0°或180°、询问患者感受；粘贴透明敷贴黄金法则：单手持膜、"放、捏、抚"三步走、不要用力压迫、询问患者感受。

第六章

常见恶性肿瘤放疗患者的营养护理

第一节 概　述

营养不良在恶性肿瘤放疗患者中发生率高，会增加放疗不良反应，延长住院时间，加大放疗摆位误差，影响放疗精确度，降低放射敏感性和疗效。在放疗过程中，患者能量需求受到肿瘤负荷、应激状态和急性放射损伤的影响而变化，因此，应定期评估患者的情况，由营养管理小组讨论并制订营养治疗方案，进行动态调整并个体化给予营养治疗。针对患者的评估应包括以下内容。

一、一般情况评估

评估患者的既往史、个人史和主要饮食习惯，定期进行体格检查，包括体温、脉搏、呼吸、血压、疼痛。了解患者的自理情况，如Barthel指数生活自理能力评分（表6-1-1）。评估患者潜在的护理风险：Braden评分（表6-1-2）、跌倒风险评估，有肠内营养管道的患者应进行非计划拔管风险评估（表6-1-3）。

表6-1-1　Barthel指数生活自理能力评分

项目	完全独立	需要部分帮助	需要大部分帮助	完全依赖
1.进食	10	5	0	—
2.洗澡	5	0	—	—
3.修饰	5	0	—	—
4.穿衣	10	5	0	—
5.控制大便	10	5	0	—
6.控制小便	10	5	0	—
7.如厕	10	5	0	—
8.床椅移动	15	10	5	0
9.平地行走	15	10	5	0
10.上下楼梯	10	5	0	—

自理能力等级划分标准：重度依赖为总分≤40分，全部需要他人照护；中度依赖为总分41～60分，大部分需要他人照护；轻度依赖为总分61～99分，少部分需要他人照护；无须依赖为总分100分，无须他人照护。

表6-1-2　Braden评分

评分内容	评估计分标准			
	1分	2分	3分	4分
1.感知能力	完全受限	大部分受限	轻度受限	无损害
2.潮湿程度	持久潮湿	常常潮湿	偶尔潮湿	很少潮湿
3.活动能力	卧床	坐椅子	偶尔步行	经常步行
4.移动能力	完全不能移动	非常受限	轻微受限	不受限
5.营养摄取能力	非常差	可能不足	充足	极佳
6.摩擦力和剪切力	存在问题	潜在问题	不存在问题	—

Braden评分风险划分：15～18分为低危，13～14分为中危，10～12分为高危，≤9分为极高危。

表6-1-3　非计划拔管风险评估

评估项目（核心指标）	风险指标	评估得分
情绪、精神、意识和约束	情绪稳定或平静	0
	烦躁或紧张或焦虑	6（无约束）3（有效约束）
	愤怒（易激惹）或悲哀（拒绝治疗）或恐惧	6（无约束）3（有效约束）
	痴呆	6（无约束）3（有效约束）
	精神疾病（躁狂、抑郁等）	6（无约束）3（有效约束）
	意识模糊或谵妄	6（无约束）3（有效约束）
	Ramsay镇静评分1分	6（无约束）3（有效约束）
	嗜睡状态	2（无约束）0（有效约束）
	昏睡状态或Ramsay镇静评分2～4分	2（无约束）0（有效约束）
	Glasgow昏迷评分9～14分	2（无约束）0（有效约束）
舒适度（疼痛）	严重不适（＞7分）	4
	频感不适（5～7分）	3
	偶感不适（3～4分）	2
	无不适（0～2）	0
固定方式（多根导管，记录最高分）	胶布固定或贴膜固定或系带固定或其他	3
	贴膜＋胶布固定或系带固定＋胶布固定或其他	2
	缝线固定或水囊固定或固定器固定或其他	2
健康宣教（清醒患者或家属）	不理解不配合	3
	部分理解和配合	2
	完全理解并配合	0

非计划拔管风险分值2～16分，风险划分：＜6分为拔管低风险；≥6分为拔管高风险。

二、专科情况评估

通过Karnofsky功能状态（KPS）评分（表6-1-4）、RTOG急性放射损伤分级（表6-1-5）、常见不良反应术语评定标准（common terminology criteria for adverse events, CTCAE）（表6-1-6）等专科情况评估，了解患者目前的疾病情况。

表6-1-4　KPS评分

分值	患者身体状况
100	正常，无症状和体征
90	能进行正常活动，有轻微症状和体征
80	勉强可进行正常活动，有一定症状和体征
70	生活可自理，但不能维持正常活动或工作
60	有时需要人扶助，但大多数时间可自理
50	常需要人照顾
40	生活不能自理，需特别照顾
30	生活严重不能自理
20	重病，需住院积极支持治疗
10	病危，临近死亡
0	死亡

表6-1-5　RTOG急性放射损伤分级

器官组织	0	1	2	3	4
皮肤	无变化	滤泡样暗色红斑/脱发/干性脱皮/出汗减少	触痛性或鲜色红斑，片状湿性脱皮/中度水肿	皮肤褶皱以外部位的融合性的湿性脱皮/凹陷性水肿	溃疡，出血，坏死
黏膜	无变化	充血/可有轻度疼痛，无需镇痛药	片状黏膜炎，或有炎性血清血液分泌物/或有中度疼痛，需镇痛药	融合纤维性黏膜炎/可伴重度疼痛，需麻醉药	溃疡，出血，坏死

表6-1-6　CTCAE

不良反应	1	2	3	4	5
口腔黏膜炎	无症状或症状轻微，无需干预	中度疼痛或溃疡，不影响口服；可调整饮食	剧烈疼痛，影响经口进食	危及生命；需要紧急干预	死亡
恶心	食欲缺乏，但不改变饮食习惯	口服摄入量减少，但无明显的体重减轻、脱水或营养不良	口服热量或液体摄入不足；需要管饲喂养、TPN或住院治疗		

续表

不良反应	1	2	3	4	5
呕吐	无需干预	门诊静脉补液；需要医疗干预	需要进行管饲、TPN或住院治疗	危及生命	死亡
便秘	偶发或间歇性便秘；偶尔使用大便软化剂、泻药、饮食调整或灌肠	症状持续，经常使用泻药或灌肠；工具性日常活动受到限制	需要人工排便；日常生活自理能力受限	危及生命；需要紧急干预	死亡
腹泻	每日大便次数比基线增加＜4次；造口排泄量轻度增加	每日大便次数比基线增加4～6次；造口排泄量中度增加；工具性日常活动受到限制	每日大便次数比基线增加≥7次；需要住院；造口排泄量重度增加；日常生活自理能力受限	危及生命；需要紧急干预	死亡

工具性日常活动包括准备膳食、购物、使用电话和理财。日常生活自理能力包括洗澡、穿衣/脱衣、如厕、服药和无需卧床。

三、心理-社会状况评估

了解患者及家庭对疾病的认知和治疗期望值、对营养治疗目的的认知和配合程度、患者家庭对治疗的经济承受能力等社会支持情况。

第二节 头颈部肿瘤放疗患者的营养护理

头颈部肿瘤是起源于包括唇在内的口腔、鼻腔、鼻旁窦、咽、喉和唾液腺等上呼吸道解剖部位的一组恶性肿瘤，是世界范围内第六大常见恶性肿瘤。2022年我国新确诊头颈部癌患者约14.56万例，死亡8.05万例，呈现增长趋势，且南方地区发病率与死亡率均高于北方地区。

头颈部肿瘤涉及鼻、咽、喉、口腔等重要的组织器官和神经，直接影响视/听/嗅/味觉、呼吸、语言、吞咽等功能，疾病症状、治疗引起的毒副作用明显。放疗是头颈部肿瘤患者重要的治疗手段，头颈部重要器官较集中，解剖关系复杂，在对原发肿瘤进行放疗照射时，邻近器官会受到射线波及，如对鼻咽部或口咽部进行放疗时，邻近的腮腺、下咽、喉等部分部位也会受到射线的影响，患者表现为口干、味觉改变、口腔溃疡、咽喉疼痛等不良反应，严重影响患者进食，加之化疗引起患者恶心、呕吐等胃肠道反应，极易造成患者营养不良。头颈部肿瘤患者放疗期间营养不良的发生率高达44%～88%，其中重度营养不良占20%～40%。营养不良会导致头颈部肿瘤患者治疗毒性增加、对治疗的反应性下降、住院时间延长、并发症增加、生活质量下降，最终影响患者的治疗疗效，因此，营养治疗对于头颈部肿瘤患者十分重要。

一、鼻咽癌放疗患者的营养护理

（一）概述

鼻咽癌是一种发生于鼻咽部黏膜上皮的恶性肿瘤。根据IARC统计，2022年中国鼻咽癌分别占全球鼻咽癌发病和死亡的42.4%和38.9%，高于世界平均水平，以华南地区发病率最高。鼻咽癌发病与EB病毒（Epstein-Barr virus，EBV）感染、环境因素及遗传易感性相关。临床表现包括鼻塞伴鼻出血、浆液性中耳炎，脑神经受累引起的头痛、复视或面部麻木，以及颈部淋巴结转移引起的颈部包块。通过对原发肿瘤进行内镜引导下活检可以确诊。

鼻咽癌采取放疗为主结合化疗、分子靶向治疗及免疫治疗的综合治疗方式。放疗时患者大部分鼻腔、口腔、口咽及唾液腺均包括在受照射范围内，味觉、嗅觉、咀嚼、吞咽及唾液腺分泌等重要生理功能受到影响，产生口干，味觉减退，恶心呕吐，口腔（咽）黏膜炎，吞咽困难、疼痛等并发症，导致患者进食减少而发生营养不良。放疗过程中，体重丢失≥5%的患者达到50%以上，74.2%的鼻咽癌患者体重丢失可达到10%，放射性口腔黏膜炎越重，其体重、BMI、血红蛋白、白蛋白和前白蛋白等营养相关指标下降越明显。若患者同时联合化疗，化疗导致的胃肠道反应如恶心、呕吐、腹泻、便秘等，加上放疗毒性反应，会加重营养不良风险或营养不良的发生，影响肿瘤对放疗的敏感性，导致患者对治疗的耐受性下降、治疗中断而对治疗的疗效产生不良影响。早期营养治疗可预防和及时纠正营养不良，良好的饮食和积极的营养支持可促进放射性口腔黏膜炎的修复，从而减少口腔不良反应，增加饮食量，满足患者的营养需求，保障患者对治疗的耐受性及敏感性，减轻治疗不良反应，降低治疗非计划性中断发生率。

（二）临床案例

第一步：病史采集

【病史及治疗经过】

患者林某，男，33岁，发现左颈部包块1月余，直径约3cm，活动度尚可，无红、肿、热、痛，无鼻塞、回吸性涕血、耳鸣、视力及听力减退，无面部感觉异常等不适，2023年7月20日行鼻咽、颈部MRI增强检查显示：鼻咽顶后壁及左侧壁软组织增厚，符合鼻咽癌征象；左侧咽后及颈部数个增大淋巴结，考虑转移。2023年7月24日鼻咽部病理示：左侧圆枕异型细胞团，结合免疫表型结果及形态学特点为非角化性癌。根据患者病史、鼻咽部MRI及病理，分期为$T_3N_2M_0$ Ⅲ期。患者否认肝炎史、结核史、高血压史、冠心病史、糖尿病史、手术史、外伤史、输血史，预防接种史不详，否认过敏史。吸烟史10余年，10支/日；饮酒史10余年，以白酒为主，约每日250g。患者入院后，行放化疗，化疗方案：吉西他滨＋顺铂；放疗方案：针对鼻咽肿瘤部位及淋巴引流区，采用IMRT技术放疗，具体：GTV 2.33Gy/f，GTVlnL 2.33Gy/f，GTVlnR 2.33Gy/f，CTV1 2.0Gy/f，CTV2 1.8 Gy/f，CTVln 1.8Gy/f，计划30次，目前已放疗26次。

【护理评估】

1.一般情况评估　体温36.5℃，脉搏85次/分，呼吸20次/分，血压121/73mmHg，

SpO$_2$ 96%，Barthel指数生活自理能力评分80分，Braden评分20分，跌倒评分2分，非计划拔管风险评分5分，KPS评分90分。喜食辛辣油腻食物，平素生活喜欢熬夜。

2.专科情况评估　采用RTOG分级评估，放射性皮炎2级，放射性口腔黏膜炎2级；口腔疼痛，NRS评分4分；采用CTCAE评估化疗反应，胃肠道反应恶心3级；身高170cm，体重55kg，BMI 19.03kg/m^2。

3.心理-社会状况评估　患者了解鼻咽癌的治疗和预后，能积极配合治疗。育有一子，3岁，配偶在工厂上班，经济来源微薄，有职工医疗保险。

第二步：营养诊断及护理要点

【营养不良三级诊断】

1.一级诊断　护士在患者入院24h内采用NRS2002对患者进行营养风险筛查（表6-2-1）。

表6-2-1　NRS2002（二）

主要诊断：如果患者有以下疾病请在□内打"√"，并参照标准进行评分（无，为0分）
评分1分：营养需要量轻度增加 □髋骨折　□慢性疾病急性发作或有并发症者　□COPD　□血液透析　□肝硬化 □长期血液透析　□糖尿病　☑一般肿瘤患者 评分2分：营养需要量中度增加 □腹部大手术　□脑卒中　□重度肺炎　□血液恶性肿瘤 评分3分：营养需要量重度增加 □颅脑损伤　□骨髓移植　□ICU患者（APACHE＞10分） <div align="right">小结：疾病有关评分　1　分</div>
营养状况：
1. BMI（kg/m^2）（体重　55　kg，身高　1.70　m） ☑18.5～20.5（2分）　□小于18.5（3分）　　　　　　　　　小结　2　分 注：因严重胸腔积液、腹水、水肿得不到准确BMI值时，用白蛋白替代（按ESPEN 2006）g/L（＜30g/L，3分） 2.近期（1～3个月）体重是否下降？（是☑，否□）；若是，体重下降5　kg 体重下降＞5%是在：□3个月内（1分）　□2个月内（2分）　☑1个月内（3分） 　　　　　　　　　　　　　　　　　　　　　　　　　　　小结　3　分 3.1周内进食量是否减少？（是☑，否□） 如减少，较从前减少☑25%～50%（1分）　□50%～75%（2分）　□75%～100%（3分） 　　　　　　　　　　　　　　　　　　　　　　　　　　　小结　1　分 综合：营养受损评分□0分　□1分　□2分　☑3分（注：上述3个评分取1个最高值）
年龄评分：□70岁以上（1分）　☑70岁以下（0分）
总分　4　分　　　　　　　　　　　　　　　风险级别：有☑　无□
护士签名：

该例患者营养风险筛查结果显示：疾病严重程度（一般肿瘤患者，计1分）、营养状态受损（1个月体重下降8.3%，计3分）、年龄（＜70岁，计0分），NRS2002评分4分，有营养不良风险，进入二级诊断。

2.二级诊断　使用肿瘤患者营养风险评估工具——PG-SGA进行营养不良评估（表6-2-2）。

表 6-2-2 PG-SGA（二）

第一部分　患者自评部分（A评分）	
1.体重（工作表1） 目前我的体重约为55kg 目前我的身高约为170 cm 1个月前我的体重约为60kg 6个月前我的体重约为62 kg 在过去的2周，我的体重： ☑减轻（1）　□没变化（0）　□增加（0） 本项计分：4分	2.进食情况 在过去1个月里，我的进食情况与平时情况相比：□无改变（0）　□比以往多（0）　☑比以往少（1） 我目前进食： □正常饮食，但比正常情况少（1） ☑少量固体食物（2） □只能进食流质（3） □只能口服营养制剂（3） □几乎吃不下什么（4） □只能通过管饲或静脉营养（0） 本项评分：2分
3.症状 近2周，我有以下问题影响我摄入足够的饮食： □吃饭没有问题（0）　☑无食欲，不想吃（3） □恶心（1）　□呕吐（3） □便秘（1）　□腹泻（3） □口腔溃疡（2）　□口干（1） ☑感觉食品没味，变味（1）□食品气味不好（1） □吞咽困难（2）　□一会儿就饱胀了（1） ☑疼痛（部位口腔）（3） □其他（如抑郁、经济、牙齿问题）（1） 本项计分：7分	4.活动和身体功能 在过去的1个月，我的活动： □正常，无限制（0） ☑不像往常，但还能起床行轻微活动（1） □多数时候不想起床活动，但卧床或坐椅时间不超过半天（2） □几乎干不了什么，一天大多数时间都卧床或在椅子上（3） □几乎完全卧床，无法起床（3） 本项计分：1分
第二部分　医务人员评价部分	
5.疾病与营养需求的关系（工作表2） 相关诊断癌症 原发疾病的分期□Ⅰ　□Ⅱ　☑Ⅲ　□Ⅳ；其他 年龄　　　33　　　岁 本项计分：1分	
6.代谢方面的需要（工作表3） ☑无应激（0）　□轻度应激（1）□中度应激（2）　□高度应激（3） 本项计分：0分	
7.体格检查（工作表4） □无消耗（0）　☑低度消耗（1）　□中度消耗（2）　□高度消耗（3） 本项计分：1分	
8.总分（A＋B＋C＋D）：　16分	
9.定性评价 10.定量评价（A＋B＋C＋D）	□A.营养良好　□B.可疑或中度营养不良　☑C.重度营养不良 □0～1（无营养不良，暂不干预，一个疗程后再次评估） □2～3（可疑或轻度营养不良，由营养师对患者及其家属进行营养指导） □4～8（中度营养不良，需要营养干预和对症治疗） ☑≥9（重度营养不良，迫切需要改善状况的治疗和营养干预）
护士签名：	

该例患者营养风险评估结果显示：A.患者自评部分（体重：1个月体重下降8.3%，在过去的2周体重减轻，合计4分。进食情况：少量固体食物，计2分。症状：无食欲，不想吃，计3分；感觉食品没味，变味，计1分；口腔疼痛，计3分。活动和身体功能：不像往常，但还能起床行轻微活动，计1分），合计14分。B.疾病与营养需求的关系（癌症计1分）。C.代谢方面的需要（无应激）。D.体格检查（低度消耗计1分）。该患者评分为16分，提示患者为重度营养不良，需急切地改善不适症状和营养支持治疗。

3.三级诊断/综合测定　护士采用24h膳食调查法记录其营养摄入情况，根据进食情况计算膳食摄入量。并与拇指法则计算的该例患者的目标能量和蛋白质需求量进行比较，经计算及分析，该例患者经口膳食摄入量为589kcal/d，每日蛋白质摄入量为28g，能量达标率为35.7%，蛋白质达标率为25.5%，未达到肿瘤患者每日所需的目标能量和推荐蛋白质摄入量，存在蛋白质、能量摄入不足。患者BMI为19.03kg/m^2，握力为22.1kg（正常成年男性 ≥ 26kg），小腿围为25cm（正常成年男性 > 34cm），两者均明显低于正常水平，腹围为55cm（正常成年男性 < 85cm）。实验室检查方面，血常规和生化检查结果（表6-2-3）提示低蛋白血症、轻度贫血。

表6-2-3　实验室检查（一）

项目	结果	定性	参考值
白细胞	3.15×10^9/L	↓	（3.5 ～ 9.5）$\times 10^9$/L
中性粒细胞	2.42×10^9/L	-	（1.8 ～ 6.3）$\times 10^9$/L
红细胞	3.48×10^{12}/L	↓	（4.3 ～ 5.8）$\times 10^{12}$/L
血红蛋白	101g/L	↓	130 ～ 175g/L
总蛋白	51.1g/L	↓	65 ～ 85g/L
白蛋白	35g/L	↓	40 ～ 55g/L
前白蛋白	146mg/L	↓	200 ～ 430mg/L
CRP	3.75mg/L	-	< 5mg/L

综合以上评定，该患者为摄入不足和消耗增加引起的重度蛋白质-能量营养不良。而放疗引起的吞咽困难伴疼痛及2级放射性口腔黏膜炎导致摄入减少是其关键影响因素。

第三步：营养治疗及护理要点

经MDT讨论后制订营养方案：本例患者具备完善的胃肠道功能，优先选择TEN。对于经口营养摄入量不足的患者，推荐使用管饲改善营养摄入，降低体重减轻，考虑该患者出现2级放射性口腔黏膜炎，吞咽疼痛（NRS评分4分）、张口困难，影响进食，对该患者安置鼻胃管实施肠内营养，综合考虑采取放化疗同步治疗＋营养治疗（鼻胃管管饲）。

该例患者能量计算方法：采用Harris-Benedict公式。

基础能量消耗（basal energy expenditure，REE）（kcal/d）（男性）= 66.4730 + 13.7516W（W：体重）+ 5.0033H（H：身高）-6.7550A（A：年龄）≈ 1450kcal/d

该例患者活动系数1.3、应激系数（体温系数1.0、疾病系数1.1）

目标能量＝REE×活动系数×应激系数＝1450×1.3×1.0×1.1≈2074kcal/d

蛋白质需要量推荐选择1.5～2.0g/（kg·d）

目标蛋白质：55kg×（1.5～2）g/（kg·d）＝82.5～110g/d

该患者营养摄入不足时间达10天以上，为再喂养综合征的高危人群。为预防再喂养综合征的发生，目前更多的证据支持，采用限制性能量喂养≤20 kcal/（kg·d）。

【营养治疗及护理】

1.第一阶段　按20kcal/（kg·d）×55kg＝1100kcal/d开始肠内营养，营养治疗计划见表6-2-4，营养液温度为38～40℃，头部抬高30°～40°，管饲速度由慢到快。

表6-2-4　营养治疗计划（一）

餐次	内容	能量（kcal）	蛋白质（g）
早餐	肠内营养粉剂6勺＋水200ml	252	9
10：00加餐	水果100g	45	0.5
午餐	婴儿米粉50g＋乳清蛋白粉10g	232	13.5
15：00加餐	肠内营养粉剂3勺＋水100ml	126	4.5
晚餐	肠内营养粉剂6勺＋水200ml	252	9
20：00加餐	肠内营养粉剂3勺＋水100ml	126	4.5
能量摄入1033kcal/d，蛋白质摄入41g/d			

2.第二阶段　肠内营养5天后，患者无恶心呕吐、腹泻腹胀，调整营养治疗方案见表6-2-5，患者饮食均使用破壁机制作成匀浆膳经鼻饲管注入。

表6-2-5　营养治疗计划（二）

餐次	内容	能量（kcal）	蛋白质（g）
早餐	鸡蛋2个＋牛奶250ml＋主食50g（馒头、包子等）	545	31
10：00加餐	肠内营养粉剂6勺＋水200ml	252	9
午餐	主食50g＋瘦肉100g＋蔬菜150g＋植物油10ml＋盐3g	477	23.5
15：00加餐	肠内营养粉剂6勺＋水200ml	252	9
晚餐	主食50g＋瘦肉50g＋蔬菜150g＋植物油10ml＋盐3g	477	23.5
20：00加餐	牛奶250ml或肠内营养粉剂6勺＋水200ml	252	9
能量摄入2255kcal/d，蛋白质摄入105g/d			

3.第三阶段　患者经鼻饲管喂养顺利，肠内营养10天后，患者准备出院，指导患者部分经口进食，逐步过渡，于出院前拔除鼻胃管，经口进食。为患者制订居家营养方案，放射性口腔黏膜炎和放射性皮炎持续表现为2级，为促进患者放疗不良反应尽快好转，调整蛋白质摄入量，营养计划见表6-2-6。

表6-2-6　营养治疗计划（三）

餐次	内容	能量（kcal）	蛋白质（g）
早餐	鸡蛋1个＋牛奶250ml＋主食50g（馒头、包子等）	455	22
10：00加餐	肠内营养粉剂6勺＋水200ml＋乳清蛋白粉10g	292	19
午餐	主食50g＋瘦肉100g＋蔬菜150g＋植物油8ml＋盐2.5g	459	23.5
14：00加餐	水果200g	90	1
15：00加餐	肠内营养粉剂6勺＋水200ml＋乳清蛋白粉10g	292	19
晚餐	主食50g＋瘦肉50g＋蔬菜150g＋植物油8ml＋盐2.5g	369	14.5
20：00加餐	肠内营养粉剂3勺＋水100ml＋乳清蛋白粉5g	166	9.5
能量摄入2123kcal/d，蛋白质摄入108.5g/d			

患者住院期间，营养团队通过健康讲堂、微信推送、营养手册、一对一宣教等不同形式对患者及家属进行健康宣教。鼓励患者进行有氧及抗阻运动，增加肌力，提高体力体能，增强免疫力。肿瘤患者每周3～5天进行150min中等强度或75min较大强度有氧运动，如快速步行计划，每日20～30min，每周5天，持续6周；抗阻运动每周2～3天，如下蹲的胸部推举、墙壁俯卧撑、侧臂举高、二头肌卷曲、肩部耸肩和小腿抬高，持续15～20min，每周3天，持续6周。

第四步：效果评价

【症状评估】

经过以上措施，根据CTCAE，胃肠道反应恶心由3级降为1级。

根据RTOG急性放射损伤分级标准，患者放疗结束时，放射性口腔黏膜炎仍为2级，但口腔溃疡较前减少，疼痛较前好转（NRS评分2分）；放射野皮肤红斑，放射性皮炎为2级，皮肤渗液较前减少。

【营养指标评估】

出院时，患者体重增加2kg，PG-SGA分值由入院时的16分减至7分，显著下降。握力由22.1kg升至正常（26.2kg）。白蛋白、前白蛋白分别由35g/L增加至41.2g/L、146mg/L增加至296.6mg/L。患者治疗结束1个月后电话随访时，放射性皮炎、放射性口腔黏膜炎痊愈，进食量恢复至正常水平，体重无下降，总蛋白、白蛋白水平恢复正常，血红蛋白上升，营养状况明显改善。

【病例反思】

该患者采取放化疗同步＋营养治疗效果显著，既能保证患者营养又不中断放化疗，甚至可推广至鼻咽癌以外的其他头颈部肿瘤相关的营养管理。规范化的全程营养管理有利于改善鼻咽癌患者因放射性口腔黏膜炎摄入减少的营养状况，且营养管理的同时需做好心理护理和运动指导，提升患者的身心健康水平，营养问题才能得到根本解决。此外在临床实践中，患者住院期间营养管理时间往往非常有限，院外延续护理是院内营养支持的重要延伸。

二、喉癌放疗患者的营养护理

（一）概述

喉癌是头颈部最常见的恶性肿瘤之一，约占全球头颈部恶性肿瘤的19.9%，位居头颈部恶性肿瘤第二位，95%以上为鳞状细胞癌。2022年全球喉癌新发病例超过18万例，死亡病例超过10万例。2021年，美国喉癌新发病例为12 620例，其中约有3770例死于该病。喉癌根据发病部位分为声门上型、声门型、声门下型，其中声门型最常见，约占喉癌的2/3。发病率男性高于女性。喉癌的发生可能与吸烟、饮酒、人乳头状瘤病毒（HPV）感染、环境等因素有关。临床表现常以声音嘶哑、吞咽不适、咽喉疼痛并伴有血丝痰为主。喉癌的诊断主要依赖经口或内镜下肿块活检，淋巴结穿刺或活检有助于分期诊断。此外，头颈部体检、原发灶增强CT、原发灶增强MRI、颈部增强CT等是喉癌临床诊断和分期的重要手段，也为临床制订相应治疗方案、治疗后疗效评估及随访提供重要参考价值。

近年来，随着放疗技术及设备精准性的提高，放疗因其具有有效保留患者喉功能、减少并发症及降低复发率的优势成为喉癌治疗的重要方式。对于早期喉癌患者选择单纯手术或单纯放疗，系统评价结果显示两者疗效相近。早期喉癌患者，单纯放疗能够达到根治性治疗的目的。术前放疗能够缩小肿瘤范围，为患者保护喉提供更好的机会，术后放疗也能够尽可能地消灭残留的肿瘤细胞，从而达到根治肿瘤的目的。因此，放疗在喉癌的治疗过程中占有重要的地位。

喉癌的放疗靶区常包括邻近的口腔、咽部、会厌和喉部等解剖部位，这些部位往往与患者进食关系密切。放疗辐射的照射可能会导致咽部吞咽问题、放射性口腔黏膜炎；辐射诱发的纤维化会减小舌和下颌的活动度，减弱咽壁活动并限制喉的运动，增加误吸可能；放疗也会导致咽瘘的发生率明显提高，这一系列放疗并发症会进一步导致喉癌患者吞咽困难、进食减少，进而出现体重减轻、营养不良、生活质量下降等。因此，合理的饮食和营养摄入对喉癌放疗患者疾病恢复、提高生活质量、改善预后至关重要。

（二）临床案例

第一步：病史采集

【病史及治疗经过】

患者张某，男，52岁，因"声音嘶哑、吞咽不适2个月"就诊，2024年2月颈胸部CT示双侧声带形态欠规则，右侧稍明显，前份不均匀稍增厚，强化欠均匀，局部声门稍狭窄；心脏增大，肺动脉干增厚。行激光喉肿块切除术＋喉成形术，病理诊断为喉恶性肿瘤，分期$T_2N_0M_0$。患者于2024年3月为进一步治疗入院，拟行放疗，放疗方案：GTV2.2Gy/f，CTV2.0Gy/f，CTVln1.8Gy/f，拟行放疗20次。目前完成放疗16次。既往有风湿性心脏病病史40年，心律不齐伴心房颤动病史5年，未行规律药物治疗，否认高血压、糖尿病、肝炎、结核及输血史，预防接种史不详，无过敏史。

【护理评估】

1.一般情况评估　患者入院时体温36.3℃，脉搏76次/分，呼吸20次/分，血压

111/74mmHg，身高175cm，体重55.5kg，BMI 18.12kg/m²。Barthel指数生活自理能力评分100分，Braden评分23分，跌倒评分1分，KPS评分90分。患者食欲不佳，感进食困难，吞咽疼痛，饮食量减少，味觉异常，口腔干燥。体重下降明显，1个月体重下降5.5kg。入睡困难、易醒，大小便正常。有吸烟史，吸烟20余年，平均20支/日，已戒烟3月余；饮酒史20余年，白酒为主，平均每日250g，已戒酒2月余。

2.专科情况评估　根据RTOG急性放射损伤分级标准，患者放疗中，放射野皮肤色素沉着，局部干性脱皮，急性放射性皮炎1级；口干2级；口腔黏膜溃疡，口腔和咽喉烧灼样疼痛，NRS疼痛评分6分，进食流质饮食，急性放射性口腔黏膜反应3级。

3.心理-社会状况评估　患者担心疾病进展，恐惧治疗副作用，因吞咽疼痛而减少进食。同时对未来生活质量、疾病预后、治疗过程中带来的痛苦和不适非常担忧。家庭经济和社会角色也受到了较大影响。家庭支持可，照顾者为配偶和子女，并积极为患者准备膳食，患者和家属积极配合治疗。

第二步：营养诊断及护理要点

【营养不良三级诊断】

1.一级诊断　护士在患者入院24h内采用NRS2002对患者进行营养风险筛查（表6-2-7）。

表6-2-7　NRS2002（三）

主要诊断：如果患者有以下疾病请在□内打"√"，并参照标准进行评分（无，为0分）
评分1分：营养需要量轻度增加 □髋骨折　□慢性疾病急性发作或有并发症者　□COPD　□血液透析　□肝硬化 □长期血液透析　□糖尿病　☑一般肿瘤患者 评分2分：营养需要量中度增加 □腹部大手术　□脑卒中　□重度肺炎　□血液恶性肿瘤 评分3分：营养需要量重度增加 □颅脑损伤　□骨髓移植　□ICU患者（APACHE＞10分） <div align="right">小结：疾病有关评分＿1＿分</div>
营养状况：
1.BMI（kg/m²）（体重＿55.5＿kg，身高＿1.75＿m） □18.5～20.5（2分）☑小于18.5（3分） 小结＿3＿分 注：因严重胸腔积液、腹水、水肿得不到准确BMI值时，用白蛋白替代（按ESPEN 2006）g/L（＜30g/L,3分） 2.近期（1～3个月）体重是否下降？（是☑，否□）；若是，体重下降5.5＿kg 体重下降＞5%是在：□3个月内（1分）　□2个月内（2分）　☑1个月内（3分） 小结＿3＿分 3.1周内进食量是否减少？（是☑，否□） 如减少，较从前减少□25%～50%（1分）　☑50%～75%（2分）　□75%～100%（3分） 小结＿2＿分 综合：营养受损评分□0分　□1分　□2分　☑3分（注：上述3个评分取1个最高值）
年龄评分：□70岁以上（1分）　☑70岁以下（0分）
总分＿4＿分　　　　　　　　　　　　　风险级别：有☑　无□
护士签名：

该例患者营养风险筛查结果显示：疾病严重程度（一般肿瘤患者，计1分）、营养状态受损（BMI小于18.5，计3分）、年龄（＜70岁，计0分），该患者NRS2002评分4分，有营养不良风险，进入二级诊断。

2.二级诊断 使用肿瘤患者营养风险评估工具——PG-SGA进行营养不良评估（表6-2-8）。

表6-2-8 PG-SGA（三）

第一部分 患者自评部分（A评分）	
1.体重（工作表1） 目前我的体重约为55.5kg 目前我的身高约175 cm 1个月前我的体重约为61kg 6个月前我的体重约为61 kg 在过去的2周，我的体重： ☑减轻（1） □没变化（0） □增加（0） 本项计分：4分	2.进食情况 在过去1个月里，我的进食情况与平时情况相比：□无改变（0） □比以往多（0） ☑比以往少（1） 我目前进食： □正常饮食，但比正常情况少（1） □少量固体食物（2） ☑只能进食流质（3） □只能口服营养制剂（3） □几乎吃不下什么（4） □只能通过管饲或静脉营养（0） 本项评分：3分
3.症状 近2周，我有以下问题影响我摄入足够的饮食： □吃饭没有问题（0） □无食欲，不想吃（3） □恶心（1） □呕吐（3） □便秘（1） □腹泻（3） ☑口腔溃疡（2） ☑口干（1） ☑感觉食品没味，变味（1） □食品气味不好（1） □吞咽困难（2） □一会儿就饱胀了（1） ☑疼痛（部位口腔）（3） □其他（如抑郁、经济、牙齿问题）（1） 本项计分：7分	4.活动和身体功能 在过去的1个月，我的活动： ☑正常，无限制（0） □不像往常，但还能起床行轻微活动（1） □多数时候不想起床活动，但卧床或坐椅时间不超过半天（2） □几乎干不了什么，一天大多数时间都卧床或在椅子上（3） □几乎完全卧床，无法起床（3） 本项计分：0分
第二部分 医务人员评价部分	
5.疾病与营养需求的关系（工作表2） 相关诊断癌症 原发疾病的分期□ Ⅰ □Ⅱ □Ⅲ □Ⅳ；其他 年龄 52 岁 本项计分：1分	
6.代谢方面的需要（工作表3） ☑无应激（0） □轻度应激（1） □中度应激（2） □高度应激（3） 本项计分：0分	
7.体格检查（工作表4） □无消耗（0） □低度消耗（1） ☑中度消耗（2） □高度消耗（3） 本项计分：2分	
8.总分（A＋B＋C＋D）： 17分	
9.定性评价 10.定量评价（A＋B＋C＋D）	□A.营养良好 □B.可疑或中度营养不良 ☑C.重度营养不良 □0～1（无营养不良，暂不干预，一个疗程后再次评估） □2～3（可疑或轻度营养不良，由营养师对患者及其家属进行营养指导） □4～8（中度营养不良，需要营养干预和对症治疗） ☑≥9（重度营养不良，迫切需要改善状况的治疗和营养干预）
护士签名：	

评估内容包括：A.患者自评部分（体重：1个月内体重下降9.0%，在过去的2周体重减轻，合计4分；进食情况：只能进食流质，计3分；症状：口腔溃疡，感觉食品没味，变味，口干、疼痛，计7分）；总分14分。B.疾病与营养需求的关系（癌症计1分）。C.代谢方面的需要（无应激）。D.体格检查（中度消耗，计2分）。该患者评分为17分，提示患者为重度营养不良，需急切地改善不适症状和或营养支持治疗。

3.三级诊断/综合测定　护士采用24h膳食调查法记录其营养摄入情况，根据进食情况计算膳食摄入量。并与拇指法则计算的该例患者的目标能量和蛋白质需求量进行比较，经计算及分析，该例患者每日经口膳食摄入量约为860kcal，每日蛋白质摄入量约为45g，能量达标率为51.7%，蛋白质达标率为53.6%，未达到肿瘤患者每日所需的目标能量和推荐蛋白质摄入量，存在能量、蛋白质摄入不足。患者BMI为18.12kg/m^2，握力为24.7kg（正常成年男性≥26kg），小腿围为30cm（正常成年男性＞34cm），两者均低于正常水平，三头肌皮褶厚度为13mm（正常成年男性为12.5mm）。实验室检查结果（表6-2-9）提示低蛋白血症、轻度贫血。

表6-2-9　实验室检查（二）

项目	结果	定性	参考值
白细胞	$3.85×10^9/L$	–	$（3.5～9.5）×10^9/L$
中性粒细胞比例	57.3%	–	50%～70%
红细胞	$3.82×10^{12}/L$	↓	$（4.3～5.8）×10^{12}/L$
血红蛋白	110g/L	↓	130～175g/L
总蛋白	63.1g/L	↓	65～85g/L
白蛋白	38.2g/L	↓	40～55g/L
前白蛋白	193.2mg/L	↓	200～430mg/L
CRP	23.26mg/L	↑	＜5mg/L

综合以上评定，该患者因口腔和吞咽疼痛，进食困难，每日能量和蛋白质摄入不足，饮食结构不合理，为摄入不足和消耗增加引起的重度混合型营养不良。

第三步：营养治疗及护理要点

该患者肠道功能正常，进食的最大阻碍是吞咽疼痛和口腔疼痛，因进食疼痛导致进食量减少、体重下降明显、重度营养不良、情绪低落等。为增进患者营养，鼓励进食，减轻患者痛苦，在营养治疗的同时应辅以镇痛对症处理，可以更好地帮助患者搭建进食的通路。

该患者营养评估为重度营养不良，通过综合评估发现患者无代谢紊乱，肠道功能正常可用，营养治疗及护理要点以营养教育＋肠内营养为主，因能量和蛋白质摄入量＜60%，加以ONS补充。

该例患者能量计算方法采用Harris-Benedict公式。REE（kcal/d）（男性）＝66.4730＋13.7516W（W：体重）＋5.0033H（H：身高）−6.755A（A：年龄）≈1354kcal/d

在疾病状态下：能量需要＝REE×活动系数×应激系数

该例患者活动系数1.3、应激系数（体温系数1.0、疾病系数1.1）

目标能量＝REE×活动系数×应激系数＝1354×1.3×1.0×1.1≈1936kcal/d

蛋白质需要量推荐选择1.5～2.0g/（kg·d）

目标蛋白质：55.5kg×（1.5～2.0）g/（kg·d）＝83.25～111g/d

差值：能量约1076kcal，蛋白质为38～66g

多学科合作制订营养方案：营养师制订饮食方案，医师对症处理，康复护士运动指导，营养专科护士执行和教育。

【营养治疗及护理】

1.第一阶段　患者入院后，考虑患者急性放射性口腔黏膜炎引起的口腔黏膜疼痛和吞咽疼痛，予以芬太尼透皮贴剂4.2mg贴于胸壁，以缓解患者进食时吞咽疼痛。具体的营养治疗计划见表6-2-10。

表6-2-10　营养治疗计划（四）

餐次	内容	能量（kcal）	蛋白质（g）
早餐	鸡蛋1个＋纯牛奶250ml＋主食50g	430	19
10：00加餐	肠内营养粉剂5勺＋蛋白粉10g，兑温水200ml	250	17.5
午餐	米饭50g＋瘦肉100g＋蔬菜150g＋植物油10g＋盐3g	475	23.5
15：00加餐	肠内营养粉剂5勺＋蛋白粉10g，兑温水200ml	250	17.5
晚餐	米饭50g＋瘦肉100g＋蔬菜150g＋植物油10g＋盐3g	475	23.5
20：00加餐	肠内营养粉剂5勺＋蛋白粉10g，兑温水200ml	250	17.5
能量摄入2130kcal/d，蛋白质摄入118.5g/d			

2.第二阶段　患者营养干预1周后，营养状况好转，放疗按计划进行，并顺利完成。复查生化白蛋白较前升高，体重上升至58kg。重新计算REE(kcal/d)≈1388kcal/d；目标能量＝REE×活动系数×应激系数＝1388×1.3×1.0×1.1≈1985kcal/d；目标蛋白质58kg×（1.5～2.0）g/（kg·d）＝87～116g/d。营养治疗计划见表6-2-11。

表6-2-11　营养治疗计划（五）

餐次	内容	能量（kcal）	蛋白质（g）
早餐	鸡蛋2个＋纯牛奶250ml＋主食50g	510	26
10：00加餐	肠内营养粉剂5勺＋蛋白粉10g，兑温水200ml	250	17.5
午餐	米饭50g＋瘦肉100g＋蔬菜150g＋植物油10g＋盐3g	475	23.5
15：00加餐	肠内营养粉剂5勺＋蛋白粉10g，兑温水200ml	250	17.5
晚餐	米饭50g＋瘦肉100g＋蔬菜150g＋植物油10g＋盐3g	475	23.5
20：00加餐	肠内营养粉剂5勺＋蛋白粉10g，兑温水200ml	250	17.5
能量摄入2210kcal/d，蛋白质摄入125.5g/d			

在营养治疗的同时进行运动指导，运动过程应该根据患者耐受情况循序渐进，以自我感觉舒适为度。患者营养治疗第一阶段，体力缺乏并伴随疲乏症状，故先以中等强度锻炼为主，如建议患者保证每周3～5天至少30min以上中等强度的锻炼，如健走、打太极拳等。在营养治疗第二阶段，患者机体功能改善，可以将中等强度锻炼和较大强度有氧锻炼（如慢跑、游泳、上坡健走等）进行组合锻炼。

出院当天通过微信群为患者推送具体营养方案，微信群由患者及其家属、主管医师、营养师、主管护士组成，跟踪营养情况，做好延续护理。

第四步：效果评价

【症状评估】

经过以上措施，患者口腔和吞咽疼痛NRS评分由6分降为2分。根据RTOG急性放射损伤分级标准，患者放疗结束，放射野皮肤色素沉着，局部干性脱皮，急性放射性皮炎1级，急性放射性口腔黏膜炎2级，口干1级。

【营养指标评估】

经过以上措施的实施，患者入院时体重55.5kg，治疗结束，体重59.3kg，相较初次入院增加3.8kg；PG-SGA分值由入院时的17分减至7分，下降明显。小腿围增加1.0cm，握力由24.7kg升至正常（27.1kg）。实验室检查：白蛋白、前白蛋白也有所上升，分别由38.2g/L、193.2mg/L增加至42.0g/L、204.0mg/L。患者和其家属对营养治疗表示满意。患者顺利完成放疗，饮食较前增加50%，大小便正常，无腹胀、腹痛，体重无下降，营养状况明显改善。出院时实验室检查结果见表6-2-12。

表6-2-12　实验室检查（三）

项目	结果	定性	参考值
白细胞	4.53×10^9/L	-	（$3.5\sim9.5$）$\times10^9$/L
中性粒细胞比例	51.6%	-	$50\%\sim70\%$
红细胞	4.56×10^{12}/L	-	（$4.3\sim5.8$）$\times10^{12}$/L
血红蛋白	129g/L	-	$130\sim175$g/L
总蛋白	63.1g/L	↓	$65\sim85$g/L
白蛋白	42.0g/L	-	$40\sim55$g/L
前白蛋白	204.0mg/L	-	$200\sim430$mg/L
CRP	15.47mg/L	↑	<5mg/L

【病例反思】

疾病状态和治疗过程中患者出现的一些症状如恶心、呕吐、腹泻、便秘、吞咽困难、抑郁、焦虑及疼痛等，可能显著影响患者的食物摄入，导致患者摄入减少、体重下降及机体整体功能障碍，这些症状统称为营养影响症状。它是摄食减少、体重丢失及机体功能障碍的关键决定因素。该患者出现的口腔和吞咽疼痛、吞咽困难、口腔溃疡、口干等症状是放疗特异性营养影响症状，其中疼痛和吞咽困难是头颈部肿瘤患者最常见的营养影响症状。

肿瘤患者在抗肿瘤治疗过程中，如果能够有效减轻营养影响症状程度，患者的营养不良情况将会大大改善。所以在鼓励患者进食的同时，应该将影响患者饮食摄取的障碍降到最低，这样，患者才能够变被动进食为主动进食，从而增进营养。

三、口腔癌放疗患者的营养护理

（一）概述

口腔癌是指发生于口腔黏膜上皮的恶性肿瘤，主要包括舌癌、口底癌、颊黏膜癌、牙龈癌、硬腭癌等，舌和口底是好发部位。根据国际癌症研究机构（International Agency for Research on Cancer，IARC）统计，中国口腔癌发病率占中国全身癌症发病率的0.77%，排名第19位，死亡率占全国癌症死亡总数0.81%，排名第18位。

烟草和酒精是口腔癌的主要致病因素，长期吸烟及饮酒会显著增加口腔癌的风险。此外，嚼槟榔、口腔卫生状况差、感染人乳头状瘤病毒、长期的异物刺激等也与罹患口腔癌相关。临床可表现为溃疡性或菜花样肿物，病变颜色相对于正常黏膜可以变浅或变红，常伴有疼痛、肿瘤表面破溃或少量出血。当病变累及周围正常结构可出现相应症状，例如累及牙龈时可有牙齿松动脱落，累及舌肌时伴有伸舌受限等表现，当淋巴结转移时，可于颌下区或颈部触及肿大的淋巴结。病理检查是诊断口腔癌的金标准。早期口腔癌患者术后病理或组织学检测提示有高危因素时，需行术后放疗或放化疗；局部晚期患者需要进行综合治疗，对于术后有病理危险因素的患者需要术后辅助放疗或术后放化疗。

口腔恶性肿瘤由于其发病部位的特殊性，会直接影响进食，同时放疗会使患者的代谢速度加快，导致一系列急性不良反应，如急性黏膜炎、口干、味觉改变、咀嚼困难等症状，直接影响患者的进食，导致患者出现营养不良、机体免疫力低下，影响疾病治疗及康复。

（二）临床案例

第一步：病史采集

【病史及治疗经过】

患者李某，男，59岁，舌根鳞癌放化疗后入院。患者2023年1月无明显诱因出现右侧舌肿物，约"绿豆"大小，无疼痛，无舌尖麻木、无伸舌受限等不适，患者未予重视，后肿块渐进性增大，伴舌缘红肿。2023年11月行颈部CT检查示：舌体及舌根右侧结节，考虑肿瘤性病变可能。内镜活检示：舌鳞癌，经多学科讨论，行同步放化疗。化疗方案：紫杉醇210mg d1＋奈达铂120mg d1，静脉滴注，q21d。两周期化疗后，排除放疗禁忌，针对舌根病灶行CBCT引导下VMAT放疗，具体方案：PGTV 2.12Gy/f；PGTVlnR 2.12Gy/f；PCTVln 1.82Gy/f；PCTV 1.82Gy/f，现已行放疗27次。

【护理评估】

1.一般情况评估　体温36.8℃，脉搏92次/分，呼吸20次/分，血压113/65mmHg，Barthel指数生活自理能力评分100分，KPS评分90分，Braden评分20分，跌倒评分1分。精神状态一般，体力情况良好，食欲差，进流食，睡眠情况良好，体重近1个月下降约

5kg，大小便正常。有糖尿病，自行注射胰岛素。

2. 专科情况评估　采用RTOG分级评估，放射性口腔黏膜炎3级，口腔散在溃疡，疼痛评分NRS 4分；身高170cm，体重64kg，BMI 22.14kg/m²；口腔内右侧磨牙区牙龈可见黏膜炎性改变，散在溃疡，口腔内活动性义齿在位。

3. 心理-社会状况评估　患者基本了解舌癌的治疗和预后，能积极配合治疗。已婚，配偶无工作，育有1子，30岁；有职工医疗保险，有一定经济负担。

第二步：营养诊断及护理要点

【营养不良三级诊断】

1. 一级诊断　护士在患者入院24h内采用NRS 2002对患者进行营养风险筛查（表6-2-13）。

表6-2-13　NRS2002（四）

主要诊断：如果患者有以下疾病请在□内打"√"，并参照标准进行评分（无，为0分）
评分1分：营养需要量轻度增加 □髋骨折　□慢性疾病急性发作或有并发症者　□COPD　□血液透析　□肝硬化 □长期血液透析　☑糖尿病　☑一般肿瘤患者 评分2分：营养需要量中度增加 □腹部大手术　□脑卒中　□重度肺炎　□血液恶性肿瘤 评分3分：营养需要量重度增加 □颅脑损伤　□骨髓移植　□ICU患者（APACHE ＞ 10分） 　　　　　　　　　　　　　　　　　　　　　　小结：疾病有关评分　1　分
营养状况： 1.BMI（kg/m²）（体重　64　kg身高　1.70　m） □18.5～20.5（2分）□小于18.5（3分）　　　　　　　　小结　0　分 注：因严重胸腔积液、腹水、水肿得不到准确BMI值时，用白蛋白替代（按ESPEN 2006）g/L（＜30g/L，3分） 2.近期（1～3个月）体重是否下降？（是☑，否□）；若是，体重下降5　kg 体重下降＞5%是在：□3个月内（1分）□2个月内（2分）☑1个月内（3分） 　　　　　　　　　　　　　　　　　　　　　　　　小结　3　分 3.一周内进食量是否减少？（是☑，否□） 如减少，较从前减少□25%～50%（1分）□50%～75%（2分）☑75%～100%（3分） 　　　　　　　　　　　　　　　　　　　　　　　　小结　3　分 综合：营养受损评分□0分□1分□2分☑3分（注：上述3个评分取1个最高值）
年龄评分：□70岁以上（1分）☑70岁以下（0分）
总分　4　分　　　　　　　　　　　　　　　风险级别：有☑无□
护士签名：

该例患者营养风险筛查结果显示：疾病严重程度（一般肿瘤患者、糖尿病，计1分）、营养状态受损（1个月体重下降7.2%，计3分）、年龄（＜70岁，计0分），NRS 2002评分4分，有营养风险，进入二级诊断。

2. 二级诊断　使用肿瘤患者营养风险评估工具——PG-SGA进行营养不良评估（表6-2-14）。

表6-2-14 PG-SGA（四）

第一部分 患者自评部分（A评分）	
1.体重（工作表1） 目前我的体重约为64kg 目前我的身高约为170 cm 1个月前我的体重约为69 kg 6个月前我的体重约为70 kg 在过去的2周，我的体重： ☑减轻（1）□没变化（0）□增加（0） 本项计分：4分	2.进食情况 在过去1个月里，我的进食情况与平时情况相比：□无改变 （0）□比以往多（0）☑比以往少（1） 我目前进食： □正常饮食，但比正常情况少（1） □少量固体食物（2） ☑只能进食流质（3） □只能口服营养制剂（3） □几乎吃不下什么（4） □只能通过管饲或静脉营养（0） 本项评分：3分
3.症状 近2周，我有以下问题影响我摄入足够的饮食： □吃饭没有问题（0）☑无食欲，不想吃（3） □恶心（1）□呕吐（3） □便秘（1）□腹泻（3） ☑口腔溃疡（2）☑口干（1） □感觉食物没味，变味（1）□食物气味不好 （1） □吞咽困难（2）□一会儿就饱胀了（1） ☑疼痛（口腔）（3） □其他（如抑郁、经济、牙齿问题）（1） 本项计分：9分	4.活动和身体功能 在过去的1个月，我的活动： ☑正常，无限制（0） □不像往常，但还能起床行轻微活动（1） □多数时候不想起床活动，但卧床或坐椅时间不超过半天 （2） □几乎干不了什么，一天大多数时间都卧床或在椅子上（3） □几乎完全卧床，无法起床（3） 本项计分：0分
第二部分 医务人员评价部分	
5.疾病与营养需求的关系（工作表2） 相关诊断　癌症 原发疾病的分期 □Ⅰ □Ⅱ □Ⅲ □Ⅳ；其他 年龄　　　59　　　岁 本项计分：1分	
6.代谢方面的需要（工作表3） ☑无应激（0）□轻度应激（1）□中度应激（2）□高度应激（3） 本项计分：0分	
7.体格检查（工作表4） ☑无消耗（0）□低度消耗（1）□中度消耗（2）□高度消耗（3） 本项计分：0分	
8.总分（A＋B＋C＋D）： 17分	
9.定性评价 10.定量评价（A＋B＋C＋D）	□A.营养良好 □B.可疑或中度营养不良 ☑C.重度营养不良 □0～1（无营养不良，暂不干预，一个疗程后再次评估） □2～3（可疑或轻度营养不良，由营养师对患者及其家属进 行营养指导） □4～8（中度营养不良，需要营养干预和对症治疗） ☑≥9（重度营养不良，迫切需要改善状况的治疗和营养干预）
护士签名：	

该例患者营养风险评估结果显示：A.患者自评部分（体重：1个月内体重下降7.2%，2周内体重下降，合计4分。进食情况：少于平常，进流食，计3分。症状：无食欲、不想吃饭计3分；口腔疼痛计3分；口腔溃疡计2分；口腔干燥计1分，合计9分。活动和身体功能：正常活动，无限制计0分），总分16分。B.疾病状态（癌症计1分）。C.代谢应激（无），计0分。D.体格检查无消耗，计0分。该患者评估总分为17分，提示患者为重度营养不良，亟须改善不适症状和营养支持治疗。

3.三级诊断／综合测定　护士采用24h膳食调查法记录营养摄入情况，根据进食情况计算膳食摄入量，并与用拇指法则计算的该例患者的目标能量和蛋白质需求量进行比较，该患者每日600ml清稀饭，500ml纯牛奶，蛋白粉3勺，经计算及分析，该例患者每日经口膳食摄入量为700kcal，每日蛋白质摄入量为48g，能量达标率不足50%，蛋白质达标率为50%，未达到肿瘤放疗患者每日所需的目标能量和推荐蛋白质摄入量，存在蛋白质、能量摄入不足。患者近1个月体重下降5kg。查体示：身高170cm，体重64kg，BMI22.1kg/m²，全身无水肿，腹部平坦，无肠型、胃型，无压痛反跳痛，肠鸣音正常。实验室检查结果（表6-2-15）提示低蛋白血症、轻度贫血、血糖升高。

表6-2-15　实验室检查（四）

项目	结果	定性	参考值
葡萄糖	7.32mmol/L	↑	3.89～6.11mmol/L
血红蛋白	105g/L	↓	130～175g/L
总蛋白	64.2g/L	↓	65～85g/L
白蛋白	33g/L	↓	40～55g/L
前白蛋白	176.9mg/L	↓	200～430mg/L
CRP	20.21mg/L	↑	＜5mg/L

综合以上评定，该患者为摄入不足引起的重度蛋白质-能量营养不良。

第三步：营养治疗及护理要点

经MDT讨论后制定营养方案：该例患者具备胃肠道功能，口腔黏膜炎3级，口腔疼痛导致摄入不足，根据营养治疗五阶梯模式，首选营养教育和口服营养补充。

营养制剂的选择，患者有糖尿病病史，营养师指导使用糖尿病专用营养制剂。

能量计算方法采用Harris-Benedict方程式（Harris-Benedict equation，HBE）：

基础能量消耗（basal energy expenditure，REE）（kcal/d）（男性）＝66.4730＋13.7516W（W：体重）＋5.0033H（H：身高）-6.7550A（A：年龄）＝1405kcal/d

活动系数1.3、应激系数（体温系数1.0、疾病系数1.1）

目标能量＝REE×活动系数×应激系数＝1405×1.3×1.0×1.1＝2009kcal/d

蛋白质需要量推荐选择1.5～2.0g/（kg·d）

目标蛋白质：64kg×（1.5～2）g/d＝（96～128）g/d。

该患者为再喂养综合征的高危人群。为预防再喂养综合征的发生，采用限制性能量喂养≤20 kcal/（kg·d）即≤1280kcal，同时监测患者血糖变化及肠内营养并发症有无发生，根据患者血糖水平调整胰岛素用量及用法。

【营养治疗及护理】

1.第一阶段（第1～3天）　按20kcal/（kg·d）×64kg＝1280kcal开始饮食指导加口服营养补充，给予糖尿病饮食，三餐及加餐定时定量；所有食物用破壁机制成混合匀浆膳；全天主食、粗细搭配，粗杂粮占1/3。非淀粉类蔬菜以菌藻类、深色蔬菜为主，蛋白质以鸡蛋、牛奶、瘦肉类为主；植物油20g，盐＜5g（以一日匀浆膳食谱为例：主食75g，猪里脊肉50g，蔬菜100g，牛奶250ml，植物油20g，盐5g，鸡蛋1个）；患者经饮食不能补充足够营养，予以口服营养补充：口服肠内营养制剂250ml＋蛋白粉10g，每日2次。营养计划见表6-2-16。

表6-2-16　营养治疗计划（六）

餐次	内容	能量（kcal）	蛋白质（g）
7：00～8：00	匀浆膳1/3	271	13
9：30～10：30	肠内营养制剂250ml＋蛋白粉1勺	257	16.5
12：00～12：30	匀浆膳1/3	271	13
15：00～15：30	肠内营养制剂250ml＋蛋白粉1勺	257	16.5
18：00～19：00	匀浆膳1/3	271	13
能量摄入1327kcal/d，蛋白质摄入72g/d			

做好并发症的观察和护理，尤其是口腔黏膜炎、腹胀、腹泻，遵医嘱进行对症处理。口服营养制剂期间，血糖波动在5.2～13mmol/L，没有发生需要治疗的低血糖和高血糖事件。

2.第二阶段（第4～7天）　患者无恶心、呕吐、腹泻、腹胀，调整营养方案（表6-2-17），逐步增加摄入量（以一日均浆膳为例：主食150g，肉150g，蔬菜300g，牛奶500ml，植物油20g，盐5g，鸡蛋1个）。

表6-2-17　营养治疗计划（七）

餐次	内容	能量（kcal）	蛋白质（g）
7：00～8：00	匀浆膳1/3	492	22.5
9：30～10：30	肠内营养制剂250ml＋蛋白粉2勺	289	24.5
12：00～12：30	匀浆膳1/3	492	22.5
15：00～15：30	肠内营养制剂250ml＋蛋白粉2勺	289	24.5
18：00～19：00	匀浆膳1/3	492	22.5
能量摄入2054kcal/d，蛋白质摄入116.5g/d			

3.第三阶段（第8～12天）　放射性口腔黏膜炎2级，溃疡较前减少，疼痛评分

NRS 2分，PG-SGA评分降至8分，继续执行之前的饮食计划，部分食物不制成匀浆膳，摄入软食，根据血糖水平调整胰岛素用量及用法。

4.第四阶段　患者出院，PG-SGA评分降至6分。放射性口腔黏膜炎降至1级，予以家庭营养指导，患者逐渐过渡到常规糖尿病饮食，进食低升糖指数（GI）饮食，如小麦、黑米、瘦肉、蔬菜、牛奶，具体营养方案见表6-2-18，每周营养科门诊随访1次，放疗结束后每2周随访1次，至少坚持6周。

表6-2-18　营养治疗计划（八）

餐次	内容	能量（kcal）	蛋白质（g）
7：00～8：00	鸡蛋2个＋纯牛奶250ml＋麦片25g	421	25.6
9：30～10：30	蛋白粉2勺	64	16
12：00～12：30	主食75g＋瘦肉100g＋蔬菜150g＋植物油10g＋盐3g	572	30
15：00～15：30	猕猴桃100g＋蛋白粉2勺	124	16.8
18：00～19：00	主食75g＋瘦肉100g＋蔬菜150g＋植物油10g＋盐2g	572	30
20：00	纯牛奶250ml	162	8
能量摄入1915kcal/d，蛋白质摄入126.4g/d			

在营养治疗同时根据患者耐受情况进行运动指导，如打太极拳、慢跑、深呼吸等。

出院当天通过微信为患者推送具体营养方案，出院后追踪营养情况，做好延续护理。

第四步：效果评价

【症状评估】

经过以上措施，患者进食困难缓解，摄入能量及蛋白质达标，根据RTOG急性放射反应分级，患者口腔黏膜炎由3级降至1级。

【营养指标评估】

患者出院时体重65kg，顺利完成治疗；PG-SGA分值由入院时的17分减至6分。实验室检查：总白蛋白、白蛋白、前白蛋白有所上升，分别由64.2g/L、33.0mg/L、176.9mg/L增加至68g/L、36.3mg/L、189.1mg/L。炎症指标则呈下降趋势，CRP由20.21mg/L降至11.6mg/L。患者和家属对口腔情况及营养治疗表示满意。患者出院后1个月，饮食恢复正常，大小便正常，无腹胀腹痛，体重无下降，总白蛋白、总蛋白、白蛋白、血红蛋白均上升、炎症指标下降，营养状况明显改善。

【病例反思】

随着肿瘤和糖尿病发病率的升高，肿瘤患者中合并糖尿病的患者越来越多，口腔恶性肿瘤合并糖尿病的患者也逐年升高，放疗引起放射性口腔黏膜炎、疼痛、张口受限等，加之糖尿病患者血糖波动，造成患者口腔溃疡延迟愈合，影响喂养，更易发生营养摄入不足，规范化的营养治疗和血糖管理有利于口腔癌合并糖尿病的患者治疗顺利进行。

第三节　中枢神经系统肿瘤放疗患者的营养护理

一、概述

据2022年GLOBOCAN全球癌症数据显示，中枢神经系统肿瘤新发病例约32万例，发病率占全球癌症的第19位，死亡率占第12位。国家癌症中心数据显示，我国2017年新发中枢神经系统肿瘤病例33 969例，居全国第11位，死亡17 255例，居第10位。

中枢神经系统肿瘤是指起源于中枢神经系统（central nervous system，CNS）内的组织或结构的一组良恶性疾病，或源于转移至CNS的全身性癌症（如肺癌、黑色素瘤和乳腺癌等）。其中，脑胶质瘤、脑膜瘤、垂体瘤等是常见的中枢神经系统肿瘤类型，占比高。头痛、癫痫发作、认知功能障碍、颅内压增高等是中枢神经系统肿瘤患者常见的临床表现。中枢神经系统肿瘤的发生原因可能与人口年龄的增长、中老年人群身体功能下降，接触到环境致癌因素剂量不断累积，如放射性物质、电磁波、微波等因素有关。病理组织活检和分子学检查是中枢神经系统肿瘤的诊断依据。中枢神经系统肿瘤是一种复杂的疾病，其治疗需要综合考虑多种因素，包括肿瘤的类型、位置、大小、恶性程度，以及患者的年龄、身体状况和预期寿命等。对于不能通过手术完全切除的肿瘤，或者手术后残留的肿瘤，放疗是中枢神经系统肿瘤主要辅助治疗方法之一。在放疗过程中，患者可能遭受疾病创伤等影响，易产生营养摄入不足、应激性胃溃疡、严重的代谢紊乱、能量消耗增加等，导致营养不良。良好的营养支持能够提高机体免疫功能，减轻胃肠道应激反应造成的损伤，同时，能够减少放疗并发症发生，提高患者临床预后。

二、临床案例

第一步：病史采集

【病史及治疗经过】

患者魏某，男，32岁，主因脑胶质瘤（$T_3N_2M_0$）术后放化疗后进展3月余入院。患者在全身麻醉下行开颅显微镜下右侧叶、海马沟回区、基底节区占位病变切除术，颅内减压术，颅压监测探及置入术、颅骨修补术，术后病理结果示（脑深部岛叶肿物）胶质母细胞瘤。术后放化疗后进展4月余，术后予以替莫唑胺120mg化疗，IMRT方式针对瘤床、亚临床病灶放疗，PTV46Gy/23f，后续局部推量GTV12Gy/6f。放疗结束后继续口服替莫唑胺240mg，第1～5天，每4周一次维持化疗。其间查出肿瘤进展。已行2周期化疗，具体化疗方案为伊立替康200mg静脉滴注，第1天，每14天一次及贝伐珠单抗600mg静脉滴注靶向治疗。本次入院腹部X线检查提示腹部肠管胀气，扩张影，右下腹可见多个小气-液平面，双膈下未见游离气体。3日未解大便，肛门偶有排气，轻度和不完全性肠梗阻。在家中未进饮食数日，入院后禁饮禁食，给予脱水降颅内压、营养治疗。

【护理评估】

1.一般情况评估　患者神志清楚，精神差，体力情况欠佳，入院时体温36.5℃，脉搏83次/分，呼吸18次/分，血压136/68mmHg。睡眠情况良好，可经口进食，普食，无吞咽困难，近日因食欲缺乏，味觉下降，进食量明显减退。双上肢肌力Ⅲ级，双下肢肌力Ⅱ级。Barthel指数生活自理能力评分25分，Braden评分13分，跌倒评分9分，KPS评分40分。

2.专科情况评估　身高171cm，体重60kg，BMI 20.5kg/m²。无恶心、呕吐、腹痛不适，偶有头晕，感腹胀。

3.心理-社会状况评估　患者处于对疾病未知的恐惧之中，四肢肌力下降，需要家属照顾，存在较大的自我感受负担。

第二步：营养诊断及护理要点

【营养不良三级诊断】

1.一级诊断　护士在患者入院24h内采用NRS2002对患者进行营养风险筛查（表6-3-1）。

表6-3-1　NRS2002（五）

主要诊断：如果患者有以下疾病请在□内打"√"，并参照标准进行评分（无，为0分）
评分1分：营养需要量轻度增加 □髋骨折　□慢性疾病急性发作或有并发症者　□COPD　□血液透析　□肝硬化 □长期血液透析　□糖尿病　☑一般肿瘤患者 评分2分：营养需要量中度增加 □腹部大手术　□脑卒中　□重度肺炎　□血液恶性肿瘤 评分3分：营养需要量重度增加 □颅脑损伤　□骨髓移植　□ICU患者（APACHE＞10分） <div align="right">小结：疾病有关评分＿＿1＿＿分</div>
营养状况：
1.BMI（kg/m²）（体重＿＿60＿＿kg，身高＿＿1.71＿＿m） ☑18.5～20.5（2分）　□小于18.5（3分）　　　　　　　　　　小结＿＿2＿＿分 注：因严重胸腔积液、腹水、水肿得不到准确BMI值时，用白蛋白替代（按ESPEN 2006）　g/L（＜30g/L，3分） 2.近期（1～3个月）体重是否下降？（是☑，否□）；若是，体重下降＿＿10＿＿kg 体重下降＞5%是在：□3个月内（1分）　□2个月内（2分）　☑1个月内（3分） <div align="right">小结＿＿3＿＿分</div>
3.1周内进食量是否减少？（是☑，否□） 如减少，较从前减少□25%～50%（1分）　☑50%～75%（2分）　□75%～100%（3分） <div align="right">小结＿＿2＿＿分</div>
综合：营养受损评分　□0分　□1分　□2分　☑3分（注：上述3个评分取1个最高值）
年龄评分：□70岁以上（1分）　☑70岁以下（0分）
总分＿＿4＿＿分　　　　　　　　　　　　　　风险级别：有☑　无□
护士签名：

该例患者疾病严重程度（一般肿瘤患者，计1分）、营养状态受损（1个月内体重下降14.3%，计3分）、年龄（＜70岁，计0分），该患者NRS2002评分4分，有营养风险，进入二级诊断。

2.二级诊断　使用肿瘤患者营养风险评估工具——PG-SGA进行营养不良评估（表

6-3-2）。

表 6-3-2　PG-SGA（五）

第一部分　患者自评部分（A 评分）	
1.体重（工作表 1） 目前我的体重约为 60kg 目前我的身高约为 171 cm 1 个月前我的体重约为 70kg 6 个月前我的体重约为 72kg 在过去的 2 周，我的体重： ☑减轻（1）　□没变化（0）　□增加（0） 本项计分：5 分	2.进食情况 在过去 1 个月里，我的进食情况与平时情况相比：□无改变（0）　□比以往多（0）　☑比以往少（1） 我目前进食： □正常饮食，但比正常情况少（1） □少量固体食物（2） □只能进食流质（3） □只能口服营养制剂（3） □几乎吃不下什么（4） ☑只能通过管饲或静脉营养（0） 本项评分：1 分
3.症状 近 2 周，我有以下问题影响我摄入足够的饮食： □吃饭没有问题（0）☑无食欲，不想吃（3） □恶心（1）　□呕吐（3） ☑便秘（1）　□腹泻（3） □口腔溃疡（2）　□口干（1） ☑感觉食品没味，变味（1）□食品气味不好（1） □吞咽困难（2）　□一会儿就饱胀了（1） □疼痛（部位　）（3） □其他（如抑郁、经济、牙齿问题）（1） 本项计分：5 分	4.活动和身体功能 在过去的 1 个月，我的活动： □正常，无限制（0） □不像往常，但还能起床行轻微活动（1） □多数时候不想起床活动，但卧床或坐椅时间不超过半天（2） ☑几乎干不了什么，一天大多数时间都卧床或在椅子上（3） □几乎完全卧床，无法起床（3） 本项计分：3 分
第二部分　医务人员评价部分	
5.疾病与营养需求的关系（工作表 2） 相关诊断 癌症 原发疾病的分期□Ⅰ　□Ⅱ　□Ⅲ　□Ⅳ；其他 年龄　32　岁 本项计分：1 分	
6.代谢方面的需要（工作表 3） ☑无应激（0）　□轻度应激（1）　□中度应激（2）　□高度应激（3） 本项计分：0 分	
7.体格检查（工作表 4） □无消耗（0）　□低度消耗（1）　☑中度消耗（2）　□高度消耗（3） 本项计分：2 分	
8.总分（A＋B＋C＋D）：　17 分	
9.定性评价 10.定量评价（A＋B＋C＋D）	□A.营养良好　□B.可疑或中度营养不良　☑C.重度营养不良 □0～1（无营养不良，暂不干预，一个疗程后再次评估） □2～3（可疑或轻度营养不良，由营养师对患者及其家属进行营养指导） □4～8（中度营养不良，需要营养干预和对症治疗） ☑≥9（重度营养不良，迫切需要改善状况的治疗和营养干预）
护士签名：	

评估内容包括：A.患者自评部分（体重：1个月内体重下降14.3%，在过去的2周体重减轻，合计5分。进食情况：比以往少，只能通过管饲或静脉营养，计1分。症状：便秘，计1分；无食欲，不想吃，计3分；感觉食品没味，变味，计1分，共计5分；活动和身体功能：几乎干不了什么，一天大多数时间都卧床或在椅子上，计3分），总分14分。B.疾病与营养需求的关系（癌症计1分）。C.代谢方面的需要（无应激）；D.体格检查（中度消耗，计2分）。该患者评分为17分，提示患者为重度营养不良，亟须改善不适症状和营养支持治疗。

3.三级诊断/综合测定　护士采用24h膳食调查法记录其营养摄入情况，根据进食情况计算膳食摄入量。并与拇指法则计算的该例患者的目标能量和蛋白质需求量进行比较，经计算及分析，该例患者经口膳食摄入量约为600kcal/d，蛋白质摄入量约为30g/d，能量达标率为33.3%，蛋白质达标率为25.0%，未达到肿瘤患者每日所需的目标能量和推荐蛋白质摄入量，存在能量、蛋白质摄入不足。患者BMI为20.5kg/m^2，小腿围为32cm（正常成年男性＞34cm），两者均低于正常水平，三头肌皮褶厚度为14mm（正常成年男性为12.5mm）。

实验室检查方面，血常规和生化检查结果（表6-3-3）提示低蛋白血症、低钠血症、中度贫血，存在代谢紊乱。

表6-3-3　实验室检查（五）

项目	结果	定性	参考值
白细胞	$3.64×10^9/L$	-	$(3.5～9.5)×10^9/L$
中性粒细胞比例	52.6%	-	50%～70%
红细胞	$2.02×10^{12}/L$	↓	$(4.3～5.8)×10^{12}/L$
血红蛋白	77g/L	↓	130～175g/L
总蛋白	62.9g/L	↓	65～85g/L
白蛋白	37.3g/L	↓	40～55g/L
前白蛋白	94.9mg/L	↓	200～430mg/L
CRP	0.07mg/L	-	＜5mg/L
钠	127.1mmol/L	↓	137～147mmol/L
氯	90.4mmol/L	-	90～110mmol/L

综合以上评定，该患者为摄入不足和消耗增加引起的重度蛋白质-能量营养不良。

第三步：营养治疗及护理要点

经MDT讨论后制订营养方案：营养科医师提到该患者营养评估为蛋白质-能量营养不良，因为食欲缺乏，进食量减少，即摄入减少。主治医师提到患者在进行甘露醇脱水治疗，排出增多，因此出现低钠代谢紊乱。

该例患者能量计算方法：采用Harris-Benedict公式。

REE（kcal/d）（男性）＝66.4730＋13.7516W（W：体重）＋5.0033H（H：身高）-

6.7550A（A：年龄）$\approx$ 1531kcal/d

该例患者活动系数1.1、应激系数（体温系数1.0、疾病系数1.2）

目标能量＝REE×活动系数×应激系数＝1531×1.1×1.0×1.2$\approx$2021kcal/d

蛋白质需要量推荐选择1.5～2.0g/（kg·d）

目标蛋白质：60kg×（1.5～2.0）g/（kg·d）＝90～120g/d

补钠量计算：

补钠量（mmol）＝［142-实际血钠浓度（mmol/L）］×体重（kg）×0.2

补钠量（mmol）＝（142-127.1）×60×0.2＝178.8mmol$\approx$10gNaCl

其余微量营养素，按生理需要量补充。

【营养治疗及护理】

1.第一阶段　患者出现肠梗阻症状，予以禁饮禁食，为预防电解质失衡、保证营养充分供给，营养方案为全肠外营养，选择添加脂肪乳氨基酸（17）葡萄糖（19%）注射液（卡全1026ml），因为卡全的渗透压为1060mOsm/L，渗透压高，输注方式需要选择中心静脉导管输注。考虑到该该患者血管通路的使用时长和使用目的，以及该患者颈部无淋巴结转移病种，局部皮肤情况良好，根据《中国成人患者肠外肠内营养临床应用指南（2023版）》为患者置入了右颈CVC导管。

（1）静脉营养治疗方案　卡全1026ml＋丙氨酰谷氨酰胺50ml＋10%氯化钾10ml＋10%氯化钠30ml＋水溶性维生素1支＋脂溶性维生素1支＋多种微量元素1支。

卡全1026ml＋丙氨酰谷氨酰胺50ml＋10%氯化钠30ml

供能1880kcal，氨基酸88g，葡萄糖200g，脂肪80g，氯化钠9.6g

能氮比：109∶1

（2）营养状况监测与评估　在输注营养液过程中，定期监测患者的营养状况是评估治疗效果的重要依据。护理人员应通过观察患者皮肤状况，定期测量体重，监测实验室检查等指标，了解患者的营养摄入和代谢情况。对于营养状况不佳的患者，应及时调整营养液的类型和输注量，以达到更好的治疗效果。

该患者在营养治疗过程中，由于入院前数天未进饮食，应该关注是否出现再喂养综合征。研究显示，再喂养综合征主要发生在营养治疗后的72h。该患者营养治疗前和治疗过程中应监测和评估血常规、尿常规、电解质，检查心电图，适当补充电解质和维生素，纠正水、电解质平衡紊乱，避免再喂养综合征的发生。

2.第二阶段　随着治疗的进行，患者肠梗阻症状缓解，采用肠内＋肠外营养治疗方案进行营养支持治疗。为避免出现喂养不耐受的情况，在能量的供给上应结合患者情况循序渐进。按15 kcal/（kg·d）开始能量喂养，采取的是低剂量、低浓度、低速度进行肠内喂养模式。

（1）肠内营养治疗计划（患者肠梗阻恢复，能经口进食，无呛咳、吞咽障碍）：具体详见表6-3-4。

（2）肠外营养治疗计划：卡全1026ml＋丙氨酰谷氨酰胺50ml＋10%氯化钾10ml＋10%氯化钠60ml＋水溶性维生素1支＋脂溶性维生素1支＋多种微量元素1支。

供能900kcal，氨基酸44g，葡萄糖100g，脂肪40g，氯化钠9.6g

能氮比：109∶1

表6-3-4　营养治疗计划（九）

餐次	内容	能量（kcal）	蛋白质（g）
早餐	肠内营养粉剂2勺＋蛋白粉10g，兑温水200ml	124	13
10：00加餐	肠内营养粉剂2勺＋蛋白粉10g，兑温水200ml	124	13
午餐	肠内营养粉剂2勺＋蛋白粉10g，兑温水200ml	124	13
15：00加餐	肠内营养粉剂2勺＋蛋白粉10g，兑温水200ml	124	13
晚餐	肠内营养粉剂2勺＋蛋白粉10g，兑温水200ml	124	13
20：00加餐	肠内营养粉剂2勺＋蛋白粉10g，兑温水200ml	124	13
能量摄入744kcal/d，蛋白质摄入78g/d			

3.第三阶段　患者大小便正常，胃肠道适应后，营养治疗计划改为TEN（表6-3-5）。

表6-3-5　营养治疗计划（十）

餐次	内容	能量（kcal）	蛋白质（g）
早餐	鸡蛋2个＋纯牛奶250ml＋主食50g	510	26
10：00加餐	肠内营养粉剂5勺＋蛋白粉10g，兑温水200ml	250	17.5
午餐	米饭50g＋瘦肉100g＋蔬菜150g＋植物油10g＋盐3g	475	23.5
15：00加餐	肠内营养粉剂5勺＋蛋白粉10g，兑温水200ml	250	17.5
晚餐	米饭50g＋瘦肉100g＋蔬菜150g＋植物油10g＋盐3g	475	23.5
20：00加餐	肠内营养粉剂5勺＋蛋白粉10g，兑温水200ml	250	17.5
能量摄入2210kcal/d，蛋白质摄入125.5g/d			

在营养治疗的同时进行运动指导。患者因为疾病原因四肢肌力下降，可以指导患者进行被动活动，增加肌力，提高体力体能，增强免疫力。

建议出院当天通过微信群为患者推送具体营养方案，微信群由患者及其家属、主管医师、营养师、主管护士组成，跟踪营养情况，做好延续护理。

第四步：效果评价

【症状评估】
经过以上措施，患者精神状态较前好转，肠梗阻症状缓解后，可经口进食。

【营养指标评估】
经过以上措施，体重增加2kg；PG-SGA分值由入院时的17分减至12分，小腿围未减少。实验室检查：白蛋白、前白蛋白有所上升，增加至42.0g/L、226.8mg/L。患者顺利完成治疗，饮食较前增加50%，大小便正常，无腹胀、腹痛等症状，总蛋白、白蛋白、血红蛋白、电解质水平恢复正常，营养状况明显改善。出院时实验室检查结果见表6-3-6。

表6-3-6　实验室检查（六）

项目	结果	定性	参考值
白细胞	4.08×10^9/L	-	（$3.5 \sim 9.5$）$\times 10^9$/L
中性粒细胞比例	62.8%	-	50% $\sim$ 70%
红细胞	3.69×10^{12}/L	↓	（$4.3 \sim 5.8$）$\times 10^{12}$/L
血红蛋白	92g/L	↓	130 $\sim$ 175g/L
总蛋白	72.3g/L	↓	65 $\sim$ 85g/L
白蛋白	42.0g/L	-	40 $\sim$ 55g/L
前白蛋白	226.8mg/L	-	200 $\sim$ 430mg/L
CRP	0.13mg/L	-	< 5mg/L
钠	139.0mmol/L	-	137 $\sim$ 147mmol/L
氯	107mmol/L	-	90 $\sim$ 110mmol/L

【病例反思】

该患者在疾病状态、高消耗、高代谢和心理应激等情况下，出现了进食量减少、肠梗阻等症状，如果营养干预不及时，患者的生存预期将会大大降低。因此，准确的营养评估，有效的营养支持，实时的评价、监测、随访有助于提高患者生存期和生活质量。

第四节　胸部肿瘤放疗患者的营养护理

胸部肿瘤包括肺部、食管、纵隔、胸膜及心包恶性肿瘤等。放疗因其能够精确地定位肿瘤，最大限度地减少对周围组织的损害，成为该类肿瘤的重要治疗选择。

一、肺癌放疗患者的营养护理

（一）概述

肺癌是全球范围内最常见的胸部肿瘤之一，在我国目前肺癌已成为首位恶性肿瘤死亡原因。肺癌的发病主要与吸烟有关，也与大气污染、肺部慢性疾病等有关。肺癌患者最常见的症状包括持续咳嗽、咯血、呼吸困难、胸痛等，但早期肺癌常无明显症状。诊断肺癌通常需要进行影像学检查，如X线、CT、MRI等，以及组织学检查，如痰液细胞学检查、支气管镜检查等。肺癌目前主要的治疗手段包括手术、化疗、放疗、分子靶向治疗等。肿瘤患者营养不良风险高，尤其在晚期肺癌患者中营养不良发生率更是高达30%以上。放化疗作为肺癌患者重要的治疗手段，往往由于治疗产生的不良反应，如恶心、呕吐、腹泻、味觉改变、食欲减退等而影响营养物质的摄入。营养不良直接影响患者的治疗和预后，因此适当营养干预可以改善营养状态，提高机体免疫力，改善患者生活质量和预后。

（二）临床案例

第一步：病史采集

【病史及治疗经过】

患者邹某，女，42岁，咳嗽咳痰伴活动后气紧4月余，发现肺肿物20余天入院。患者内镜下行肿物切除，病理结果示左肺鳞状细胞癌，诊断分期 $T_3N_2M_0$，拟行同步放化疗，化疗方案：紫杉醇＋卡铂，同步采取IMRT放疗，放疗计划：左肺原发病灶2.0Gy/f，纵隔淋巴结2.0Gy/f，计划照射33次。患者睡眠情况较差，近4个月体重下降7kg，小便正常，偶有胸背部胀痛，自服镇痛药，否认其他病史。

【护理评估】

1.一般情况评估　体温36.6℃，脉搏100次/分，呼吸20次/分，血压139/97mmHg。Barthel指数生活自理能力评分80分，轻度依赖；Braden评分17分，压力性损伤轻度风险；跌倒评分7分，为高度风险。

2.营养状况评估　NRS2002评分4分，PG-SGA评分12分，身高160cm，体重51.5kg，BMI 20.1kg/m²。

3.日常生活与饮食习惯评估　久居城市，饮食清淡，自诉生病后由于饮食误区，一日三餐以无花果为主。

4.心理-社会状况评估　教育程度高中，对疾病认识不足。

5.家庭及经济状况评估　育有2女，体健，无固定收入来源。

第二步：营养诊断及护理要点

【营养不良三级诊断】

1.一级诊断　护士在患者入院24h内采用NRS2002对患者进行营养风险筛查（表6-4-1）。

表6-4-1　NRS2002（六）

主要诊断：如果患者有以下疾病请在□内打"√"，并参照标准进行评分（无，为0分）	
评分1分：营养需要量轻度增加 □髋骨折　□慢性疾病急性发作或有并发症者　□COPD　□血液透析　□肝硬化 □长期血液透析　□糖尿病　☑一般肿瘤患者 评分2分：营养需要量中度增加 □腹部大手术　□脑卒中　□重度肺炎　□血液恶性肿瘤 评分3分：营养需要量重度增加 □颅脑损伤　□骨髓移植　□ICU患者（APACHE＞10分）	小结：疾病有关评分　1　分
营养状况	
1.BMI（kg/m²）（体重　51.5　kg，身高　1.60　m） ☑18.5～20.5（2分）　□小于18.5（3分） 注：因严重胸腔积液、腹水、水肿得不到准确BMI值时，用白蛋白替代（按ESPEN 2006）g/L（＜30g/L,3分）	小结　2　分
2.近期（1～3个月）体重是否下降？（是☑，否□）；若是，体重下降3.5　kg 体重下降＞5%是在：□3个月内（1分）　□2个月内（2分）　☑1个月内（3分）	小结　3　分
3.1周内进食量是否减少？（是☑，否□） 如减少，较从前减少☑25%～50%（1分）　□50%～75%（2分）　□75%～100%（3分）	小结　1　分
综合：营养受损评分□0分　□1分　□2分　☑3分（注：上述3个评分取1个最高值）	
年龄评分：□70岁以上（1分）　☑70岁以下（0分）	
总分　4　分	风险级别：有☑　无□
护士签名：	

　　该例患者营养风险筛查结果显示：疾病严重程度（一般肿瘤患者，计1分）、营养状态受损得分3分（1个月内体重下降6.36%，计3分；1周内进食量减少25%～50%，计1分）、年龄（＜70岁，计0分），该项取最高计分，该患者NRS2002评分4分，有营养不良风险，进入二级诊断。

　　2.二级诊断　使用肿瘤患者营养风险评估工具——PG-SGA进行营养不良评估（表6-4-2）。

表6-4-2　PG-SGA（六）

第一部分　患者自评部分（A评分）	
1.体重（工作表1） 目前我的体重约为51.5kg 目前我的身高约为160 cm 1个月前我的体重约为55kg 6个月前我的体重约为58 kg 在过去的2周，我的体重： ☑减轻（1）　□没变化（0）　□增加（0） 本项计分：3分	2.进食情况 在过去1个月里，我的进食情况与平时情况相比：□无改变（0）　□比以往多（0）　☑比以往少（1） 我目前进食： □正常饮食，但比正常情况少（1） ☑少量固体食物（2） □只能进食流质（3） □只能口服营养制剂（3） □几乎吃不下什么（4） □只能通过管饲或静脉营养（0） 本项评分：2分
3.症状 近2周，我有以下问题影响我摄入足够的饮食： □吃饭没有问题（0）☑无食欲，不想吃（3） □恶心（1）　□呕吐（3） ☑便秘（1）　□腹泻（3） □口腔溃疡（2）　□口干（1） □感觉食品没味，变味（1）□食品气味不好（1） □吞咽困难（2）　□一会儿就饱胀了（1） □疼痛（部位　　）（3） □其他（如抑郁、经济、牙齿问题）（1） 本项计分：4分	4.活动和身体功能 在过去的1个月，我的活动： □正常，无限制（0） □不像往常，但还能起床行轻微活动（1） ☑多数时候不想起床活动，但卧床或坐椅时间不超过半天（2） □几乎干不了什么，一天大多数时间都卧床或在椅子上（3） □几乎完全卧床，无法起床（3） 本项计分：2分
第二部分　医务人员评价部分	
5.疾病与营养需求的关系（工作表2） 相关诊断癌症 原发疾病的分期□Ⅰ　☑Ⅱ　□Ⅲ　□Ⅳ；其他 年龄_____42_____岁 本项计分：1分	
6.代谢方面的需要（工作表3） ☑无应激（0）□轻度应激（1）　□中度应激（2）　□高度应激（3） 本项计分：0分	
7.体格检查（工作表4） □无消耗（0）　☑低度消耗（1）　□中度消耗（2）　□高度消耗（3） 本项计分：1分	
8.总分（A＋B＋C＋D）：　13分	
9.定性评价 10.定量评价（A＋B＋C＋D）	□A.营养良好　□B.可疑或中度营养不良　☑C.重度营养不良 □0～1（无营养不良，暂不干预，一个疗程后再次评估） □2～3（可疑或轻度营养不良，由营养师对患者及其家属进行营养指导） □4～8（中度营养不良，需要营养干预和对症治疗） ☑≥9（重度营养不良，迫切需要改善状况的治疗和营养干预）
护士签名：	

该例患者营养风险评估结果显示：A.患者自评部分（体重：1个月内体重下降6.36%，在过去的2周体重减轻，合计3分；进食情况：比以往少计1分，少量固体食物，计2分；症状：无食欲，计3分，便秘，计1分；活动和身体功能：多数时候不想起床活动，但卧床或坐椅时间不超过半天，计2分），合计11分。B.疾病与营养需求的关系（癌症计1分）。C.代谢方面的需要（无应激）。D.体格检查（低度消耗，计1分）。该患者评分为13分，提示患者为重度营养不良，需急切地改善不适症状和营养支持治疗。

3.三级诊断/综合测定　采用24h膳食回顾法，并与拇指法则计算的该例患者的目标能量和蛋白质需求量进行比较，经计算及分析，能量达标率为23%，蛋白质达标率为19%，未达到肿瘤患者每日所需的目标能量和推荐蛋白质摄入量，存在蛋白质、能量摄入不足。

实验室检查方面，营养指标偏低，电解质偏低，炎性指标明显增高（表6-4-3）。

表6-4-3　实验室检查（七）

项目	结果	定性	参考值
白细胞	5.26×10^9/L	-	$(3.5 \sim 9.5) \times 10^9$/L
中性粒细胞	5.52×10^9/L	-	$(1.8 \sim 6.3) \times 10^9$/L
红细胞	3.25×10^9/L	↓	$(3.8 \sim 5.1) \times 10^{12}$/L
血红蛋白	95.89g/L	↓	$115 \sim 150$g/L
总蛋白	63.23g/L	↓	$65 \sim 85$g/L
白蛋白	28.5g/L	↓	$40 \sim 55$g/L
前白蛋白	56.6mg/L	↓	$180 \sim 350$mg/L
钾	3.43mmol/L	↓	$3.5 \sim 5.3$mmol/L
钠	133.1mmol/L	↓	$137 \sim 147$mmol/L
铁	2.5mmol/L	↓	$7.8 \sim 32$mmol/L
总铁结合力	25.7μmol/L	↓	$45 \sim 75$μmol/L
CRP	144mg/L	↑	< 5mg/L

综合以上评定，该患者为重度蛋白质-能量营养不良，饮食误区是其主要影响因素。

第三步：营养治疗及护理要点

1.营养通路选择　患者无吞咽困难，肠道功能正常，选择肠内营养，给予纠正饮食误区，指导加强进食，制订食谱。

2.营养干预方案制订

（1）干预前患者饮食24h膳食调查：患者因饮食误区，认为无花果可以消除肿瘤，自生病起，一日三餐均以无花果为主，其余食物辅以蔬菜、汤，几乎无肉、无油。简明膳食量表评分：1分，摄入能量 < 300kcal/d，蛋白质 < 15g/d。

（2）目标摄入量计算

REE（kcal/d）（女性）＝655.0955＋9.5634W（W：体重）＋1.8496H（H：身高）－4.6756A（A：年龄）≈1247kcal/d

在疾病状态下：能量需要＝REE×活动系数×应激系数

该例患者活动系数1.3、应激系数（体温系数1.0、疾病系数1.1）

目标能量＝REE×活动系数×应激系数＝1247×1.3×1.0×1.1≈1783kcal/d

目标蛋白质＝51.5kg×（1.2～1.5）g/（kg·d）＝61.68～77.25g/d

患者入院后，营养科医师会诊后制订营养治疗计划（表6-4-4），由于患者膳食结构不合理，蛋白质类食物摄入严重不足，查血示白蛋白28.5g/L，故予以人血白蛋白对症治疗，并向患者详细进行健康宣教，消除饮食误区。

表6-4-4　营养治疗计划（十一）

时间	内容	能量（kcal）	蛋白质（g）
7：30～8：00	牛奶250ml＋鸡蛋1个＋主食25g	300	15
9：30～10：00	肠内营养粉剂50g＋蛋白粉5g	265	13
12：00～12：30	主食50g＋瘦肉75g＋瓜类蔬菜150g＋植物油10ml＋食盐3g	385	17
15：30～16：00	肠内营养粉剂50g＋蛋白粉5g	265	13
18：00～18：30	主食50g＋瘦肉75g＋瓜类蔬菜150g＋植物油10ml＋食盐3g	385	17
20：30～21：00	牛奶250ml＋蛋白粉5g	170	12
	能量摄入1770kcal/d，蛋白质摄入87g/d		

第四步：效果评价

【疾病评估】

患者住院期间营养方案落实较好，顺利完成肺部病灶放疗，2023年8月30日，患者顺利出院。

【症状评估】

1.疼痛　与肺部病灶引起的胸痛有关。遵医嘱予镇痛药物对症处理缓解。

2.便秘　与使用阿片类药物不良反应及饮食结构单一有关，遵医嘱给予乳果糖缓泻剂治疗。增加食物中膳食纤维摄入，指导腹部按摩及下床活动，促进排泄，便秘得到改善，大便通畅。

【营养指标评估】

出院时，患者体重和第一次入院时相比上升，PG-SGA分值由13分减至4分，显著下降。出院时白蛋白32.7g/L、前白蛋白104.2mg/L（表6-4-5）。患者和其家属对抗肿瘤治疗及营养治疗表示满意。

表 6-4-5　患者营养指标变化

时间	体重（kg）	白蛋白（g/L）	总蛋白（g/L）	前白蛋白（mg/L）	血红蛋白（g/L）
2023年8月4日	51.5	28.5	64.1	56.6	99
2023年8月10日	53.0	25.3	56.3	113.6	92
2023年8月16日	55.0	30.4	61.1	61.5	91
2023年8月21日	57.0	41.5	73.9	108.6	103
2023年8月27日	58.8	32.6	74.5	103.7	85
2023年8月28日	60.0	32.7	65.2	104.2	90

第五步：患者居家营养和自我营养监测

1. 居家营养支持和监测的目的

（1）维持和改善膳食摄入，减轻代谢紊乱。

（2）降低肿瘤复发风险。

（3）维持骨骼肌肌量和体能状态，改善生活质量。

2. 合理饮食　肺癌患者由于疾病本身、手术应激、心情抑郁焦虑及疼痛等因素影响，综合治疗后往往食欲缺乏、营养消耗增加，容易发生营养不良。合理的饮食能改善患者机体营养状况，提高治疗效果。

（1）循序渐进，逐渐过渡：饮食过渡原则应遵循由少至多、由稀至稠、由单种至多种，逐渐加量。建议采用少食多餐的方式进食（每隔2～3h进食一次，每日6～8次），然后根据耐受情况逐步过渡至软食。必要时口服营养补充剂，保证营养需要，预防营养不良。

（2）食物多样、营养均衡：恢复期肺癌患者的日常饮食需要在主管医师或临床营养师的指导下合理安排。每日食物种类应保证在12种以上，能量来源以谷类为主，优先保证蛋白质摄入量，特别是鱼、虾、肉、蛋、奶等优质蛋白食物的摄入；同时保证摄入适量的新鲜蔬菜和水果，蔬菜在300g/d以上，水果200～300g/d；可以多选用一些具有辅助抗癌作用的食物，如香菇、冬菇、胡萝卜、四季豆、猕猴桃等。

3. 合理运动　可以提高肺癌患者肌肉量，增强机体功能和促进代谢，居家肿瘤患者应维持或逐步提高体力活动水平。肺功能锻炼指导：指导患者放松全身肌肉，经鼻腔缓慢深吸气至最大肺容量后，屏气2～5s，腹部隆起，然后缓慢经口呼出，腹部内收，每次10～20min为一组，每日锻炼3～5组，根据身体情况逐渐达到每周150min。

4. 随访　所有的恶性肿瘤都有复发和转移的生物学特性，因此定期随访是早发现、早治疗复发肿瘤的关键措施，另外定期随访还可以发现迟发的不良反应。随访时间：放疗后的首次复查一般在完成放疗后的1个月进行，3年内每3个月复查一次，4～5年每6个月复查一次，5年后每年复查一次。继续保护照射区皮肤至少1个月，放疗结束后1个月内每周检查1次血常规，若白细胞、血小板、血红蛋白明显低于正常，建议返院或到附近医院予以纠正。继续保持心情舒畅，保持良好的社交和适度的体育锻炼。

【病例反思】

肺癌患者由于疾病多种因素影响、综合治疗后食欲缺乏、营养消耗增加，容易发生营养不良。如果患者存在营养误区则更易导致营养不良的发生，该案例患者具有一定的知识水平，但仍听信"谣言"，认为无花果有"抗癌""消肿"的作用，导致长期以来一日三餐均食用无花果，能量、蛋白质摄入严重不足，入院后反复纠正其误区，并给予营养指导及特定的营养方案，患者营养误区得到纠正，营养状况得到改善。因此，对于此类患者，合理的饮食能够帮助患者改善机体营养状况，提高治疗效果，提高患者的生活质量。

二、食管癌放疗患者的营养护理

（一）概述

食管癌是一种常见的消化道恶性肿瘤，其发病率因地域、人群等不同而有所变化。长期饮酒、长期吸烟、饮食不当、慢性食管炎等因素被认为是食管癌的主要诱发因素。食管癌常见的症状包括进行性吞咽困难，胸骨后不适感、疼痛，体重减轻等，但早期食管癌患者可能无明显症状，容易被忽视。诊断食管癌通常需要通过内镜检查、组织活检、影像学检查等多种方式。根据肿瘤的类型、位置和分期，医师制订个体化的治疗方案。在食管癌的治疗中，放疗被广泛用于辅助手术、减轻症状、改善生存率等方面。对于一些晚期食管癌患者或手术不可切除的患者，放疗也可作为主要的治疗手段之一。然而，食管癌放疗可能会引起一系列与营养相关的副作用，如口腔干燥、放射性食管炎、食欲下降、味觉改变等，这些副作用会影响患者的饮食摄入和营养吸收，导致营养不良、体重下降甚至影响治疗效果。因此，在进行食管癌放疗时，患者需要特别注意合理饮食和营养补充，维持身体充足的营养状态，减轻治疗带来的不良影响，促进康复和提高生活质量。

（二）临床案例

第一步：病史采集

【病史及治疗经过】

患者拥某，女，藏族，49岁，进行性吞咽困难1年，咳嗽咳痰2个月入院。1年前无明显诱因咽喉部异物感，外院就诊，活检提示黏膜鳞状上皮重度异型增生伴癌变，未引起重视。2个月前咽喉部异物感加重，伴咳嗽、咳痰，就诊于我院，病理示食管胸中上段鳞癌。影像学检查示电子内镜提示食管-气管瘘形成。入院后拟行放化疗，化疗方案：紫杉醇＋卡铂，采用IMRT放疗，放疗计划：食管癌原发灶及转移淋巴结1.8Gy/f，28次。高血压病史2年，慢性萎缩性胃炎病史2年，否认冠心病、糖尿病病史。

【护理评估】

1.一般情况评估　体温36.3℃，脉搏129次/分，呼吸20次/分，血压114/87mmHg，久居西藏昌都，饮食喜糌粑、酥油茶，蔬菜水果摄入少，对纯牛奶不耐受。Barthel指数生活自理能力评分95分，为轻度依赖，Braden评分19分，无压力性损伤风险，跌倒评分7分，有发生跌倒高风险。

2.专科情况评估　吞咽困难，咳嗽、咳痰，NRS2002评分4分，PG-SGA评分15分，身高158cm，体重56kg，BMI 22.4kg/m²。

3.心理–社会状况评估　文化程度较低，不识字、不会汉语，疾病认识不足。育有2子，配偶体健，无固定经济来源，住院期间子女全程陪同。

第二步：营养诊断及护理要点

【营养不良三级诊断】

1.一级诊断　护士在患者入院24h内采用NRS2002对患者进行营养风险筛查（表6-4-6）。

表6-4-6　NRS2002（七）

主要诊断：如果患者有以下疾病请在□内打"√"，并参照标准进行评分（无，为0分）
评分1分：营养需要量轻度增加 □髋骨折　□慢性疾病急性发作或有并发症者　□COPD　□血液透析　□肝硬化 □长期血液透析　□糖尿病　☑一般肿瘤患者 评分2分：营养需要量中度增加 □腹部大手术　□脑卒中　□重度肺炎　□血液恶性肿瘤 评分3分：营养需要量重度增加 □颅脑损伤　□骨髓移植　□ICU患者（APACHE＞10分） 小结：疾病有关评分＿1＿分
营养状况：
1.BMI（kg/m²）（体重＿56＿kg，身高＿1.58＿m） □18.5～20.5（2分）□小于18.5（3分）　　　　　　　　　　　小结 0＿分 注：因严重胸腔积液、腹水、水肿得不到准确BMI值时，用白蛋白替代（按ESPEN 2006）g/L（＜30g/L, 3分） 2.近期（1～3个月）体重是否下降？（是☑，否□）；若是，体重下降＿3＿kg 体重下降＞5%是在：□3个月内（1分）　□2个月内（2分）　☑1个月内（3分） 　　　　　　　　　　　　　　　　　　　　　　　　　　　　小结＿3＿分 3.1周内进食量是否减少？（是☑，否□） 如减少，较从前减少□25%～50%（1分）　□50%～75%（2分）　☑75%～100%（3分） 　　　　　　　　　　　　　　　　　　　　　　　　　　　　小结＿3＿分 综合：营养受损评分□0分　□1分　□2分　☑3分（注：上述3个评分取1个最高值）
年龄评分：□70岁以上（1分）　☑70岁以下（0分）
总分＿4＿分　　　　　　　　　　　　　　　　　　　　风险级别：有☑　无□
护士签名：

该例患者营养风险筛查结果显示：疾病严重程度（一般肿瘤患者，计1分）、营养状态受损（1个月内体重下降5.17%，计3分）、年龄（＜70岁，计0分），NRS2002评分4分，有营养不良风险，进入二级诊断。

2.二级诊断　使用肿瘤患者营养风险评估工具——PG-SGA进行营养不良评估（表6-4-7）。

表6-4-7 PG-SGA（七）

第一部分 患者自评部分（A评分）	
1.体重（工作表1） 目前我的体重约为56kg 目前我的身高约为158 cm 1个月前我的体重约为59kg 6个月前我的体重约为70kg 在过去的2周，我的体重： ☑减轻（1） □没变化（0） □增加（0） 本项计分：4分	2.进食情况 在过去1个月里，我的进食情况与平时情况相比： 　□无改变（0） □比以往多（0） ☑比以往少（1） 我目前进食： □正常饮食，但比正常情况少（1） □少量固体食物（2） □只能进食流质（3） □只能口服营养制剂（3） ☑几乎吃不下什么（4） □只能通过管饲或静脉营养（0） 本项评分：4分
3.症状 近2周，我有以下问题影响我摄入足够的饮食： □吃饭没有问题（0） □无食欲，不想吃（3） □恶心（1） □呕吐（3） □便秘（1） □腹泻（3） □口腔溃疡（2） □口干（1） □感觉食品没味，变味（1） □食品气味不好（1） ☑吞咽困难（2） □一会儿就饱胀了（1） □疼痛（部位　）（3） □其他（如抑郁、经济、牙齿问题）（1） 本项计分：2分	4.活动和身体功能 在过去的1个月，我的活动： □正常，无限制（0） □不像往常，但还能起床行轻微活动（1） ☑多数时候不想起床活动，但卧床或坐椅时间不超过 　半天（2） □几乎干不了什么，一天大多数时间都卧床或在椅子 　上（3） □几乎完全卧床，无法起床（3） 本项计分：2分
第二部分 医务人员评价部分	
5.疾病与营养需求的关系（工作表2） 相关诊断<u>癌症</u> 原发疾病的分期□Ⅰ ☑Ⅱ □Ⅲ □Ⅳ；其他 年龄　49　岁 本项计分：1分	
6.代谢方面的需要（工作表3） ☑无应激（0） □轻度应激（1） □中度应激（2） □高度应激（3） 本项计分：0分	
7.体格检查（工作表4） □无消耗（0） □低度消耗（1） ☑中度消耗（2） □高度消耗（3） 本项计分：2分	
8.总分（A＋B＋C＋D）：15分	
9.定性评价 10.定量评价（A＋B＋C＋D）	□A.营养良好 □B.可疑或中度营养不良 ☑C.重度营养不良 □0～1（无营养不良，暂不干预，一个疗程后再次评估） □2～3（可疑或轻度营养不良，由营养师对患者及其家属进行营养 　指导） □4～8（中度营养不良，需要营养干预和对症治疗） ☑≥9（重度营养不良，迫切需要改善状况的治疗和营养干预）
护士签名：	

该例患者营养风险评估结果显示：A.患者自评部分（体重：1个月内体重下降5.17%；6个月体重下降20%，合计4分。进食情况：比以往少，几乎吃不下什么，得4分。症状：吞咽困难，计2分。活动和身体功能：多数时候不想起床活动，但卧床或坐椅时间不超过半天，计2分），合计12分。B.疾病与营养需求的关系（癌症，计1分）。C.代谢方面和需要（无应激）。D.体格检查（中度消耗，计2分）。该患者评分为15分，提示患者为重度营养不良，需改善患者症状和给予营养支持治疗。

3.三级诊断/综合测定　采用24h膳食回顾法，能量达标率为21%，蛋白质达标率为17%，未达到肿瘤患者每日所需的目标能量和推荐蛋白质摄入量，存在蛋白质、能量摄入不足。

实验室检查方面，营养相关指标、电解质偏低，结果见表6-4-8。

表6-4-8　实验室检查（八）

项目	结果	定性	参考值
白细胞	$5.26×10^9$/L	-	（$3.5～9.5$）$×10^9$/L
中性粒细胞	$3.41×10^9$/L	-	（$1.8～6.3$）$×10^9$/L
红细胞	$6.79×10^{12}$/L	↑	（$3.8～5.1$）$×10^{12}$/L
血红蛋白	166g/L	↑	115～150g/L
总蛋白	68.2g/L	-	65～85g/L
白蛋白	29.7g/L	↓	40～55g/L
前白蛋白	115.8mg/L	↓	180～350mg/L
钾	3.47mmol/L	↓	3.5～5.3mmol/L
钠	131.7mmol/L	↓	137～147mmol/L
镁	0.95mmol/L	-	0.75～1.02mmol/L
铁	2.5mmol/L	↓	7.8～32mmol/L
未结合铁	19.4μmol/L	-	31～51μmol/L
总铁结合力	33.24μmol/L	↓	45～75μmol/L
CRP	18.895mg/L	↑	＜5mg/L
降钙素原	0.22ng/ml	↑	0.00～0.05ng/ml
三酰甘油	2.17mmol/L	↑	0.00～1.70mmol/L
脂肪酶	80U/L	↑	1～60U/L

综合以上评定结果，提示患者为重度蛋白质-能量营养不良。

第三步：营养治疗及护理要点

1.营养通路选择　患者吞咽困难，并发食管-气管瘘，禁忌经口进食，但肠道功能正常，于9月22日安置胃管，经鼻胃管进行管饲。

2.营养干预方案制订

（1）干预前患者饮食24h膳食调查：简明膳食量表评分1分，三餐清流质摄入能量＜ 300kcal/d，蛋白质＜ 15g/d。

（2）目标摄入量计算

REE（kcal/d）（女性）＝ 655.0955 ＋ 9.5634W（W：体重）＋ 1.8496H（H：身高）－ 4.6756A（A：年龄）≈ 1254kcal/d

在疾病状态下：能量需要＝ REE× 活动系数 × 应激系数

该例患者活动系数 1.3、应激系数（体温系数 1.0、疾病系数 1.1）

目标能量＝ REE× 活动系数 × 应激系数＝ 1254×1.3×1.0×1.1 ≈ 1793kcal/d

目标蛋白质＝ 56×（1.2 ～ 1.5）/g（kg·d）＝ 67.2 ～ 84g/d

方案一：安置胃管，制作成匀浆膳营养方案（表6-4-9）。

表6-4-9　营养支持治疗方案（一）

时间	内容	能量（kcal）	蛋白质（g）
7：30 ～ 8：00	舒化奶 220ml ＋鸡蛋 1 个＋麦片 25g	300	15
9：30 ～ 10：00	肠内营养粉剂 50g ＋蛋白粉 5g	265	13
12：00 ～ 12：30	主食 50g ＋瘦肉 75g ＋瓜类蔬菜 150g ＋植物油 10ml ＋食盐 3g	385	17
15：30 ～ 16：00	肠内营养粉剂 50g ＋蛋白粉 5g	265	13
18：00 ～ 18：30	主食 50g ＋瘦肉 75g ＋瓜类蔬菜 150g ＋植物油 10ml ＋食盐 3g	385	17
20：30 ～ 21：00	舒化奶 220ml ＋蛋白粉 5g	140	11
能量摄入 1740kcal/d，蛋白质摄入 86g/d			

方案二：因地域及饮食差异，每日质控提示患者肠内营养支持达标率不够，只能达到营养方案的 45%，故以肠内＋肠外营养支持治疗（肠内营养支持治疗方案同表6-4-9），因患者采用同步放化疗，评估无 PICC 置管禁忌证，故置入右上肢 PICC，给予肠外营养治疗计划（表6-4-10）。

表6-4-10　肠外营养治疗计划（一）

营养途径	营养制剂	能量（kcal）	蛋白质（g）
肠外营养	脂肪乳氨基酸（17）葡萄糖（19%）注射液	925	33
能量摄入 925kcal/d，蛋白质摄入 33g/d			

住院期间严格实行营养方案，顺利完成第一周期紫杉醇＋卡铂方案化疗，完成放疗计划制订，2023 年 10 月 8 日完成阶段性治疗出院。2023 年 10 月 16 日患者再次入院，评估居家期间营养方案落实情况，居家营养方案沿用在院时营养方案，化疗间歇患者未返回西藏，严格落实营养方案。完成入院评估，总体指标趋势好转。2023 年 11 月 9 日患者完成 2 周期化疗出院后在门诊开始放疗，截至 2023 年 11 月 23 日已放疗 10 次，患者发

热、胸闷气紧、呕吐、咳嗽咳痰及全身酸痛，暂停放疗。入院后给予抗炎、化痰、营养支持治疗，其间患者持续胃管喂养。由于患者呕吐、咳嗽严重，胃内容物反流经过瘘口进入肺部，影像学检查提示食管-气管瘘，伴严重肺部感染。经MDT，加强抗感染，采用雾化吸入、拍背协助排痰，暂停经鼻胃管喂养。空肠营养管可减少胃管反流，预防吸入性肺炎，故更换胃管为空肠营养管，调整营养支持治疗方案（表6-4-11）。

表6-4-11　营养支持治疗方案（二）

时间	内容	能量（kcal）	蛋白质（g）
7：30～8：00	无糖豆浆粉20g＋鸡蛋1个＋麦片50g	315	17
9：30～10：00	肠内营养乳剂250ml	355	21.5
12：00～12：30	主食50g＋瘦肉75g＋瓜类蔬菜150g＋植物油10ml＋食盐3g	385	17
15：30～16：00	无糖豆浆粉20g	100	8
18：00～18：30	主食50g＋瘦肉75g＋瓜类蔬菜150g＋植物油10ml＋食盐3g	385	17
20：30～21：00	无糖豆浆粉＋麦片25g	190	10
能量摄入1730kcal/d，蛋白质摄入90.5g/d			

患者治疗期间感染控制，营养指标较前改善，2023年12月6日带空肠营养管出院，为进一步改善患者营养状况，继续行管饲喂养，结合患者地域饮食特点，制订居家期间营养治疗方案（表6-4-12）。

表6-4-12　营养支持治疗方案（三）

时间	内容	能量（kcal）	蛋白质（g）
6：00～6：30	无糖豆浆粉20g＋青稞粉20g，温水至200ml	180	10
8：00～8：30	舒化奶220ml＋鸡蛋1个＋青稞粉25g	300	15
10：00～10：30	整蛋白型肠内营养剂125ml＋青稞粉20g	250	12
12：00～12：30	主食50g＋瘦肉50g＋瓜类蔬菜150g＋植物油10ml＋食盐3g	345	13
15：30～16：00	整蛋白型肠内营养剂125ml＋青稞粉20g	250	12
18：00～18：30	主食50g＋瘦肉50g＋瓜类蔬菜150g＋植物油10ml＋食盐3g	345	13
20：30～21：00	豆浆粉20g＋青稞粉20g	180	10
能量摄入1850kcal/d，蛋白质摄入85g/d			

第四步：效果评价

【疾病评估】

患者顺利完成治疗，食管-气管瘘未完全愈合，2023年12月28日放疗完成后居家康复。

【症状评估】

1.咳嗽咳痰，痰中带血　与食管-气管瘘有关，遵医嘱给予血凝酶止血治疗，持续观察出血情况，咳嗽频率较前减少，咳痰量较前减少，但是仍存在痰中带血丝的情况，考虑与疾病相关。

2.发热　与肺部感染有关，遵医嘱退热、抗炎，经积极治疗，患者感染控制，未再发热。

3.便秘　与饮食结构有关，遵医嘱给予乳果糖缓泻剂治疗，增加食物中膳食纤维摄入，指导腹部按摩及下床活动，促进排泄，便秘得到改善，大便通畅。

患者治疗期间，在营养治疗的同时进行运动指导。《中国恶性肿瘤患者运动治疗专家共识》建议，肿瘤患者每周3～5天进行150min中等强度或75min较大强度有氧运动，抗阻运动每周2～3天，涉及主要肌群（胸部、肩部、手臂、背部、腹部和腿部的肌群）至少1组，8～12次重复。住院期间鼓励患者进行有氧及抗阻运动，增加肌力，提高体力体能，增强免疫力。由于语言因素，与患者沟通欠佳，且患者存在治疗后不适感等，导致患者运动康复执行不佳。

【营养指标评估】

抗肿瘤治疗结束时，患者体重和第一次入院时相比上升，PG-SGA分值由15分减至7分，显著下降。抗肿瘤治疗结束时白蛋白35.2g/L、前白蛋白207.3mg/L。炎症指标则呈下降趋势，降钙素0.34ng/ml，超敏CRP 38.86mg/L。患者和其家属对抗炎及营养治疗表示满意。

【病例反思】

对于食管-气管瘘的患者，瘘口的恢复与治疗过程漫长而复杂，应更加关注其营养状况。除必要的医疗手段外，心理护理和运动指导亦不可或缺，以提升患者的身心健康水平。本例患者为藏族，在制订营养方案时，需特别考虑其民族特色，尊重其饮食习惯。同时，要密切关注患者的营养状况与症状变化，确保提供个体化、精准化的营养指导。通过实施规范化、个体化的全程营养管理，有望改善食管癌患者的营养状况，为治疗提供有力支持，减少放化疗的副作用，进而提升患者的生活质量。

第五节　腹部肿瘤放疗患者的营养护理

常见腹部肿瘤包括结直肠癌、胃癌、胰腺癌和肝胆系统恶性肿瘤等。腹部肿瘤位置较深，早期常无明显临床症状或症状极不典型，难以早期发现。手术切除是腹部肿瘤患者实现治愈和长期生存的主要手段。然而，超过50%的患者就诊时已失去根治性手术的机会。放疗作为腹部肿瘤重要的局部治疗手段之一，在多学科综合治疗中发挥着至关重要的作用。放疗可以提高根治性手术率，延长总生存期，并缓解疼痛，改善患者的生活质量。

腹部肿瘤属于消耗性疾病，超过50%的患者会呈现消瘦、乏力等营养不良的症状，而放疗会增加营养不良的风险，针对此类情况，需进行营养支持治疗。《放疗营养规范化管理专家共识》指出，对于营养状况严重不良的患者，建议在进行抗肿瘤治疗之前，先进行为期1～2周的营养支持治疗。组建多学科营养团队，实施阶段性喂养模式，改善患者营养状况。营养不良的治疗遵循五阶梯治疗原则，包括营养教育、ONS、TEN、PPN、TPN，阶梯依次递增。对于具有完全或部分胃肠道功能的患者，肠内营养是首选的营养和能量供给方式。本节将以直肠癌、胃癌、肝癌、胰腺癌放疗营养实践为例，具体探讨营养支持治疗的实施，以期为患者带来更好的治疗效果。

一、直肠癌放疗患者的营养护理

（一）概述

直肠癌是一种常见的消化道肿瘤，根据癌症研究机构发布的2022年全球肿瘤流行病统计数据，其新发病例达192.61万例，死亡病例高达90.39万例，位列所有恶性肿瘤发病谱的第三位和死亡谱的第二位。我国2022年新增结直肠癌病例达51.71万例，死亡病例24万例，分别占恶性肿瘤发病谱的第二位和死亡谱的第四位。研究表明，直肠癌的病因主要与遗传，饮食，环境因素，生活方式，大肠非癌性疾病如息肉病、腺瘤、克罗恩病（Crohn disease）等相关。早期无明显症状，病情发展到一定程度出现肠刺激症状和排便习惯改变，粪便性状改变，如变细、血便、黏液便等，腹痛或腹部不适，全身症状如贫血、消瘦、乏力、低热等，晚期可以出现腰骶部疼痛、黄疸、腹水等。

直肠癌的诊断应结合临床表现、腹部体格检查、直肠指检、肠镜检查及影像学检查等。病理学检查是直肠癌确诊的依据，手术是直肠癌的根治性治疗手段。对于局部晚期直肠癌，放化疗已经成为常规治疗模式，放疗可降低局部区域复发率、提高患者生活质量；对不可手术切除局部晚期直肠癌进行术前放化疗可使患者获得根治性手术的机会；对有远处转移的直肠癌行姑息放疗可以缓解疼痛等症状。

接受放化疗的直肠癌患者常伴随一系列并发症，如恶心、呕吐、食欲下降、腹泻、腹胀、里急后重、肛门疼痛、黏液便，甚至出现溃疡、肠穿孔、肠梗阻、肠出血等症状，可能导致患者营养状况恶化。研究表明，营养不良不仅影响放化疗的敏感性，使得其耐受性下降，生活质量降低，甚至可能对疗效和预后产生负面影响。所以，作为肿瘤综合治疗的重要组成部分，营养支持治疗应贯穿于结直肠癌治疗的整个过程。正确优化的营养干预可提高放化疗的耐受性、改善营养状况，并对患者的预后产生积极影响。

（二）临床案例

第一步：病史采集

【病史及治疗经过】

患者，男，72岁，肛门坠胀及排便困难6月余。患者6个月前无明显诱因出现肛门坠胀、大便不成形、腹胀、乏力，偶有黏液便，无黑粪、血便。半个月前出现呕吐，为黄色水样呕吐物，无呕血、腹泻、黑粪、血便等不适。2023年10月23日肠镜检查示肠镜进至直肠距肛门5cm，可见占据大半环浸润样新生物隆起，表面粗糙、充血、肿胀，边界不清，活检质脆，新生物致肠腔狭窄，肠镜无法通过，提示不完全性肠梗阻。病理检查提示送检组织黏膜内癌改变。患者否认肝炎、结核、冠心病、糖尿病及输血史，有高血压病史，自服苯磺酸氨氯地平片、酒石酸美托洛尔片降压，有胆囊切除术病史，预防接种史不详，否认过敏史。无吸烟史，饮酒史50余年，以白酒为主，约每日250g，分别于2023年11月1日、2023年11月22日、2023年12月13日、2024年1月4日行4周期奥沙利铂＋卡培他滨化疗。2023年11月1日开始行瘤床区、淋巴引流区域放疗。放疗具体剂量：CTV1 1.8Gy/f，CTV2 1.8Gy/f，GTV-T 1.8Gy/f，GTV-1 1.8Gy/f，已完成25次。

【护理评估】

1. 一般情况评估　体温36.7℃，脉搏90次/分，呼吸20次/分，血压121/67mmHg，SpO_2 96%，Barthel指数生活自理能力评分80分，Braden评分20分，跌倒评分2分，KPS评分70分。喜食辛辣油腻食物，平日不爱运动。

2. 专科情况评估　采用RTOG分级评估，放射性皮炎1级，放射性直肠炎2级；采用CTCAE评估化疗反应，胃肠道反应、恶心2级；身高174cm，体重52kg，BMI 17.18kg/m²。

3. 心理-社会状况评估　患者了解直肠癌的治疗和预后，能积极配合治疗。育有一子，配偶健在，有固定经济来源，有城镇医疗保险。

第二步：营养诊断及护理要点

【营养不良三级诊断】

1. 一级诊断　护士在患者入院24h内采用NRS2002对患者进行营养风险筛查（表6-5-1）。

表6-5-1　NRS2002（八）

主要诊断：如果患者有以下疾病请在□内打"√"，并参照标准进行评分（无，为0分）
评分1分：营养需要量轻度增加
□髋骨折　□慢性疾病急性发作或有并发症者　☑COPD　□血液透析　□肝硬化
□长期血液透析　□糖尿病　☑一般肿瘤患者
评分2分：营养需要量中度增加
□腹部大手术　□脑卒中　□重度肺炎　□血液恶性肿瘤
评分3分：营养需要量重度增加
□颅脑损伤　□骨髓移植　□ICU患者（APACHE＞10分）
小结：疾病有关评分　1　分
营养状况：
1.BMI（kg/m²）（体重　52　kg，身高　1.74　m） □18.5～20.5（2分）☑小于18.5（3分）　　　　　　　　　　　　　小结 3 分 注：因严重胸腔积液、腹水、水肿得不到准确BMI值时，用白蛋白替代（按ESPEN 2006） g/L（＜30g/L,3分） 2.近期（1～3个月）体重是否下降？（是☑，否□）；若是，体重下降 1 kg 体重下降＞5%是在：☑3个月内（1分）　□2个月内（2分）　□1个月内（3分） 　　　　　　　　　　　　　　　　　　　　　　　　　　　　　　小结　1　分 3.1周内进食量是否减少？（是☑，否□） 如减少，较从前减少☑25%～50%（1分）　□50%～75%（2分）　□75%～100%（3分） 　　　　　　　　　　　　　　　　　　　　　　　　　　　　　　小结　1　分 综合：营养受损评分□0分　□1分　□2分　☑3分（注：上述3个评分取1个最高值）
年龄评分：☑70岁以上（1分）　□70岁以下（0分）

总分　5　分	风险级别：有☑　无□
护士签名：	

　　该例患者营养风险筛查结果显示：疾病严重程度（一般肿瘤患者，计1分）、营养状态受损（BMI＜18.5kg/m²，计3分）、年龄（大于70岁，计1分），该患者NRS2002评分5分，有营养不良风险，进入二级诊断。

　　2.二级诊断　使用肿瘤患者营养风险评估工具——PG-SGA进行营养不良评估（表6-5-2）。

表6-5-2　PG-SGA（八）

第一部分　患者自评部分（A评分）	
1.体重（工作表1） 目前我的体重约为52kg 目前我的身高约为174 cm 1个月前我的体重约为53kg 6个月前我的体重约为　kg 在过去的2周，我的体重： ☑减轻（1）　□没变化（0）　□增加（0） <div align="right">本项计分：1分</div>	2.进食情况 在过去1个月里，我的进食情况与平时情况相比：□无改变（0）　□比以往多（0）　☑比以往少（1） 我目前进食： □正常饮食，但比正常情况少（1） □少量固体食物（2） ☑只能进食流质（3） □只能口服营养制剂（3） □几乎吃不下什么（4） □只能通过管饲或静脉营养（0） <div align="right">本项评分：3分</div>
3.症状 近2周，我有以下问题影响我摄入足够的饮食： □吃饭没有问题（0）　□无食欲，不想吃（3） □恶心（1）　□呕吐（3） ☑便秘（1）　□腹泻（3） □口腔溃疡（2）　□口干（1） □感觉食品没味，变味（1）　□食品气味不好（1） □吞咽困难（2）　☑一会儿就饱胀了（1） □疼痛（部位　　）（3） □其他（如抑郁、经济、牙齿问题）（1） <div align="right">本项计分：2分</div>	4.活动和身体功能 在过去的1个月，我的活动： □正常，无限制（0） ☑不像往常，但还能起床行轻微活动（1） □多数时候不想起床活动，但卧床或坐椅时间不超过半天（2） □几乎干不了什么，一天大多数时间都卧床或在椅子上（3） □几乎完全卧床，无法起床（3） <div align="right">本项计分：1分</div>
第二部分　医务人员评价部分	
5.疾病与营养需求的关系（工作表2） 相关诊断癌症 原发疾病的分期□Ⅰ　□Ⅱ　□Ⅲ　□Ⅳ；其他 年龄　72　岁 <div align="right">本项计分：2　分</div>	
6.代谢方面的需要（工作表3） ☑无应激（0）　□轻度应激（1）　□中度应激（2）　□高度应激（3） <div align="right">本项计分：0分</div>	
7.体格检查（工作表4） □无消耗（0）　☑低度消耗（1）　□中度消耗（2）　□高度消耗（3） <div align="right">本项计分：1分</div>	
8.总分（A＋B＋C＋D）：　10分	
9.定性评价 10.定量评价（A＋B＋C＋D）	□A.营养良好　□B.可疑或中度营养不良　☑C.重度营养不良 □0～1（无营养不良，暂不干预，一个疗程后再次评估） □2～3（可疑或轻度营养不良，由营养师对患者及其家属进行营养指导） □4～8（中度营养不良，需要营养干预和对症治疗） ☑≥9（重度营养不良，迫切需要改善状况的治疗和营养干预）
护士签名：	

该例患者营养不良评估结果显示：A.患者自评部分（体重：1个月内下降1.9%，在过去的2周体重减轻，合计1分；进食情况：只能进流质食，计3分；症状：便秘、一会儿就饱胀了，计2分；活动和身体功能：不像往常，但还能起床行轻微活动，计1分），总分7分。B.疾病与营养需求的关系（癌症，年龄大于70岁，共计2分）。C.代谢方面的需要（无应激）。D.体格检查（低度消耗，计1分）。该患者评分为10分，提示患者为重度蛋白质－能量营养不良，需要进行营养支持治疗。

3.三级诊断/综合测定 采用24h膳食调查法记录其营养摄入情况（表6-5-3），并与拇指法则计算的该例患者的目标能量和蛋白质需求量进行比较。经计算及分析，该例患者每日经口膳食摄入量约700kcal，每日蛋白质摄入量约51g，能量达标率为47.7%，蛋白质达标率为50%，未达到肿瘤患者每日所需的目标能量和推荐蛋白质摄入量，存在能量、蛋白质摄入不足。患者BMI为17.18kg/m²，握力为22.4kg（正常成年男性≥26kg），小腿围为28cm（正常成年男性＞34cm），两者均明显低于正常水平，三头肌皮褶厚度为18mm（正常成年男性为12.5mm）。

表6-5-3 患者24h食物摄入量

餐次	内容	能量（kcal）	蛋白质（g）
早餐	牛奶250ml	170	9
午餐	牛奶250ml＋乳清蛋白粉10g	175	19
晚餐	牛奶250ml＋乳清蛋白粉10g	175	19
20：00加餐	牛奶250ml＋乳清蛋白粉10g	175	19

实验室检查方面，血常规和生化检查结果（表6-5-4）提示低蛋白血症、轻度贫血。

表6-5-4 实验室检查（九）

项目	结果	定性	参考值
白细胞	2.3×10^9/L	↓	$(3.5 \sim 9.5) \times 10^9$/L
中性粒细胞	2.42×10^9/L	-	$(1.8 \sim 6.3) \times 10^9$/L
红细胞	3.48×10^{12}/L	↓	$(4.3 \sim 5.8) \times 10^{12}$/L
血红蛋白	85g/L	↓	130 ~ 175g/L
总蛋白	48g/L	↓	65 ~ 85g/L
白蛋白	29g/L	↓	40 ~ 55g/L
前白蛋白	154mg/L	↓	200 ~ 430mg/L
CRP	3.25mg/L	-	＜ 5mg/L

综合以上评定，该患者为重度蛋白质－能量营养不良。

第三步：营养治疗及护理要点

《放疗营养规范化管理专家共识》指出，重度营养不良的患者需要先进行营养支持治疗1～2周，再进行抗肿瘤治疗。组建多学科营养团队，实施阶段性喂养模式，改善患者营养状况。营养不良的治疗遵循五阶梯治疗原则，包括营养教育、ONS、TEN、PPN、TPN，阶梯依次递增。对于具有完全或部分胃肠道功能的患者，肠内营养是首选的营养和能量供给方式。该例患者不完全性肠梗阻，合并贫血、低蛋白血症，经多学科营养团队会诊后，遵循营养不良患者营养干预五阶梯模式，选择肠内联合肠外营养支持治疗。

该例患者能量计算方法：

REE（kcal/d）（男性）＝66.4730＋13.7516 W（W：体重）＋5.0033H（H：身高）－6.7550A（A：年龄）≈1166kcal/d

该例患者活动系数1.1、应激系数（体温系数1.0、疾病系数1.2）

目标能量＝REE×活动系数×应激系数＝1166 kcal/d×1.1×1.0×1.2≈1539 kcal/d

蛋白质需要量推荐选择1.5～2.0g/（kg·d）

目标蛋白质：52kg×（1.5～2.0）g/（kg·d）＝78～104g/d

【营养治疗及护理】

1. 第一阶段　患者入院后第2天开始纠正贫血和改善低蛋白血症，同时监测血糖变化及肠内外营养并发症。由于肠腔内肿瘤阻塞导致排便不畅，患者进食受限，为迅速改善营养不良，营养医师予增加肠外营养支持，静脉营养治疗方案为：脂肪乳氨基酸（17）葡萄糖（19%）注射液1026ml＋水溶性维生素1支＋脂溶性维生素1支＋多种微量元素1支＋10%氯化钾注射液10ml＋10%氯化钠注射液30ml，输注时间不低于12h。输注提供能量900kcal/d、蛋白质34g/d。同时，密切监测血糖、电解质、肝肾功能、血脂、心功能及胃肠道耐受性，根据情况逐渐调整肠内营养需求量，如不能耐受则过渡为全肠外营养支持。胰岛素用量及用法根据血糖水平进行调整。患者需要长时间输注高渗性的营养液，根据美国静脉输液护理学会要求，肠外营养使用中心静脉导管输注营养液。该患者整个输注期间未出现相关并发症。鉴于患者肠腔内肿瘤较大，大便不通畅，应避免食用粗纤维食物。肠内营养治疗计划见表6-5-5。

表6-5-5　肠内营养治疗计划（一）

餐次	内容	能量（kcal）	蛋白质（g）
早餐	肠内营养粉剂6勺＋蛋白粉10g＋温开水200ml	252	19
午餐	主食25g＋瘦肉25g＋低渣蔬菜75g＋植物油5ml＋盐1.5g	172	6.5
晚餐	主食25g＋瘦肉25g＋低渣蔬菜75g＋植物油5ml＋盐1.5g	172	6.5
	能量摄入596kcal/d，蛋白质摄入32g/d		

该例患者肠外能量900kcal/d，蛋白质34g/d，肠内能量596kcal/d，蛋白质32g/d，总能量1496kcal/d，蛋白质66g/d。

2. 第二阶段　患者肠外营养支持治疗2周后，已放疗10次，出现腹泻，伴有肛门周围皮肤发红疼痛，处理方案包括口服蒙脱石散及谷参肠安片，并进行便后温水坐浴。待皮肤干燥后，局部喷洒促表皮生长因子。饮食方面，嘱患者少食多餐，进食低脂低渣饮食，逐渐增加肉蛋奶类优质蛋白质的摄入，营养治疗计划见表6-5-6。

表6-5-6　营养治疗计划（十二）

餐次	内容	能量（kcal）	蛋白质（g）
早餐	鸡蛋1个＋牛奶250ml＋主食25g（馒头、包子等）	300	15
10：00加餐	牛奶250ml＋乳清蛋白粉10g	175	14
午餐	主食50g＋瘦肉50g＋低渣蔬菜150g＋植物油10ml＋盐3g	345	13
15：00加餐	牛奶250ml＋乳清蛋白粉10g	175	14
晚餐	主食50g＋瘦肉50g＋低渣蔬菜150g＋植物油10ml＋盐3g	345	13
20：00加餐	牛奶250ml＋乳清蛋白粉10g	175	14
能量摄入1515kcal/d，蛋白质摄入83g/d			

3. 第三阶段　患者放疗结束，仍有低蛋白和贫血症状，诉头晕、乏力，面色苍白，继续增加能量和蛋白质的摄入与补充，营养治疗计划见表6-5-7。

表6-5-7　营养治疗计划（十三）

餐次	内容	能量（kcal）	蛋白质（g）
早餐	鸡蛋1个＋牛奶250ml＋主食25g（馒头、包子等）	300	15
10：00加餐	牛奶250ml＋乳清蛋白粉10g	175	14
午餐	主食50g＋瘦肉100g＋低渣蔬菜150g＋植物油10ml＋盐3g	415	20
15：00加餐	牛奶250ml＋乳清蛋白粉10g	175	14
晚餐	主食50g＋瘦肉100g＋低渣蔬菜150g＋植物油10ml＋盐3g	415	20
20：00加餐	牛奶250ml＋乳清蛋白粉10g	175	14
能量摄入1655kcal/d，蛋白质摄入97g/d			

在营养治疗的同时进行运动指导。建议患者每周3次、每次30min的快走、慢跑或骑行，以及进行抗阻运动，每周1次，每次15～30min，站姿，双手自然下垂，手持哑铃，掌心向上，缓慢屈曲肘关节，使收紧可能朝向肩膀，保持5s，然后缓慢伸直手臂，回到起始位置，以提高患者身体功能，改善胰岛素抵抗指数和功能能力。

出院当天通过微信群为患者推送具体营养方案，微信群由患者及其家属、主管医师、营养师、主管护士组成。主管护士定期随访3个月，根据患者每周上传的食谱及症状对患者的营养方案进行检测、推送营养科普，提供咨询服务。主管医师和营养师对营养方案进行评价与调整，确保患者出院之后能得到及时、专业的营养指导。

第四步：效果评价

【症状评估】

经过以上营养干预措施，患者放疗结束，根据CTCAE，胃肠道反应，恶心由2级降为0级；腹泻由2级降为1级。根据RTOG急性放射损伤分级标准，患者放疗结束，放射性皮炎反应1级，放射性直肠炎2级。

【营养指标评估】

经过以上营养护理的实施，患者出院时体重54kg，相较初次入院增加2kg；白蛋白、前白蛋白分别由29g/L增加至33g/L、154mg/L增加至189mg/L。PG-SGA分值由入院时的10分减至4分，显著下降。1个月后患者放射性直肠炎逐渐好转，患者和其家属对放射性直肠炎和放射性皮炎的处理及营养治疗护理表示满意，患者的腹胀、便秘症状及营养状况也明显改善。

【病例反思】

规范化的全程营养管理对于改善直肠癌放疗患者的营养指标至关重要。在营养管理的同时，必须兼顾心理护理和运动指导，以提升患者的身心健康水平。谷氨酰胺饮食及富含谷氨酰胺的全胃肠外营养制剂对急性放射性肠炎具有显著的保护作用。在该病例中，患者采用了该药物同时进食低脂低渣饮食，逐渐增加肉蛋奶类优质蛋白质的摄入，放射性直肠炎始终保持在2级状态，没有进一步恶化。在临床实践中，应因人而异，只有针对个体情况制订的方案才能最大程度地促进患者康复。

二、胃癌放疗患者的营养护理

（一）概述

胃癌作为全球范围内常见的恶性肿瘤之一，其发病率仅次于肺癌、乳腺癌、结直肠癌和前列腺癌。同时，胃癌也是全球主要的癌症死因之一。据报道，2022年我国胃癌新发病例约35.87万例，死亡病例约26.04万例。胃癌的发病率男女比例约为2∶1。发病机制可能与许多因素有关，其中被广泛认可的危险因素包括生活方式和环境危险因素，如幽门螺杆菌感染、饮食因素，包括高盐、烟熏食品摄入、低水果蔬菜和纤维摄入、社会经济地位低，另外，吸烟、饮酒、低体力活动、肥胖、辐射、胃食管反流、阳性家族史和遗传易感也是胃癌的相关因素。其中，幽门螺杆菌感染是胃癌最重要的已知危险因素。由于胃癌早期症状隐匿且不典型，随着病情的进展可出现上腹饱胀不适或隐痛、食欲减退、嗳气、恶心、呕吐、出血、黑粪及体重减轻等。

胃癌的诊断应当结合患者的临床表现、内镜及组织病理学、影像学检查等。其中，内镜已成为胃癌诊断的首选方法。胃癌的治疗开展了多模式联合方案，其中包括手术治疗、放疗和化疗。虽然手术是胃癌治疗的唯一根治性疗法，在胃癌的治疗中发挥着至关重要的作用，但是放化疗的作用也不可忽视，可以通过改善胃癌的局部控制和减少局部复发来弥补手术的不足，提高患者的总生存期和无进展生存期。

胃癌患者营养不良的比例高达87%，恶病质的发病率更是高达65%～85%。在所有肿瘤中，胃癌患者出现厌食、早饱感的发生率最高，肿瘤本身可能会引发进食障碍。此外，放疗所诱发的放射性炎症、恶心、呕吐等消化道反应还可能加剧食物的摄入、吸收和消化方面的困难。胃癌患者普遍存在严重、频繁、持续且复杂的营养不良状况，而这种营养不良可能会导致患者在接受放化疗期间不良反应的发生率增加，进而影响治疗的耐受性和完成度，对治疗效果和生活质量产生负面影响，最终导致生存期缩短。因此，为胃癌患者提供营养支持有助于减少放化疗期间的并发症发生，确保放化疗的充足剂量和完整疗程，从而改善治疗效果和预后，并在卫生经济学角度产生积极影响。

（二）临床案例

第一步：病史采集

【病史及治疗经过】

患者王某，男，73岁，因上腹胀痛不适4月余，胃癌术后1个月入院。4个多月前患者进食后出现上腹胀痛不适，伴反酸嗳气，无腰痛及四肢放射痛，无恶心呕吐，休息30min后症状好转，患者未予以重视，未就医治疗，后症状加重伴黑粪，于2023年11月6日行胃镜检查示胃体凹陷病变（性质？）；慢性非萎缩性胃炎。活检提示"低分化癌，组织倾向低分化腺癌"。2023年12月4日行"腹腔镜辅助下近侧胃切除术＋D2淋巴结清扫术＋食管、残胃、空肠双通道吻合术＋肠粘连松解术"。术后病理示肿瘤所在位置：胃窦小弯侧近贲门处，大体类型：溃疡型；肿瘤大小4.5cm×4cm×1cm，组织学类型：低分化腺癌。患者既往有高血压病史，自用美托洛尔缓释片降压。2022年8月确诊冠心病，行左前降支支架置入术，服用硫酸氢氯吡格雷片75mg，口服，每日1次；拜阿司匹林100mg，口服，每日1次；瑞舒伐他汀片10mg，口服，每日1次。否认糖尿病病史，有输血史，预防接种史不详，否认过敏史，吸烟30年以上，每日2～3包，已戒烟10年。2024年1月4日行替吉奥化疗。患者自解黑色大便3天，予以生长抑素及血凝酶止血处理。2024年1月20日患者无腹痛、腹胀、黑粪及血便，血红蛋白63g/L，输注O型Rh（D）阳性悬浮红细胞2U，输注过程顺利。2024年1月21日复查血常规，血红蛋白75g/L，暂停生长抑素泵入。2024年1月4日开始针对胃肿瘤病灶、亚临床靶区行IMRT放疗，具体剂量：PGTV 2.0Gy/f，PCTV 2.0Gy/f，已完成25次。

【护理评估】

1.一般情况评估　体温36.5℃，脉搏81次/分，呼吸20次/分，血压123/69mmHg，SpO_2 96%，Barthel指数生活自理能力评分95分，Braden评分23分，跌倒风险评分2分，KPS评分80分。喜食辛辣油腻食物，不爱活动，生活规律。

2.专科情况评估　采用RTOG分级评估，放射性皮炎1级；采用CTCAE评估化疗反应，胃肠道反应恶心3级，便秘1级；身高163cm，体重68kg，BMI 25.6kg/m²。

3.心理-社会状况评估　患者了解胃癌的治疗和预后，能积极配合治疗。育有二儿一女，配偶健在，有固定经济来源，有城镇医疗保险。

第二步：营养诊断及护理要点

【营养不良三级诊断】

1. 一级诊断　护士在患者入院24h内采用NRS2002对患者进行营养风险筛查（表6-5-8）。

表6-5-8　NRS2002（九）

主要诊断：如果患者有以下疾病请在□内打"√"，并参照标准进行评分（无，为0分）	
评分1分：营养需要量轻度增加 □髋骨折　□慢性疾病急性发作或有并发症者　□COPD　□血液透析　□肝硬化 □长期血液透析　□糖尿病　☑一般肿瘤患者 评分2分：营养需要量中度增加 □腹部大手术　□脑卒中　□重度肺炎　□血液恶性肿瘤 评分3分：营养需要量重度增加 □颅脑损伤　□骨髓移植　□ICU患者（APACHE＞10分） 　　　　　　　　　　　　　　　　　　　　　　　　　小结：疾病有关评分　1　分	
营养状况：	
1.BMI（kg/m²）（体重　68　kg，身高　1.63　m） □18.5～20.5（2分）　□小于18.5（3分）　　　　　　　　　　小结0　分 注：因严重胸腔积液、腹水、水肿得不到准确BMI值时，用白蛋白替代（按ESPEN 2006）g/L（＜30g/L,3分） 2.近期（1～3个月）体重是否下降？（是☑，否□）；若是，体重下降　6　kg 体重下降＞5%是在：□3个月内（1分）　□2个月内（2分）　☑1个月内（3分） 　　　　　　　　　　　　　　　　　　　　　　　　　　　小结　3　分 3.1周内进食量是否减少？（是☑，否□） 如减少，较从前减少□25%～50%（1分）　☑50%～75%（2分）　□75%～100%（3分） 　　　　　　　　　　　　　　　　　　　　　　　　　　　小结　2　分 综合：营养受损评分□0分　□1分　□2分　☑3分（注：上述3个评分取1个最高值）	
年龄评分：☑70岁以上（1分）　□70岁以下（0分）	
总分　5　分	风险级别：有☑　无□
护士签名：	

该例患者营养风险筛查结果显示：疾病严重程度（一般肿瘤患者，计1分）、营养状态受损（1个月内体重下降＞5%，计3分）、年龄（＞70岁，计1分），该患者NRS2002评分5分，有营养不良风险，进入二级诊断。

2. 二级诊断　使用肿瘤患者营养风险评估工具——PG-SGA进行营养不良评估（表6-5-9）。

表6-5-9　PG-SGA（九）

第一部分　患者自评部分（A评分）	
1.体重（工作表1） 目前我的体重约为68kg 目前我的身高约为163 cm 1个月前我的体重约为74kg 6个月前我的体重约为　kg 在过去的2周，我的体重： ☑减轻（1）　□没变化（0）　□增加（0） 本项计分：4分	2.进食情况 在过去1个月里，我的进食情况与平时情况相比： 　□无改变（0）　□比以往多（0）　☑比以往少（1） 我目前进食： □正常饮食，但比正常情况少（1） ☑少量固体食物（2） □只能进食流质（3） □只能口服营养制剂（3） □几乎吃不下什么（4） □只能通过管饲或静脉营养（0） 本项评分：2分
3.症状 近2周，我有以下问题影响我摄入足够的饮食： □吃饭没有问题（0）　☑无食欲，不想吃（3） ☑恶心（1）　□呕吐（3） ☑便秘（1）　□腹泻（3） □口腔溃疡（2）　□口干（1） □感觉食品没味，变味（1）　□食品气味不好（1） □吞咽困难（2）　☑一会儿就饱胀了（1） □疼痛（部位　）（3） □其他（如抑郁、经济、牙齿问题）（1） 本项计分：6分	4.活动和身体功能 在过去的1个月，我的活动： □正常，无限制（0） ☑不像往常，但还能起床行轻微活动（1） □多数时候不想起床活动，但卧床或坐椅时间不超过半天（2） □几乎干不了什么，一天大多数时间都卧床或在椅子上（3） □几乎完全卧床，无法起床（3） 本项计分：1分
第二部分　医务人员评价部分	
5.疾病与营养需求的关系（工作表2） 相关诊断<u>癌症</u> 原发疾病的分期□Ⅰ　□Ⅱ　□Ⅲ　□Ⅳ；其他 年龄　<u>73</u>　岁 本项计分：2分	
6.代谢方面的需要（工作表3） ☑无应激（0）　□轻度应激（1）　□中度应激（2）　□高度应激（3） 本项计分：0分	
7.体格检查（工作表4） ☑无消耗（0）　□低度消耗（1）　□中度消耗（2）　□高度消耗（3） 本项计分：0分	
8.总分（A＋B＋C＋D）：　15分	
9.定性评价 10.定量评价（A＋B＋C＋D）	□A.营养良好　□B.可疑或中度营养不良　☑C.重度营养不良 □0～1（无营养不良，暂不干预，一个疗程后再次评估） □2～3（可疑或轻度营养不良，由营养师对患者及其家属进行营养指导） □4～8（中度营养不良，需要营养干预和对症治疗） ☑≥9（重度营养不良，迫切需要改善状况的治疗和营养干预）
护士签名：	

该例患者营养风险评估结果显示：A.患者自评部分（体重：1个月内下降8.1%，在过去的2周体重减轻，合计4分；进食情况：少量固体食物，计2分；症状：无食欲，不想吃，恶心，便秘，早饱计6分；活动和身体功能：不像往常，但还能起床行轻微活动，计1分），总分13分。B.疾病与营养需求的关系（癌症，计1分；年龄超过70岁，计1分），总分2分。C.代谢方面的需要（无应激）。D.体格检查（无消耗）。该患者评分为15分，提示重度营养不良，亟须改善不适症状和营养支持治疗。

3.三级诊断/综合测定　护士采用24h膳食调查法记录其营养摄入情况，根据进食情况计算膳食摄入量。并与拇指法则计算的该例患者的目标能量和蛋白质需求量进行比较，经计算及分析，本例患者每日经口膳食摄入量约600kcal，每日蛋白质摄入量为28g，能量达标率为37.5%，蛋白质达标率为50%，未达到肿瘤患者每日所需的目标能量和推荐蛋白质摄入量，存在能量、蛋白质摄入不足。患者BMI为25.6kg/m²，握力为25kg（正常成年男性≥26kg），小腿围为35cm（正常成年男性＞34cm），三头肌皮褶厚度为20mm（正常成年男性为12.5mm）。

实验室检查见表6-5-10。

表6-5-10　实验室检查（九）

项目	结果	定性	参考值
白细胞	3.48×10^9/L	↓	$(3.5 \sim 9.5) \times 10^9$/L
中性粒细胞	2.32×10^9/L	-	$(1.8 \sim 6.3) \times 10^9$/L
红细胞	3.48×10^{12}/L	↓	$(4.3 \sim 5.8) \times 10^{12}$/L
血红蛋白	85g/L	↓	$130 \sim 175$g/L
总蛋白	55.8g/L	↓	$65 \sim 85$g/L
白蛋白	32.3g/L	↓	$40 \sim 55$g/L
前白蛋白	198mg/L	↓	$200 \sim 430$mg/L
CRP	2.75mg/L	-	< 5mg/L

综合以上评定，该患者为重度蛋白质－能量营养不良。

第三步：营养治疗及护理要点

该例患者具备一定胃肠道功能，食欲不佳，通过饮食＋ONS补充无法满足目标能量、蛋白质需求，需要进行肠外营养支持，遵循营养不良干预五阶梯模式，选择部分肠外营养支持治疗，予以脂肪乳、氨基酸及葡萄糖补充。

该例患者能量计算方法：

REE（kcal/d）（男性）＝$66.4730 + 13.7516W$（W：体重）＋$5.0033H$（H：身高）－$6.7550A$（A：年龄）≈1323.5kcal/d

该例患者活动系数1.2、应激系数（体温系数1.0、疾病系数1.0）

目标能量＝REE×活动系数×应激系数＝$1323.5 \times 1.2 \times 1.0 \times 1.0 \approx 1588$kcal/d

蛋白质需要量推荐选择$1.5 \sim 2.0$g/（kg·d）

目标蛋白质：68kg×（1.5～2.0）g/（kg·d）＝102～136g/d

【营养治疗及护理】

1.第一阶段　患者入院后第2天，考虑到患者无食欲，饮食及肠内营养不能满足营养需求，暂予以补充性肠外营养支持，静脉营养治疗方案为中－长链脂肪乳氨基酸（16）葡萄糖（36%）注射液625ml＋丙氨酰谷氨酰胺注射液100ml＋水溶性维生素1支＋脂溶性维生素1支＋多种微量元素1支＋10%氯化钠注射液10ml，输注时长不低于12h；复方氨基酸（18AA-Ⅱ）250ml。肠外营养治疗计划见表6-5-11。营养治疗期间密切监测患者血糖、电解质、肝肾功能、血脂、心功能及胃肠道耐受性，如耐受可逐渐增加饮食及肠内营养至需要量，如不能耐受过渡为全肠外营养支持；根据患者血糖水平调整胰岛素用量及用法。肠外营养液为高渗液体，根据美国静脉输液护理学会要求，肠外营养液使用中心静脉导管输注，该患者带管期间无并发症。肠内营养治疗计划见表6-5-12。

表6-5-11　肠外营养治疗计划（二）

名称	剂量（ml）	能量（kcal）	蛋白质（g）
中－长链脂肪乳氨基酸（16）葡萄糖（36%）注射液	625	740	35
丙氨酰谷氨酰胺注射液	100	80	20
复方氨基酸（18AA-Ⅱ）	250	87	22
能量摄入907kcal/d，蛋白质摄入77g/d			

表6-5-12　肠内营养治疗计划（二）

餐次	内容	能量（kcal）	蛋白质（g）
早餐	肠内营养粉剂6勺＋温开水200ml	252	9
午餐	肠内营养粉剂6勺＋温开水200ml	252	9
晚餐	肠内营养粉剂6勺＋温开水200ml	252	9
能量摄入756kcal/d，蛋白质摄入27g/d			

该例患者肠外营养治疗能量907kcal/d，蛋白质77g/d，肠内营养治疗能量756kcal/d，蛋白质27g/d，总能量1663kcal/d，蛋白质104g/d。

2.第二阶段　患者出现黑粪，予以暂停肠内营养支持，改为全肠外营养支持。经中心静脉导管行肠外营养支持，方案如下：脂肪乳氨基酸（17）葡萄糖（11%）注射液1440ml＋丙氨酰谷氨酰胺注射液100ml＋水溶性维生素1支＋脂溶性维生素1支＋10%氯化钠注射液30ml，输注时间＞10h；复方氨基酸（18AA-Ⅱ）250ml；10%葡萄糖500ml＋50%葡萄糖60ml＋胰岛素20U。肠外营养治疗计划见表6-5-13。

表6-5-13 肠外营养治疗计划（三）

名称	剂量（ml）	能量（kcal）	蛋白质（g）
脂肪乳氨基酸（17）葡萄糖（11%）注射液	1440	1000	34
丙氨酰谷氨酰胺注射液	100	80	20
复方氨基酸（18AA-Ⅱ）	250	87	22
10%葡萄糖	500	170	0
50%葡萄糖	60	102	0
能量摄入1439kcal/d，蛋白质摄入76g/d			

3.第三阶段 患者消化道出血停止，停用肠外营养治疗。予以甲地孕酮口服，每日1次，每次1片（160mg），对症处理后，食欲明显改善，饮食ONS量增加，营养治疗计划见表6-5-14。

表6-5-14 营养治疗计划（十四）

餐次	内容	能量（kcal）	蛋白质（g）
早餐	鸡蛋1个＋牛奶250ml＋主食25g（馒头、包子等）	300	15
10：00加餐	肠内营养粉剂6勺＋蛋白粉10g＋温开水200ml	252	19
午餐	主食50g＋瘦肉50g＋蔬菜150g＋植物油10ml＋盐3g	345	13
15：00加餐	肠内营养粉剂6勺＋蛋白粉10g＋温开水200ml	252	19
晚餐	主食50g＋瘦肉50g＋蔬菜150g＋植物油10ml＋盐3g	345	13
20：00加餐	肠内营养粉剂6勺＋蛋白粉10g＋温开水200ml	252	19
能量摄入1746kcal/d，蛋白质摄入98g/d			

补充营养的同时进行运动指导，每周2次、每次30min有氧运动，如步行、太极拳、八段锦等，可减少并发症，促进身体功能恢复，降低患者心理压力，缓解焦虑。出院当天向患者发放出院营养计划表，主管护士详细讲解计划表的内容及出院后的注意事项。出院后定期随访3个月，每周通过电话形式对患者的营养情况包括不良反应、体重情况进行随访，根据随访结果上报主管医师及营养师处理。

第四步：效果评价

【症状评估】

经过以上措施，放疗结束，根据CTCAE，胃肠道反应恶心由3级降为0级，便秘1级降为0级；根据RTOG急性放射损伤分级标准，患者放疗结束，放射野皮肤色素沉着，局部干性脱皮，放射性皮炎反应1级。

【营养指标评估】

经过以上措施的实施，患者出院时体重68kg，体重稳定；白蛋白、前白蛋白分别由32.3g/L增加至40g/L、198mg/L增加至220.5mg/L；PG-SGA分值由入院时的15分减至

3分，显著下降；小腿围、三头肌皮褶厚度未减少，握力由25kg升至正常（30kg）。患者和照顾者对营养治疗表示满意，患者营养状况明显改善。

【病例反思】

规范化的全程营养管理有助于改善胃癌放疗患者的营养指标，并且在进行营养管理的同时，需重视心理护理和运动指导，以提升患者的身心健康水平。中国抗癌协会肿瘤营养专业委员会提倡肠内营养，但在肠内营养无法满足需要时，应该积极予以补充性肠外营养支持。患者的营养支持治疗，需要根据具体情况动态调整，让患者在治疗过程中得到全面的营养支持，最终实现身心健康的提升。

三、肝癌放疗患者的营养护理

（一）概述

原发性肝癌主要包括肝细胞癌、肝内胆管癌和混合型肝细胞癌-胆管癌等类型。作为全球范围内最常见的恶性肿瘤之一，原发性肝癌在全球恶性肿瘤死因中位列第三位，2022年约有86.53万例新发病例和75.79万例死亡病例。我国2022年原发性肝癌新发病例约36.77万例，死亡病例约31.65万例，发病率和死亡率分别位列恶性肿瘤发病谱的第四位和死亡谱的第二位。肝癌高危人群主要包括具有乙型肝炎病毒（hepatitis B virus，HBV）和（或）丙型肝炎病毒（hepatitis C virus，HCV）感染、过度饮酒、非乙醇性脂肪性肝炎、其他原因引起的肝硬化及有肝癌家族史等人群，尤其是年龄＞40岁的男性。由于原发性肝癌的病情常呈隐匿性，早期症状不甚明显，临床表现多为与癌肿部位密切相关部位的持续性隐痛、刺痛或者胀痛，夜间或者劳累后会加重。肝大是肝癌的主要临床体征，呈进行性增大，质地较硬，表面不平，可能伴有明显的肿块或结节。此外，原发性肝癌患者常出现食欲减退、呕吐和腹泻等症状。晚期患者伴有进行性体重下降、贫血和腹水。

有HBV或HCV感染，或有任何原因引起肝硬化者，至少每隔6个月进行1次超声检查及血清甲胎蛋白（AFP）检测，影像学检查显示动脉期病灶明显强化、门静脉期和（或）延迟期肝内病灶强化低于肝实质即"快进快出"的肝癌典型特征，即可以临床诊断为肝癌。手术切除是肝癌患者实现治愈和长期生存的主要手段。据统计，仅有不到20%的肝癌患者能够从手术治疗中获益。对于中晚期患者，放疗成为重要的治疗手段，可提高手术切除率、延长生存时间并减轻并发症。

营养不良在肝癌患者中十分常见，发生率高达80%。肝脏作为人体重要的代谢器官，参与多种生化过程，并且是大部分营养物质代谢的主要场所。当肝细胞受损时，机体的糖、蛋白质、脂肪及激素等代谢受到严重影响，从而导致营养代谢平衡遭受破坏，患者的分解代谢显著增强。此外，放疗也会增加营养不良风险。越来越多的循证医学证据表明，短期营养不良可能导致患者疾病相关并发症的增加及术后病死率的提高，同时也会降低患者对抗肿瘤治疗的反应性和耐受性，延长住院时间并缩短再入院时间。长期来看，这种情况会严重影响患者的生活质量和活动能力，并缩短其生存时间。因此，营养治疗成为肝癌患者临床治疗不可或缺的重要组成部分。

（二）临床案例

第一步：病史采集

【病史及治疗经过】

患者冯某，女，77岁，肝癌术后9月余入院。2023年6月体检发现AFP升高，自诉无不适，无恶心、呕吐、食欲下降、厌油等不适，2023年6月30日上腹部CT：肝左叶外见稍低密度肿块，大小约6.7cm×5.5cm，考虑肿瘤性病变。2023年7月3日全身麻醉下行腹腔镜下左侧肝癌切除术，2023年7月20日术后病理：肝左外叶切除标本，单发肿瘤7.0cm×5.2cm×3.8cm。患者34年前诊断乙型病毒性肝炎，否认高血压病史、冠心病病史、糖尿病病史，有手术史，否认外伤史、输血史，预防接种史不详，否认过敏史，否认吸烟、饮酒史，分别于2023年8月31日、2023年11月2日、2023年11月28日、2024年1月12日行吉西他滨＋顺铂化疗；2023年9月4日开始行术后区域及淋巴结转移区域放疗，具体剂量：CTV1.8Gy/f，GTVln 2.4Gy/f，已完成25次。

【护理评估】

1. 一般情况评估　体温36.3℃，脉搏62次/分，呼吸20次/分，血压117/64mmHg，SpO_2 98%，Barthel指数生活自理能力评分80分，Braden评分20分，跌倒风险评分2分，KPS评分70分。平日不爱活动，生活规律。

2. 专科情况评估　采用RTOG分级评估，放射性皮炎1级；采用CTCAE评估化疗反应胃肠道反应恶心2级；身高153cm，体重43kg，BMI 18.4kg/m²。

3. 心理-社会状况评估　患者了解肝癌的治疗和预后，能积极配合治疗。育有一子二女，配偶健在，经济来源稳定，有职工医疗保险。

第二步：营养诊断及护理要点

【营养不良三级诊断】

1. 一级诊断　护士在患者入院24h内采用NRS2002对患者进行营养风险筛查（表6-5-15）。

表6-5-15　NRS2002（十）

主要诊断：如果患者有以下疾病请在□内打"√"，并参照标准进行评分（无，为0分）
评分1分：营养需要量轻度增加 □髋骨折　□慢性疾病急性发作或有并发症者　□COPD　□血液透析　□肝硬化 □长期血液透析　□糖尿病　☑一般肿瘤患者 评分2分：营养需要量中度增加 □腹部大手术　□脑卒中　□重度肺炎　□血液恶性肿瘤 评分3分：营养需要量重度增加 □颅脑损伤　□骨髓移植　□ICU患者（APACHE＞10分） <div align="right">小结：疾病有关评分__1__分</div>
营养状况：

续表

1.BMI（kg/m²）（体重 __43__ kg，身高 __1.53__ m） □18.5～20.5（2分）　☑小于18.5（3分）	小结 __3__ 分
注：因严重胸腔积液、腹水、水肿得不到准确BMI值时，用白蛋白替代（按ESPEN 2006） g/L（＜30g/L,3分） 2.近期（1～3个月）体重是否下降?（是☑，否□）；若是，体重下降__4__ kg 体重下降＞5%是在：☑3个月内（1分）　□2个月内（2分）　□1个月内（3分）	小结 __1__ 分
3.1周内进食量是否减少?（是☑，否□） 如减少，较从前减少□25%～50%（1分）　☑50%～75%（2分）　□75%～100%（3分）	小结 __2__ 分
综合：营养受损评分□0分　□1分　□2分　☑3分（注：上述3个评分取1个最高值）	
年龄评分：☑70岁以上（1分）　□70岁以下（0分）	
总分 __5__ 分	风险级别：有☑　无□
护士签名：	

该例患者营养风险筛查结果显示：疾病严重程度（一般肿瘤患者，计1分）、营养状态受损（BMI＜18.5kg/m²，计3分）、年龄（＞70岁，计1分），该患者NRS2002评分为5分，有营养不良风险，进入二级诊断。

2.二级诊断　使用肿瘤患者营养风险评估工具——PG-SGA进行营养不良评估（表6-5-16）。

表6-5-16　PG-SGA（十）

第一部分　患者自评部分（A评分）	
1.体重（工作表1） 目前我的体重约为43kg 目前我的身高约为153 cm 1个月前我的体重约为45kg 6个月前我的体重约为 kg 在过去的2周，我的体重： ☑减轻（1）　□没变化（0）　□增加（0） 本项计分：3分	2.进食情况 在过去1个月里，我的进食情况与平时情况相比： 　□无改变（0）　□比以往多（0）　☑比以往少（1） 我目前进食： ☑正常饮食，但比正常情况少（1） □少量固体食物（2） □只能进食流质（3） □只能口服营养制剂（3） □几乎吃不下什么（4） □只能通过管饲或静脉营养（0） 本项评分：1分
3.症状 近2周，我有以下问题影响我摄入足够的饮食： □吃饭没有问题（0）　☑无食欲，不想吃（3） ☑恶心（1）　□呕吐（3） □便秘（1）　□腹泻（3） □口腔溃疡（2）　□口干（1） □感觉食品没味，变味（1）　□食品气味不好（1） □吞咽困难（2）　☑一会儿就饱胀了（1） □疼痛（部位 ）（3） □其他（如抑郁、经济、牙齿问题）（1） 本项计分：5分	4.活动和身体功能 在过去的1个月，我的活动： □正常，无限制（0） ☑不像往常，但还能起床行轻微活动（1） □多数时候不想起床活动，但卧床或坐椅时间不超过半天（2） □几乎干不了什么，一天大多数时间都卧床或在椅子上（3） □几乎完全卧床，无法起床（3） 本项计分：1分

第二部分　医务人员评价部分	
5.疾病与营养需求的关系（工作表2） 相关诊断癌症 原发疾病的分期□ Ⅰ　　□ Ⅱ　　□ Ⅲ　　□ Ⅳ；其他 年龄　77　岁	本项计分：2分
6.代谢方面的需要（工作表3） ☑无应激（0）　□轻度应激（1）　□中度应激（2）　□高度应激（3）	本项计分：0分
7.体格检查（工作表4） □无消耗（0）　□低度消耗（1）　☑中度消耗（2）　□高度消耗（3）	本项计分：2分
8.总分（A＋B＋C＋D）：　14分	
9.定性评价 10.定量评价（A＋B＋C＋D）	□A.营养良好□B.可疑或中度营养不良☑C.重度营养不良 □0～1（无营养不良，暂不干预，一个疗程后再次评估） □2～3（可疑或轻度营养不良，由营养师对患者及其家属进行营养指导） □4～8（中度营养不良，需要营养干预和对症治疗） ☑≥9（重度营养不良，迫切需要改善状况的治疗和营养干预）
护士签名：	

　　该例患者营养风险评估结果显示：A.患者自评部分（体重：1个月内下降4.44%，计2分，在过去的2周体重减轻，计1分，合计3分；进食情况：正常饮食但比正常情况少，计1分；症状：无食欲，不想吃，恶心，早饱计5分；活动和身体功能：不像往常，但还能起床行轻微活动，计1分），总分10分。B.疾病与营养需求的关系（癌症，计1分；年龄＞70岁，计1分），总分2分。C.代谢与营养需求的关系（无应激）。D.体格检查（中度消耗，计2分）。该患者评分为14分，提示患者为重度营养不良，需急切地改善不适症状和营养支持治疗。

　　3.三级诊断/综合测定　护士采用24h膳食调查法记录其营养摄入情况，根据进食情况计算膳食摄入量。经计算及分析，本例患者每日经口膳食摄入量约600kcal，每日蛋白质摄入量约32g，能量达标率为40.9%，蛋白质达标率为50%，未达到肿瘤患者每日所需的目标能量和推荐蛋白质摄入量，存在能量、蛋白质摄入不足。患者BMI为18.4kg/m^2，握力为10kg（正常成年女性≥18kg），小腿围为27cm（正常成年女性30～40cm），两者均明显低于正常水平，三头肌皮褶厚度为12mm（正常成年女性为20～50mm）。影像学检查显示上腹部平扫CT，肝左外叶缺如，腹主动脉旁软组织密度结节大小约2.1cm×1.4cm，与左侧肾上腺分界欠清。实验室检查方面，血常规和生化检查结果（表6-5-17）提示低蛋白血症、轻度贫血。

表6-5-17　实验室检查（十一）

项目	结果	定性	参考值
白细胞	3.98×10^9/L	-	$(3.5 \sim 9.5) \times 10^9$/L
中性粒细胞	2.32×10^9/L	-	$(1.8 \sim 6.3) \times 10^9$/L
红细胞	3.38×10^{12}/L	↓	$(3.8 \sim 5.1) \times 10^{12}$/L
血红蛋白	120g/L	↓	$115 \sim 150$g/L
总蛋白	60g/L	↓	$65 \sim 85$g/L
白蛋白	38.9g/L	↓	$40 \sim 55$g/L
前白蛋白	131.2mg/L	↓	180mg ~ 350mg/L
CRP	4.75mg/L	-	< 5mg/L

综合以上评定，该患者为重度蛋白质－能量营养不良。

第三步：营养治疗及护理要点

该例患者具备一定的胃肠道功能，遵循营养治疗五阶梯模式，选择TEN支持治疗。基于肠内营养四阶梯原则，患者通过饮食＋ONS营养支持方式。

该例患者能量计算方法：

REE（kcal/d）（女性）＝655.0955＋9.5634W（W：体重）＋1.8496H（H：身高）－4.6756A（A：年龄）≈981kcal/d

该例患者活动系数1.2、应激系数（体温系数1.0、疾病系数1.2）

目标能量＝REE×活动系数×应激系数＝981×1.2×1.0×1.2＝1412kcal/d

蛋白质需要量推荐选择1.5～2.0g/（kg·d）

目标蛋白质：43kg×（1.5～2.0）g/（kg·d）＝64.5～86g/d

【营养治疗及护理】

1.第一阶段　患者诉食欲不佳，恶心，予以甲地孕酮促食欲、昂丹司琼止吐对症处理。营养师予以肠外营养＋肠内营养治疗方案，由于患者肝功能异常，选用20%中－长链脂肪乳减轻肝脏负担，具体营养治疗方案：20%中－长链脂肪乳250ml＋复方氨基酸（18AA-Ⅱ）250ml＋5%葡萄糖500ml静脉滴注。能量计算：20%中－长链脂肪乳250ml（能量500kcal，蛋白质0g），复方氨基酸（18AA-Ⅱ）250ml（能量87kcal，蛋白质22g），5%葡萄糖500ml（能量84kcal，蛋白质0g），共计能量671kcal/d，蛋白质22g/d。同时监测血糖、电解质、肝肾功能、血脂、心功能及胃肠道耐受性。由于患者接受短期、少量的肠外营养液输注，从经济学角度考虑，使用留置针输注，每3天更换一次留置针，密切观察并发症。患者输注期间未出现相关并发症，肠内营养治疗计划见表6-5-18。

该例患者肠外营养能量671kcal/d，蛋白质22g/d，肠内营养能量804 kcal/d，蛋白质53g/d，总能量1475kcal/d，蛋白质75g/d。

2.第二阶段　患者予以甲地孕酮对症处理后，食欲较前明显改善，逐渐增加饮食及ONS，肠内营养治疗计划见表6-5-19。

表6-5-18　肠内营养治疗计划（三）

餐次	内容	能量（kcal）	蛋白质（g）
早餐	鸡蛋1个＋牛奶250ml＋主食25g（馒头、包子等）	300	15
午餐	肠内营养粉剂6勺＋蛋白粉10g＋温开水200ml	252	19
晚餐	肠内营养粉剂6勺＋蛋白粉10g＋温开水200ml	252	19
	能量摄入804kcal/d，蛋白质摄入53g/d		

表6-5-19　肠内营养治疗计划（四）

餐次	内容	能量（kcal）	蛋白质（g）
早餐	鸡蛋1个＋牛奶250ml＋主食25g（馒头、包子等）	300	15
10：00加餐	肠内营养粉剂6勺＋蛋白粉10g＋温开水200ml	252	19
午餐	主食50g＋瘦肉50g＋蔬菜150g＋植物油10ml＋盐3g	345	13
15：00加餐	肠内营养粉剂6勺＋蛋白粉10g＋温开水200ml	252	19
晚餐	主食50g＋瘦肉50g＋蔬菜150g＋植物油10ml＋盐3g	345	13
20：00加餐	肠内营养粉剂6勺＋蛋白粉10g＋温开水200ml	252	19
	能量摄入1746kcal/d，蛋白质摄入98g/d		

在营养治疗的同时进行运动指导。间歇性有氧运动干预，每周3次，每次30min，中等强度以下，选择步行、快走、打太极拳、打八段锦，以改善患者的心肺功能和生活质量。建立延续性护理小组，由主管医师、营养师、主管护士组成，采用电话、微信等多种形式对患者进行随访。定期随访3个月，每周对患者进行1次电话随访，详细询问患者的病情变化、营养摄入情况、不良反应及体重情况，给予针对性的营养指导，患者可随时在微信群进行咨询，医护人员在24h内进行回复。

第四步：效果评价

【症状评估】

经过以上措施，根据CTCAE，胃肠道反应恶心由2级降为0级。根据RTOG急性放射损伤分级标准，患者放疗结束，放射野皮肤色素沉着，局部干性脱皮，放射性皮炎反应1级。

【营养指标评估】

经过以上措施的实施，患者出院时体重44kg，相较初次入院增加1kg；白蛋白、前白蛋白分别由38.9g/L增加至40g/L、131.2mg/L增加至160.2mg/L；PG-SGA分值由入院时的14分减至5分，显著下降；小腿围未减少，握力由10kg升至13kg。患者和照顾者对营养治疗表示满意，营养状况明显改善。

【病例反思】

规范化的全程营养管理对于改善肝癌放疗患者的营养指标至关重要。在进行营养管理时，必须密切关注患者的疾病状态，并及时调整营养方案以缓解症状。最终目标是提高患者的生活质量。这意味着需要综合考虑患者的整体健康状况，包括疾病的发展情况、治疗的反应及生活品质的改善。该例患者由于肝功能异常，在营养支持治疗时，需同时进行护肝治疗，并且肠外营养液应该选择低脂肪含量的脂肪乳，以减轻肝脏的负担。全程营养管理需要结合患者的营养需求、医疗方案及个体差异，以确保患者获得最佳的营养支持，从而提高治疗效果和生活质量。

四、胰腺癌放疗患者的营养护理

（一）概述

胰腺癌具有高发病率、高复发转移率和高死亡率特点，同时具有低早期诊断率、低切除率、低药物有效率和低长期生存率的特点。根据全球癌症数据统计，2022年全球胰腺癌新发病例约51.1万例，死亡病例约46.7万例，在全球癌症发病率和死亡率中分别排第12位和第6位。我国2022年约11.87万人新确诊胰腺癌，约10.63万人死于胰腺癌，占恶性肿瘤相关死亡率的第6位。胰腺癌的病因尚未完全明确，流行病学调查显示胰腺癌发病与多种危险因素有关：长期吸烟、高龄、高脂饮食、BMI超标、慢性胰腺炎或伴发糖尿病等是胰腺癌可能的非遗传性危险因素；家族遗传是胰腺癌的遗传性危险因素，约10%的胰腺癌患者具有家族遗传性。胰腺癌恶性程度较高，进展迅速，但起病隐匿，早期症状不典型，临床就诊时大部分患者已属于中晚期。主要临床表现包括腹部不适或腹痛、消瘦和乏力、消化道症状和黄疸等。

影像学检查是胰腺癌初步诊断和准确分期的重要工具，组织病理学或细胞学检查可确定胰腺癌诊断。手术切除是胰腺癌患者实现治愈和长期生存的主要手段。然而，超过80%的患者由于疾病晚期而无法进行手术治疗，失去了治疗机会。放疗作为胰腺癌的重要局部治疗手段之一，在多学科综合治疗中发挥着至关重要的作用。放疗可以提高根治性手术率，延长总生存期，并缓解疼痛，改善患者的生活质量。

胰腺癌属于恶性程度极高的消耗性疾病，其中80%～90%的患者在疾病早期即呈现消瘦、乏力和体重减轻的症状。放疗会增加营养不良的风险，针对此类情况，常用的营养支持治疗手段包括提供营养教育、进行肠内营养和肠外营养。在实施营养治疗时，应遵循营养不良五阶梯原则。对于梗阻的患者，营养治疗策略应包括解决梗阻并同时进行营养治疗。针对生命体征稳定且能够自主进食的患者，推荐进行营养治疗；而对于生命体征不稳定且存在多器官功能衰竭的患者，原则上不建议实施系统性营养治疗，以维持生命体征的治疗为主。

（二）临床案例

第一步：病史采集

【病史及治疗经过】

患者崔某，女，58岁，胰腺癌放疗后10余天入院。患者9个月前因腹泻伴腹痛就诊，胃肠镜未见确切异常，给予对症处理后缓解，此后患者出现消瘦，2023年8月1日行全腹部增强CT示肝门区、腹膜后及肠系膜上动脉周围见多发团片状密度增高影及淋巴结影，强化不均匀。2023年8月22日行内镜引导下超声细针穿刺腹腔淋巴结，病检提示查见少量神经纤维和神经节细胞，神经组织中查见少量异型上皮细胞。正电子发射体层成像（PET）/CT示肝门区、腹膜后及肠系膜上动脉周围密度增高影及淋巴结影伴糖代谢稍增高，倾向恶性肿瘤病变，胰腺钩突局部信号异常。患者否认高血压、冠心病、糖尿病病史，有手术史，10余年前因子宫肌瘤行子宫次全切手术，否认外伤史、输血史、过敏史，预防接种史不详。无吸烟及饮酒史，平日不爱活动，生活规律。分别于2023年9月20日、2023年10月16日行吉西他滨化疗；2023年12月18日开始行3D/Unity ART放疗，具体剂量：GTVnlpv 6Gy/f，GTV-T pv 6Gy/f，GTVn2pv 6Gy/f，已完成5次；CTV1pv 5Gy/f，已完成5次。

【护理评估】

1.一般情况评估　体温36.5℃，脉搏78次/分，呼吸20次/分，血压96/76mmHg，SpO_2 96%，Barthel指数生活自理能力评分60分，Braden评分20分，跌倒风险评分5分，非计划拔管风险评分5分，KPS评分60分。平日不爱活动，生活规律。

2.专科情况评估　采用RTOG分级评估，放射性皮炎1级；采用CTCAE评估化疗反应，胃肠道反应腹泻2级、便秘2级；身高163cm，体重43kg，BMI 16.2 kg/m²。

3.心理-社会状况评估　患者了解胰腺癌治疗的相关知识，能积极配合治疗。育有一子，配偶健在，经济来源稳定。有职工医疗保险。

第二步：营养诊断及护理要点

【营养不良三级诊断】

1.一级诊断　护士在患者入院24h内采用NRS2002对患者进行营养风险筛查（表6-5-20）。

表6-5-20　NRS2002（十一）

主要诊断：如果患者有以下疾病请在□内打"√"，并参照标准进行评分（无，为0分）
评分1分：营养需要量轻度增加
□髋骨折　□慢性疾病急性发作或有并发症者　□COPD　□血液透析　□肝硬化
□长期血液透析　□糖尿病　☑一般肿瘤患者
评分2分：营养需要量中度增加
□腹部大手术　□脑卒中　□重度肺炎　□血液恶性肿瘤
评分3分：营养需要量重度增加
□颅脑损伤　□骨髓移植　□ICU患者（APACHE＞10分）
小结：疾病有关评分　1　分
营养状况：
1.BMI（kg/m²）（体重　43　kg，身高　1.63　m）
□18.5～20.5（2分）　☑小于18.5（3分）　　小结　3　分
注：因严重胸腔积液、腹水、水肿得不到准确BMI值时，用白蛋白替代（按ESPEN 2006）g/L（＜30g/L，3分）
2.近期（1～3个月）体重是否下降？（是☑，否□）；若是，体重下降　1　kg
体重下降＞5%是在：□3个月内（1分）　□2个月内（2分）　□1个月内（3分）
小结　0　分

3.1周内进食量是否减少？（是☑，否□）
如减少，较从前减少□25%～50%（1分）　☑50%～75%（2分）　□75%～100%（3分）
小结　2　分
综合：营养受损评分□0分　□1分　□2分　☑3分（注：上述3个评分取1个最高值）
年龄评分：□70岁以上（1分）　☑70岁以下（0分）

总分　4　分	风险级别：有☑　无□
护士签名：	

该例患者营养风险筛查结果显示：疾病严重程度（一般肿瘤患者，计1分）、营养状态受损（BMI＜18.5kg/m² 且一般情况差，计3分）、年龄（＜70岁，计0分），该患者NRS2002评分4分，有营养不良风险，进入二级诊断。

2.二级诊断　使用肿瘤患者营养风险评估工具——PG-SGA进行营养不良评估（表6-5-21）。

表6-5-21　PG-SGA（十一）

第一部分　患者自评部分（A评分）	
1.体重（工作表1） 目前我的体重约为43kg 目前我的身高约为163 cm 1个月前我的体重约为44kg 6个月前我的体重约为　kg 在过去的2周，我的体重： ☑减轻（1）　□没变化（0）　□增加（0） 本项计分：2分	2.进食情况 在过去1个月里，我的进食情况与平时情况相比： 　□无改变（0）　□比以往多（0）　☑比以往少（1） 我目前进食： □正常饮食，但比正常情况少（1） ☑少量固体食物（2） □只能进食流质（3） □只能口服营养制剂（3） □几乎吃不下什么（4） □只能通过管饲或静脉营养（0） 本项评分：2分
3.症状 近2周，我有以下问题影响我摄入足够的饮食： □吃饭没有问题（0）　□无食欲，不想吃（3） □恶心（1）　□呕吐（3） ☑便秘（1）　☑腹泻（3） □口腔溃疡（2）　□口干（1） □感觉食品没味，变味（1）　□食品气味不好（1） □吞咽困难（2）　☑一会儿就饱胀了（1） □疼痛（部位　）（3） □其他（如抑郁、经济、牙齿问题）（1） 本项计分：5分	4.活动和身体功能 在过去的1个月，我的活动： □正常，无限制（0） □不像往常，但还能起床行轻微活动（1） ☑多数时候不想起床活动，但卧床或坐椅时间不超过半天（2） □几乎干不了什么，一天大多数时间都卧床或在椅子上（3） □几乎完全卧床，无法起床（3） 本项计分：2分

续表

第二部分　医务人员评价部分	
5.疾病与营养需求的关系（工作表2） 相关诊断癌症 原发疾病的分期□Ⅰ　□Ⅱ　□Ⅲ　□Ⅳ；其他 年龄　58　岁	本项计分：1分
6.代谢方面的需要（工作表3） ☑无应激（0）□轻度应激（1）□中度应激（2）□高度应激（3）	本项计分：0分
7.体格检查（工作表4） □无消耗（0）□低度消耗（1）☑中度消耗（2）□高度消耗（3）	本项计分：2分
8.总分（A＋B＋C＋D）：　14分	
9.定性评价 10.定量评价（A＋B＋C＋D）	□A.营养良好　□B.可疑或中度营养不良　☑C.重度营养不良 □0～1（无营养不良，暂不干预，一个疗程后再次评估） □2～3（可疑或轻度营养不良，由营养师对患者及其家属进行营养指导） □4～8（中度营养不良，需要营养干预和对症治疗） ☑≥9（重度营养不良，迫切需要改善状况的治疗和营养干预）
护士签名：	

　　该例患者营养风险评估结果显示：A.患者自评部分（体重：1个月内下降2.32%，在过去的2周体重减轻，合计2分；进食情况：少量固体食物，计2分；症状：腹泻、早饱、便秘，计5分；活动和身体功能：多数时候不想起床活动，但卧床或坐椅时间不超过半天，计2分），总分11分。B.疾病与营养需求的关系（癌症，计1分）。C.代谢方面的需要（无应激）。D.体格检查（中度消耗，计2分）。该患者评分为14分，提示为重度营养不良，需急切地改善不适症状和营养支持治疗。

　　3.三级诊断/综合测定　护士采用24h膳食调查法记录其营养摄入情况，根据进食情况计算膳食摄入量。经计算及分析，本例患者每日经口膳食摄入量约520kcal，每日蛋白质摄入量约40g，能量达标率为30.7%，蛋白质达标率为50%，未达到肿瘤患者每日所需的目标能量和推荐蛋白质摄入量，存在能量、蛋白质摄入不足。患者BMI为16.2kg/m²，握力为12kg（正常成年女性≥18kg），小腿围为29cm（正常成年女性为30～40cm），两者均明显低于正常水平，三头肌皮褶厚度为12mm（正常成年女性为20～50mm）。

　　实验室检查见表6-5-22。

表6-5-22 实验室检查（十一）

项目	结果	定性	参考值
白细胞	4.98×10^9/L	–	$(3.5 \sim 9.5) \times 10^9$/L
中性粒细胞	3.32×10^9/L	–	$(1.8 \sim 6.3) \times 10^9$/L
红细胞	3.68×10^{12}/L	↓	$(3.8 \sim 5.1) \times 10^{12}$/L
血红蛋白	102g/L	↓	$115 \sim 150$g/L
总蛋白	60g/L	↓	$65 \sim 85$g/L
白蛋白	34.3g/L	↓	$40 \sim 55$g/L
前白蛋白	105.5mg/L	↓	$180 \sim 350$mg/L
CRP	4.75mg/L	–	< 5mg/L

综合以上评定，该患者为重度蛋白质-能量营养不良。

第三步：营养治疗及护理要点

该例患者具备一定的胃肠道功能，遵循营养不良患者营养干预五阶梯模式，选择肠内营养＋肠外营养支持治疗。

该例患者能量计算方法：

REE（kcal/d）（女性）＝655.0955＋9.5634W（W：体重）＋1.8496H（H：身高）－4.6756A（A：年龄）≈1102kcal/d

该例患者活动系数1.1、应激系数（体温系数1.0、疾病系数1.2）

目标能量＝REE×活动系数×应激系数＝1102×1.1×1.0×1.2＝1454kcal/d

蛋白质需要量推荐选择1.5～2.0g/（kg·d）

目标蛋白质：43kg×（1.5～2.0）g/（kg·d）＝64.5～86g/d

【营养治疗及护理】

1.第一阶段 患者有腹泻和便秘交替出现的症状，主管医师予以多酶片和胰酶肠溶胶囊，帮助消化。营养治疗团队予以肠内营养＋肠外营养的治疗方案：中-长链脂肪乳/氨基酸（16）葡萄糖（36%）注射液625ml输注，提供能量摄入740kcal/d，蛋白质摄入35g/d。肠外营养液输注采用"全合一"的形式，减少不良反应。使用中心静脉导管输注，密切观察并发症。患者输注期间未出现相关并发症。肠内营养治疗计划见表6-5-23。

表6-5-23 肠内营养治疗计划（五）

餐次	内容	能量（kcal）	蛋白质（g）
早餐	鸡蛋1个＋牛奶250ml＋主食25g（馒头、包子等）	300	15
午餐	主食50g＋瘦肉50g＋蔬菜150g＋植物油10ml＋盐3g	345	13
晚餐	肠内营养粉剂6勺＋蛋白粉10g＋温开水200ml	252	19
	能量摄入897 kcal/d，蛋白质摄入47g/d		

该例患者肠外营养能量740kcal/d，蛋白质35g/d，肠内营养能量897 kcal/d，蛋白质47g/d，总能量1637kcal/d，蛋白质82g/d。

2. 第二阶段　患者出院后，复查生化、肝功能逐渐恢复正常，腹泻和便秘的症状好转，体重逐渐上升，进一步提供能量摄入量，调整肠内营养治疗计划（表6-5-24）。

表6-5-24　肠内营养治疗计划（六）

餐次	内容	能量（kcal）	蛋白质（g）
早餐	鸡蛋1个＋牛奶250ml＋主食25g（馒头、包子等）	300	15
10：00加餐	肠内营养粉剂6勺＋蛋白粉10g＋温开水200ml	252	19
午餐	主食50g＋瘦肉50g＋蔬菜150g＋植物油10ml＋盐3g	345	13
15：00加餐	肠内营养粉剂6勺＋蛋白粉10g＋温开水200ml	252	19
晚餐	主食50g＋瘦肉50g＋蔬菜150g＋植物油10ml＋盐3g	345	13
20：00加餐	肠内营养粉剂6勺＋蛋白粉10g＋温开水200ml	252	19
	能量摄入1746 kcal/d，蛋白质摄入98g/d		

运动干预可以降低胰腺癌患者治疗相关并发症、提高治疗的耐受性及改善躯体功能和生活质量。患者每周至少进行1次运动锻炼，在运动过程中采取渐进式的方案，根据患者的病情及身体情况及时调整，患者可做踝泵运动，四肢关节屈曲及伸展运动，5～8次重复为1组，可进行3～5组练习。

出院当天护士讲解出院后具体营养方案及注意事项。出院后3个月定期随访，每2周进行1次电话随访，详细询问患者的病情变化、营养摄入情况、不良反应及体重丢失情况，给予针对性的营养指导，同时，患者可在微信群进行咨询，医护人员24h内进行回复。

<h2 align="center">第四步：效果评价</h2>

【症状评估】

经过以上措施，根据CTCAE，胃肠道反应腹泻由2级降为1级，便秘由2级降为1级。根据RTOG急性放射损伤分级标准，患者放疗结束，放射野皮肤色素沉着，放射性皮炎1级。

【营养指标评估】

经过以上措施，患者出院时体重48.1kg，相较初次入院增加5.1kg；白蛋白、前白蛋白分别由34.3g/L增加至38g/L、105.5mg/L增加至138.2mg/L；PG-SGA分值由入院时的14分减至5分，显著下降；小腿围未减小，握力由12kg升至15kg。患者和照顾者对营养治疗效果表示满意。

【病例反思】

规范化的全程营养管理对于改善胰腺癌放疗患者的营养指标至关重要。胰腺癌通常具有较低的生存率，因此在进行营养管理的同时，需要密切关注患者的疾病状态，及时改善患者的症状。实施营养治疗的最终目标是提升患者的生命质量，意味着不仅要关注营养摄入的数量和质量，还要考虑到患者的整体健康状况，包括疾病的进展情况、治疗的反应及生活质量的提升。因此，全程营养管理需要综合考虑患者的营养需求、医疗治疗计划及个体化的情况，以确保患者获得最佳的营养支持，从而提高治疗效果和生活质量。

第六节　妇科肿瘤放疗患者的营养护理

常见的妇科恶性肿瘤有外阴癌、阴道癌、子宫癌、卵巢癌和输卵管癌，以子宫癌和卵巢癌多见，外阴癌和输卵管癌少见。妇科恶性肿瘤治疗方案包括手术治疗、化疗及放疗，部分患者需要免疫治疗。治疗方案中重要的组成部分之一是盆腔放疗，目前治疗方式包括体外照射和近距离放疗，通过放疗可以提高肿瘤的局部控制率、延长患者生存期，提高患者生活质量。由于妇科肿瘤解剖位置邻近膀胱、乙状结肠和直肠等，放疗期间患者会出现不同程度的膀胱刺激征或肠道症状，如宫颈癌患者在放疗1周后会有不同程度的腹痛、大便次数增多、黏液便、血便等，导致患者营养不良的风险增加。研究证实，妇科肿瘤患者营养不良的发生率高达62%～88%，20%的死亡与营养不良密切相关。因此，营养治疗对于妇科肿瘤患者十分重要。本节重点讲述宫颈癌放疗患者的营养护理。

（一）概述

宫颈癌在全球女性中的发病率和死亡率居第4位，2022年全球宫颈癌新发病例约66.1万例，死亡病例约34.81万例。2022年中国宫颈癌发病例数为15.07万例，死亡病例数为5.57万例，发病率从高到低依次为中、西、东部地区，西部地区死亡率略高于中部地区，东部地区最低，这与欠发达地区宫颈癌筛查普及率较低、HPV感染率较高有关。早期宫颈癌常无明显症状和体征，中、晚期为不规则阴道出血。部分患者有阴道排液，液体为白色或血性，可稀薄如水样或米泔状，或有腥臭；晚期因癌组织坏死伴感染，可有大量米汤样或脓性恶臭白带。肿瘤外侵时，可出现尿频、尿急、便秘、下肢肿痛等症状；肿瘤压迫或累及输尿管时，可引起输尿管梗阻、肾盂积水及尿毒症；晚期可有贫血、恶病质等全身衰竭症状。

目前宫颈癌的治疗主要采取手术、放疗、化疗的多学科综合治疗。早期宫颈癌可选择手术，而放疗适合于各期别宫颈癌。宫颈癌放疗靶区包括宫颈瘤区、子宫、子宫旁、部分阴道，以及闭孔、骶前、髂内、髂外、髂总淋巴引流区，其最终目的是提高肿瘤的局部控制率、延长患者生存期，提高患者生活质量。根据治疗目的分为根治性放疗、姑息性放疗、术前新辅助放疗及术后辅助放疗。随着放疗技术的不断进步，从常规放疗发展至三维适形放疗、调强放疗、立体定向放疗等放疗方式。现在临床上常见的近距离放疗是后装和组织间插植。同步放化疗已经成为中晚期宫颈癌标准的治疗方式，但在过程中可能加重消化系统反应，如恶心、呕吐和腹泻；造血系统的不良反应，包括血液学毒性如血小板和白细胞计数下降等，加重机体营养不良的发生。有研究显示，宫颈癌同步放化疗患者的营养不良发生率为48.1%，其中重度营养不良发生率为17.9%，随着疾病的进展或治疗的进行，宫颈癌患者通常较其他妇科肿瘤患者更容易发生营养不良。对放化疗患者给予足够营养支持，能够增强抗肿瘤的治疗效果，改善患者的免疫状态、器官功能，减少放化疗导致的并发症。

（二）临床案例

第一步：病史采集

【病史及治疗经过】

患者向某，女，59岁，2年前因绝经后阴道出血1周入院。2022年12月当地医院盆腔及腹部CT示宫颈见软组织影；病理活检示宫颈鳞癌，行紫杉醇第1天＋顺铂第1天，静脉滴注，化疗2周期及图像引导下适型调强放疗，具体剂量：宫颈及原发灶＋宫体＋阴道上2/3＋宫旁＋盆腔淋巴引流区：50.4Gy/28次，右侧盆壁淋巴结：56Gy/28次。后行2周期顺铂化疗。2023年4月开始行后装治疗，具体剂量：HRCTV6Gy/f，TRCTV5Gy/f，共3次；2023年5月2日开始行插植治疗，具体剂量GTV6Gy/f，共2次。2023年9月26日复查CT示腹主动脉旁淋巴结转移及肝、右上腹膜种植或转移灶可能。遂行超声引导下肝穿刺：查见转移性鳞状细胞癌。复查后考虑肿瘤转移，于2023年10月3日至2024年2月1日行第1～5周期化疗，具体为紫杉醇白蛋白结合型第1天静脉滴注＋卡铂第1天静脉滴注，每21天1次。门诊复查提示肿瘤增大，考虑疾病进展，遂调整治疗方案，于2024年2月28日行第1周期化疗联合免疫治疗，具体为紫杉醇白蛋白结合型第1天静脉滴注＋卡度尼利静脉滴注。

【护理评估】

1. 一般情况评估　体温36℃，脉搏89次/分，呼吸20次/分，血压125/80mmHg，$SpO_2$97%，Barthel指数生活自理能力评分80分，Braden评分20分，跌倒风险评分2分，非计划拔管风险评分5分，KPS评分80分。

2. 专科情况评估　采用RTOG分级评估，腹部放疗部位皮肤放射性皮炎1级，腰背部疼痛，NRS评分4分；采用CTCAE评估化疗反应，胃肠道反应恶心3级；身高157cm，体重45kg，BMI 18.26kg/m²。

3. 心理-社会状况评估　患者了解宫颈癌的治疗和预后，能积极配合治疗。育有一女，女儿工厂上班，配偶自由职业，经济来源微薄。有农村医疗保险。

第二步：营养诊断及护理要点

【营养不良三级诊断】

1. 一级诊断　护士在患者入院24h内采用NRS2002对患者进行营养风险筛查（表6-6-1）。

表6-6-1 NRS2002（十二）

主要诊断：如果患者有以下疾病请在□内打"√"，并参照标准进行评分（无，为0分）
评分1分：营养需要量轻度增加 □髋骨折 □慢性疾病急性发作或有并发症者 □COPD □血液透析 □肝硬化 □长期血液透析 □糖尿病 ☑一般肿瘤患者 评分2分：营养需要量中度增加 □腹部大手术 □脑卒中 □重度肺炎 □血液恶性肿瘤 评分3分：营养需要量重度增加 □颅脑损伤 □骨髓移植 □ICU患者（APACHE＞10分） <div align="right">小结：疾病有关评分 1 分</div>
营养状况：
1.BMI（kg/m²）（体重 45 kg，身高 1.57 m） □18.5～20.5（2分） ☑小于18.5（3分）　　　　　　　　　　　小结 3 分 注：因严重胸腔积液、腹水、水肿得不到准确BMI值时，用白蛋白替代（按ESPEN 2006） g/L（＜30g/L,3分） 2.近期（1～3个月）体重是否下降？（是☑，否□）；若是，体重下降 5 kg 体重下降＞5%是在：□3个月内（1分） □2个月内（2分） ☑1个月内（3分） 小结 3 分 3.1周内进食量是否减少？（是☑，否□） 如减少，较从前减少☑25%～50%（1分） □50%～75%（2分） □75%～100%（3分） 小结 1 分 综合：营养受损评分□0分 □1分 □2分 ☑3分（注：上述3个评分取1个最高值）
年龄评分：□70岁以上（1分） ☑70岁以下（0分）
总分 4 分　　　　　　　　　　　　　　　　风险级别：有☑ 无□
护士签名：

　　该例患者营养风险筛查结果显示：疾病严重程度（一般肿瘤患者，计1分）、营养状态受损（1个月体重下降10%，计3分）、年龄（＜70岁，计0分），该患者NRS2002评分4分，有营养不良风险，进入二级诊断。

　　2.二级诊断 使用肿瘤患者营养风险评估工具——PG-SGA进行营养不良评估（表6-6-2）。

表6-6-2 PG-SGA（十二）

第一部分 患者自评部分（A评分）	
1.体重（工作表1） 目前我的体重约为45kg 目前我的身高约为157cm 1个月前我的体重约为50kg 6个月前我的体重约为52kg 在过去的2周，我的体重： ☑减轻（1）□没变化（0）□增加（0） 本项计分：4分	2.进食情况 在过去1个月里，我的进食情况与平时情况相比： 　□无改变（0）□比以往多（0）☑比以往少（1） 我目前进食： □正常饮食，但比正常情况少（1） ☑少量固体食物（2） □只能进食流质（3） □只能口服营养制剂（3） □几乎吃不下什么（4） □只能通过管饲或静脉营养（0） 本项评分：2分
3.症状 近2周，我有以下问题影响我摄入足够的饮食： □吃饭没有问题（0）☑无食欲，不想吃（3） ☑恶心（1）□呕吐（3） □便秘（1）□腹泻（3） □口腔溃疡（2）□口干（1） □感觉食品没味，变味（1）□食品气味不好（1） □吞咽困难（2）☑一会儿就饱胀了（1） ☑疼痛（部位腰背部）（3） □其他（如抑郁、经济、牙齿问题）（1） 本项计分：8分	4.活动和身体功能 在过去的1个月，我的活动： □正常，无限制（0） ☑不像往常，但还能起床行轻微活动（1） □多数时候不想起床活动，但卧床或坐椅时间不超过半天（2） □几乎干不了什么，一天大多数时间都卧床或在椅子上（3） □几乎完全卧床，无法起床（3） 本项计分：1分
第二部分 医务人员评价部分	
5.疾病与营养需求的关系（工作表2） 相关诊断癌症 原发疾病的分期□Ⅰ □Ⅱ □Ⅲ □Ⅳ；其他 年龄　59　岁 本项计分：1分	
6.代谢方面的需要（工作表3） ☑无应激（0）□轻度应激（1）□中度应激（2）□高度应激（3） 本项计分：0分	
7.体格检查（工作表4） □无消耗（0）☑低度消耗（1）□中度消耗（2）□高度消耗（3） 本项计分：1分	
8.总分（A＋B＋C＋D）：　17分	
9.定性评价 10.定量评价（A＋B＋C＋D）	□A.营养良好 □B.可疑或中度营养不良 ☑C.重度营养不良 □0～1（无营养不良，暂不干预，一个疗程后再次评估） □2～3（可疑或轻度营养不良，由营养师对患者及其家属进行营养指导） □4～8（中度营养不良，需要营养干预和对症治疗） ☑≥9（重度营养不良，迫切需要改善状况的治疗和营养干预）
护士签名：	

该例患者营养风险评估结果显示：A.患者自评部分（体重：1个月下降10%，在过去的2周体重减轻，合计4分。进食情况：少量固体食物，计2分。症状：无食欲，不想吃计3分；恶心计1分；一会就饱胀了计1分；疼痛计3分。活动和身体功能：不像往常，但还能起床行轻微活动计1分，合计15分。B.疾病与营养需求的关系（癌症计1分）。C.代谢方面的需要（无应激）。D.体格检查（低度消耗，计1分）。该患者评分为17分，提示患者为重度营养不良，亟须改善不适症状和或营养支持治疗。

3.三级诊断/综合测定　护士采用24h膳食调查法记录其营养摄入情况，经口进食能量约700kcal，蛋白质约35g，能量达标率约为44%，蛋白质达标率约为40%，未达到肿瘤患者每日所需的目标能量和推荐蛋白质摄入量，存在能量、蛋白质摄入不足。患者BMI为18.26kg/m^2，握力为16.7kg（正常成年女性≥18kg），小腿围为30cm（正常成年女性＞34cm），两者均明显低于正常水平，腹围为65cm（正常成年女性＜80cm）。

实验室检查见表6-6-3。

表6-6-3　实验室检查（十三）

项目	结果	定性	参考值
白细胞	2.81×10^9/L	↓	（3.5～9.5）×10^9/L
中性粒细胞	2.06×10^9/L	－	（1.8～6.3）×10^9/L
红细胞	2.63×10^{12}/L	↓	（3.8～5.1）×10^{12}/L
血红蛋白	84g/L	↓	115～150g/L
总蛋白	55.7g/L	↓	65～85g/L
白蛋白	30.7g/L	↓	40～55g/L
前白蛋白	61.7mg/L	↓	180～350mg/L
CRP	11.62mg/L	↑	＜5mg/L

综合以上评定，该患者进食困难、饮食结构不合理，为摄入不足和消耗增加引起的重度蛋白质-能量营养不良。

第三步：营养治疗及护理要点

经多学科讨论制订营养方案：考虑该患者肠道功能正常，进食障碍是因肿瘤转移引起腹部及背部疼痛，以及化疗药物的使用导致进食量减少、恶心呕吐、腹泻。为改善患者营养，减轻患者痛苦，在营养治疗的同时应辅以镇痛、保胃、止吐对症处理可以帮助患者更好地治疗疾病。综合考虑患者胃肠道功能正常，按照原则应该为肠外营养＋肠内营养治疗。

该例患者能量计算方法为：

REE（kcal/d）（女性）＝655.0955＋9.5634W（W：体重）＋1.8496H（H：身高）-4.6756A（A：年龄）≈1100kcal/d

在疾病状态下：能量需要＝REE×活动系数×应激系数

该例患者活动系数1.3、应激系数（体温系数1.0、疾病系数1.1）

目标能量＝REE×活动系数×应激系数＝1100×1.3×1.0×1.1≈1573kcal/d

蛋白质需要量推荐选择1.5～2.0g/（kg·d）

目标蛋白质：45kg×（1.5～2.0）g/（kg·d）＝67.5～90g/d

差值：能量约893kcal（1586-693kcal），蛋白质为32.5～55g［（67.5～90）g-35g］。

【营养治疗及护理】

1. 第一阶段　患者入院后，考虑癌转移引起的胸痛和背痛，予以口服镇痛药物，盐酸羟考酮40mg口服，每日2次，效果不佳时用吗啡注射液10mg皮下注射镇痛，镇痛效果明显。患者食欲不佳，感恶心，给予保胃治疗。考虑患者每日摄入能量和蛋白质严重不足加上患者宫颈癌放疗，不宜选择股静脉作为静脉通路，最终确定患者使用颈内CVC中心静脉进行营养支持治疗，肠外营养治疗方案：脂肪乳氨基酸（17）葡萄糖（19%）注射液（卡全）1026ml，供能900kcal，输注时间为12～24h。肠内营养治疗计划见表6-6-4。

表6-6-4　营养治疗计划（十五）

餐次	内容	能量（kcal）	蛋白质（g）
早餐	肠内营养粉剂2勺＋蛋白粉10g＋水200ml	124	13
10：00加餐	水果150g	68	0.75
午餐	主食25g＋瘦肉50g＋蔬菜150g＋植物油8ml＋盐2.5g	279	14
15：00加餐	肠内营养粉剂2勺＋水200ml	84	3
晚餐	主食25g＋瘦肉25g＋蔬菜100g＋植物油6ml＋盐1.5g	193	9.5
20：00加餐	肠内营养粉剂3勺＋水200ml	126	4.5
	能量摄入874kcal/d，蛋白质摄入44.75g/d		

2. 第二阶段　肠外营养支持第3天，患者进食后恶心呕吐，感腹胀，遵医嘱灌肠后解褐色稀便2次，腹胀较前缓解。患者进食呕吐剧烈，给予流质饮食，停止食用水果等凉性食物，以免增加腹泻的风险。遵医嘱给予奥美拉唑40mg，静脉滴注，每日1次，继续其他对症处理，调整营养治疗计划（表6-6-5）。

表6-6-5　营养治疗计划（十六）

餐次	内容	能量（kcal）	蛋白质（g）
早餐	肠内营养粉剂2勺＋蛋白粉10g＋水200ml	124	13
10：00加餐	肠内营养粉剂2勺＋水200ml	84	3
午餐	肠内营养粉剂5勺＋蛋白粉10g＋水200ml	250	17.5
15：00加餐	肠内营养粉剂2勺＋水200ml	84	3
晚餐	肠内营养粉剂5勺＋蛋白粉10g＋水200ml	250	17.5
20：00加餐	肠内营养粉剂3勺＋水200ml	126	4.5
	能量摄入918kcal/d，蛋白质摄入58.5g/d		

灌肠及加用奥美拉唑后次日患者解稀便1次；输入肠外营养液第5天患者中午进食后感轻微恶心。

3.第三阶段　肠外营养支持第6天后，输注顺利，患者无恶心呕吐、未再腹胀，调整肠内营养治疗计划见表6-6-6，患者病情好转，为保证能量充足，经口逐步向普食过渡。

表6-6-6　营养治疗计划（十七）

餐次	内容	能量（kcal）	蛋白质（g）
早餐	鸡蛋1个＋牛奶250ml＋主食50g（馒头、包子等）	455	22
10：00加餐	肠内营养粉剂3勺＋蛋白粉10g＋水200ml	166	14.5
午餐	主食50g＋瘦肉100g＋蔬菜150g＋植物油10ml＋盐3g	477	23.5
15：00加餐	肠内营养粉剂6勺＋水200ml	252	9
晚餐	主食50g＋瘦肉50g＋蔬菜150g＋植物油10ml＋盐3g	477	23.5
20：00加餐	牛奶250ml或肠内营养粉剂5勺＋水200ml	210	7.5
能量摄入2037kcal/d，蛋白质摄入100g/d			

4.第四阶段　出院时制订居家营养方案，患者胃肠道症状及疼痛情况明显减轻，为促进患者尽快好转，调整蛋白质摄入量，营养治疗计划见表6-6-7。

表6-6-7　营养治疗计划（十八）

餐次	内容	能量（kcal）	蛋白质（g）
早餐	鸡蛋2个＋牛奶250ml＋主食50g（馒头、包子等）	545	31
10：00加餐	肠内营养粉剂6勺＋水200ml	252	9
午餐	主食50g＋瘦肉50g＋蔬菜150g＋植物油10ml＋盐3g	477	23.5
14：00加餐	水果200g	90	1
15：00加餐	肠内营养粉剂5勺＋蛋白粉10g＋水200ml	250	17.5
晚餐	主食50g＋瘦肉50g＋蔬菜150g＋植物油10ml＋盐3g	477	23.5
20：00加餐	肠内营养粉剂3勺＋水100ml	126	4.5
能量摄入2217kcal/d，蛋白质摄入110g/d			

住院期间，营养团队通过健康讲堂、微信推送、营养手册、一对一宣教等不同形式对患者及其家属进行健康宣教。指导患者采用静、动态运动交替的方法运动，患者晨起后在病房内慢走20min左右，随后进行转体伸展运动15min，并于放化疗前于墙壁处进行30～60min的站立训练。该训练过程能够较好地保障患者的呼吸、循环状态，使得身心得到完全的放松。夜晚临睡前进行提肛训练，持续20min，运动时间每日应保持在1～2h，并分为4个阶段，可以依据患者的实际情况酌情增减运动量。在运动期间应对患者心率进行监测，心率应保持在目标心率的50%～60%。出院后可适当进行瑜伽、

慢跑、太极拳等温和的健身运动。并指导其对自身的运动时间、运动量进行控制，避免过度劳累，应遵守劳逸结合的原则。

第四步：效果评价

【症状评估】

经过以上措施，根据CTCAE，患者胃肠道反应恶心由3级降为1级；胸部和腰部疼痛NRS评分由4分转为2分；精神状态好转，进食量增加。

【营养指标评估】

出院时，患者体重增加3.5kg，PG-SGA分值由入院时的16分减至5分，显著下降；握力由16.7kg升至正常（18.1kg）；白蛋白、前白蛋白也有所上升，分别由30.7g/L增加至40.1g/L、61.7mg/L增加至106.6mg/L；患者治疗结束1个月后电话随访时，基本无恶心呕吐，进食量恢复至正常水平，体重无下降，总蛋白、白蛋白水平恢复正常，血红蛋白上升，营养状况明显改善。

【病例反思】

该患者肿瘤发现至今2年余，治疗周期长，不良反应多，因放化疗导致恶心呕吐、腹泻，肿瘤转移引起疼痛，长期患病出现焦虑、抑郁等心理应激，导致摄入减少、体重下降及机体整体功能障碍，增加营养不良的风险。针对该例营养风险的患者，要及时进行营养干预，及时和主管医师、营养师沟通且营养管理，同时做好康复运动指导。及时准确的营养评估，有效的营养支持，能有效提高患者生活质量。同时该例患者病程长，患者心理压力大，对愈后恢复缺乏信心，家属支持尚可，故应从患者心理治疗入手，向患者和其家属讲解营养支持对疾病康复的重要性，取得患者和家属配合后根据患者病情变化及营养指标恢复情况及时有效地调整营养治疗的方案。通过实施规范化、个体化的全程营养管理，有望改善患者的营养状况，为治疗提供有力支持，减少放化疗的副作用，进而提升患者的生活质量。

参考文献

埃里克·福特著，2024. 肿瘤放射物理学基础［M］. 杨瑞杰，耿立升，孙保华 主译 北京：清华大学出版社.

曹艳宏，张未平，李苏宜，2023. 肠内营养管饲肿瘤患者临床护理技术路径［J］. 肿瘤学杂志，29（4）：289-293.

陈昌连，曹家燕，李红，等，2021. 头颈部癌症患者家庭肠内营养的研究进展［J］. 护士进修杂志，36（20）：1849-1852，1913.

陈雪琴，邹华钦，曹娟，2024. 早期肠内营养护理干预用于神经内科重症患者营养状况及并发症的改善［J］. 中国医药指南，22（8）：127-129.

丛明华，2021. 肠外营养安全性管理中国专家共识［J］. 肿瘤代谢与营养电子杂志，8（5）：495-502.

丛明华，石汉平，2022. 中国恶性肿瘤患者运动治疗专家共识［J］. 中国科学：生命科学，52（4）：587-602.

杜玫洁，张娜，李咪琪，等，2022. 急危重症患者外周静脉通路建立相关指南的质量评价及内容分析［J］. 护理学报，29（13）：39-45.

国家卫生健康委办公厅，2022. 胰腺癌诊疗指南（2022年版）［J］. 临床肝胆病杂志，38（5）：1006-1015.

国家卫生健康委员会，2022. 原发性肝癌诊疗指南（2022年版）［J］. 肿瘤综合治疗电子杂志，8（2）：16-53.

国家卫生健康委员会，2023. 静脉治疗护理技术操作标准：WS/T 433-2023［S/OL］.［2023-08-29］. http://www.nhc.gov.cn/wjw/pjl/202309/596da87e29c24708b531ca226485cdf2/files/6377cea1a74f45b3ae-5af0eff974cf25.pdf

国家卫生健康委员会医政司，中华医学会肿瘤学分会，2023. 中国结直肠癌诊疗规范（2023版）［J］. 协和医学杂志，14（4）：706-733.

胡静，李梅，2020. 肠外营养相关代谢性骨病的研究进展［J］. 中国全科医学，23（27）：3488-3491.

胡志强，游伟程，潘凯枫，等，2023. 中、美两国癌症流行特征分析：《2023美国癌症统计报告》解读［J］. 科技导报，41（18）：18-28.

霍军生，2020. 营养筛查诊断与评估［M］. 北京：人民卫生出版社.

杰森·P. 希恩，L. 戴德·伦斯福德著，2023. 颅内立体定向放射外科学［M］. 3版. 张剑宁，孙君昭 主译. 北京：科学技术文献出版社.

雷倍美，李珍，谢常宁，等，2023. 头颈部肿瘤患者吞咽功能促进策略的证据总结［J］. 中华护理杂志，58（1）：85-91.

李宁，2020. 局部晚期胃癌围手术期放疗的选择［D］. 北京：北京协和医学院.

李素云，邵小平，唐小丽，等，2022. 肠外营养安全输注专家共识［J］. 中华护理杂志，57（12）：1421-1426.

李涛，吕家华，石汉平，2021. 放疗患者营养治疗专家共识［J］. 肿瘤代谢与营养电子杂志，8（1）：29-34.

李涛，石汉平，2021. 肿瘤放射治疗营养学［M］. 北京：科学出版社.

李晔雄, 2018. 肿瘤放射治疗学［M］. 5 版. 北京：中国协和医科大学出版社.

刘希琴, 2022. 放射生物学概论［M］. 北京：北京航空航天大学出版社.

马建红, 吴瑞臻, 叶正强, 等, 2021. 智能筛查系统与 NRS-2002 对头颈部肿瘤住院病人营养风险筛查效果比较［J］. 护理研究, 35（21）：3892-3896.

米元元, 黄海燕, 尚游, 等, 2021. 中国危重症患者肠内营养治疗常见并发症预防管理专家共识（2021 版）［J］. 中华危重病急救医学, 33（8）：903-918.

石汉平, 李涛, 庄则豪, 等, 2022. 中国肿瘤营养治疗指南［M］. 北京：人民卫生出版社.

石汉平, 李薇, 李苏宜, 等, 2021. 肿瘤营养诊疗规程［M］. 北京：人民卫生出版社.

石汉平, 李薇, 齐玉梅, 2021. 营养筛查与评估［M］. 2 版. 北京：人民卫生出版社.

宋春花, 王昆华, 郭增清, 等, 2020. 中国常见恶性肿瘤患者营养状况调查［J］. 中国科学：生命科学, 50（12）：1437-1452.

唐小丽, 吴蓓雯, 唐媛, 2023. 临床营养操作流程及考核标准（2023 版）［M］. 成都：电子科技大学出版社.

王俊杰, 2022. 放射性粒子近距离消融治疗学［M］. 北京：北京大学医学出版社.

王凯, 江华, 2022.《中国成年患者营养治疗通路指南》解读：外周中心静脉导管［J］. 肿瘤代谢与营养电子杂志, 9（5）：561-565.

王璐, 江华, 2022.《中国成年患者营养治疗通路指南》解读：输液港［J］. 肿瘤代谢与营养电子杂志, 9（6）：696-700.

王沛如, 罗泽槟, 张佳, 等, 2021. 食管癌患者围放疗期营养管理指南的质量评价［J］. 中华护理杂志, 56（5）：767-774.

王鹏, 王征, 张力川, 等, 2024. 恶性肿瘤同步放化疗患者的营养状况及其影响因素［J］. 精准医学杂志, 39（1）：74-77.

王延莉, 胡雁, 谢忠飞, 等, 2022. 头颈癌放疗患者营养管理的最佳证据总结［J］. 解放军护理杂志, 39（1）：63-67.

王莹, 陆丽娜, 2022. 住院患儿营养筛查与评估工具应用现状［J］. 临床儿科杂志, 40（11）：801-806.

徐芸, 张海燕, 米元元, 等, 2021. 全球领导人营养不良倡议标准及其在肿瘤患者中的应用进展［J］. 护士进修杂志, 36（20）：1839-1843.

薛少军, 王子国, 周军涛, 等, 2022. 头颈部肿瘤放疗后吞咽困难防治的研究现状［J］. 国际放射医学核医学杂志, 46（2）：116-120.

尹春梅, 王继伟, 郑喜兰, 2023. 结直肠癌化疗患者的营养管理模式研究进展［J］. 肿瘤代谢与营养电子杂志, 10（2）：302-306.

于恺英, 刘俐惠, 石汉平, 2020. 肿瘤营养相关状况诊断标准［J］. 肿瘤代谢与营养电子杂志, 7（1）：1-6.

于恺英, 杨韵, 石汉平, 2020. 全球领导人营养不良倡议（GLIM）标准及其推广应用［J］. 营养学报, 42（3）：209-214.

于康, 孙文彦, 2020. 护理人员在营养风险筛查中的作用［J］. 中国护理管理, 20（3）：324-327.

张丰健, 陈成, 张宁, 等, 2023. 胰腺癌患者运动干预的范围综述［J］. 护理学杂志, 38（20）：116-121.

张文, 2021. 头颈部肿瘤患者放疗期间营养状况的变化及其对放疗不良反应的影响［J］. 国际护理学杂志, 40（18）：3376-3378.

赵文利, 闫洁, 苏雁, 等, 2023. 恶性肿瘤患儿治疗期间营养风险及营养状况的纵向调查［J］. 肿瘤代谢与营养电子杂志, 10（3）：370-376.

郑荣寿，陈茹，韩冰峰，等，2024. 2022年中国恶性肿瘤流行情况分析［J］. 中华肿瘤杂志，46（3）：221-231.

中国抗癌协会肿瘤营养专业委员会，2022. 肿瘤相关性肌肉减少症临床诊断与治疗指南［J］. 肿瘤代谢与营养电子杂志，9（1）：24-34.

中国抗癌协会肿瘤营养专业委员会，国家市场监管重点实验室（肿瘤特医食品），中国营养保健食品协会特殊医学用途配方食品应用委员会，2022. 规范化外科营养诊疗示范病房标准［J］. 肿瘤代谢与营养电子杂志，9（2）：175-184.

中国抗癌协会肿瘤营养专业委员会，全国卫生产业企业管理协会医学营养产业分会，浙江省医学会肿瘤营养与治疗学分会，2022. 肿瘤患者食欲下降的营养诊疗专家共识［J］. 肿瘤代谢与营养电子杂志，9（3）：312-319.

中国抗癌协会肿瘤营养专业委员会，中华医学会肠外肠内营养学分会，2022. 胰腺癌患者的营养治疗专家共识［J］. 肿瘤代谢与营养电子杂志，9（1）：35-38.

中国抗癌协会肿瘤营养专业委员会，中华医学会肠外肠内营养学分会，2023. 肺癌患者的营养治疗专家共识［J］. 肿瘤代谢与营养电子杂志，10（3）：336-341.

中国抗癌协会肿瘤营养专业委员会，中华医学会肠外肠内营养学分会，2023. 胃癌患者的营养治疗专家共识［J］. 肿瘤代谢与营养电子杂志，10（2）：208-212.

中国抗癌协会肿瘤营养专业委员会，中华医学会肠外肠内营养学分会，2023. 肿瘤患者肠内营养耐受不良专家共识［J］. 肿瘤代谢与营养电子杂志，10（4）：505-508.

中国抗癌协会肿瘤营养专业委员会，中华医学会肠外肠内营养学分会组织，2020. 中国肿瘤营养治疗指南2020［M］. 北京：人民卫生出版社.

中国抗癌协会肿瘤营养专业委员会，中华医学会放射肿瘤治疗学分会，中国医师协会放射肿瘤治疗医师分会，2023. 肿瘤放射治疗患者营养治疗指南（2022年）［J］. 肿瘤代谢与营养电子杂志，10（2）：199-207.

中国营养学会，2023. 恶性肿瘤患者康复期营养管理专家共识（2023版）［J］. 中华临床营养杂志，31（2）：65-73.

中华医学会肠外肠内营养学分会，2023. 中国成人患者肠外肠内营养临床应用指南（2023版）［J］. 中华医学杂志，103（13）：946-974.

中华医学会放射肿瘤治疗学分会，2019. 放射性口腔黏膜炎防治策略专家共识（2019）［J］. 中华放射肿瘤学杂志，28（9）：641-647.

中华医学会消化内镜学分会老年内镜协作组，北京医学会消化内镜学分会，2023. 老年人经皮内镜下胃造瘘术中国专家共识（2022版）［J］. 中华消化内镜杂志，40（2）：85-93.

Arya L，Brizuela M，2023. Oral management of patients undergoing radiation therapy［M］//StatPearls. Treasure Island（FL）：StatPearls Publishing.

Belfiore E，Di Prima G，Angellotti G，et al，2024. Plant-derived polyphenols to prevent and treat oral mucositis induced by chemo-and radiotherapy in head and neck cancers management［J］. Cancers，16（2）：260.

Berthel E，Ferlazzo M L，Devic C，et al，2019. What does the history of research on the repair of DNA double-strand breaks tell us? -a comprehensive review of human radiosensitivity［J］. Int J Mol Sci，20（21）：5339.

Blake C L，Brown T E，Pelecanos A，et al，2023. Enteral nutrition support and treatment toxicities in patients with head and neck cancer receiving definitive or adjuvant helical intensity-modulated radiotherapy with concurrent chemotherapy［J］. Head & Neck，45（2）：417-430.

Bozzetti F，Stanga Z，2020. Does nutrition for cancer patients feed the tumour? A clinical perspective［J］. Crit Rev Oncol Hematol, 153: 103061.

Brown D, Loeliger J, Stewart J, et al, 2023. Relationship between global leadership initiative on malnutrition（GLIM）defined malnutrition and survival, length of stay and post-operative complications in people with cancer: a systematic review［J］. Clin Nutr, 42（3）: 255-268.

Cederholm T, Jensen G L, Correia M I T D, et al, 2019. GLIM criteria for the diagnosis of malnutrition -A consensus report from the global clinical nutrition community［J］. J Cachexia Sarcopenia Muscle, 10（1）: 207-217.

Cong M H, Wang J J, Fang Y, et al, 2018. A multi-center survey on dietary knowledge and behavior among inpatients in oncology department［J］. Support Care Cancer, 26（7）: 2285-2292.

Correia M I T D, Tappenden K A, Malone A, et al, 2022. Utilization and validation of the Global Leadership Initiative on Malnutrition（GLIM）: a scoping review［J］. Clin Nutr, 41（3）: 687-697.

CSCO肿瘤营养治疗专家委员会, 2012. 恶性肿瘤患者的营养治疗专家共识［J］. 临床肿瘤学杂志, 17（1）: 59-73.

De Felice F, de Vincentiis M, Luzzi V, et al, 2018. Late radiation-associated dysphagia in head and neck cancer patients: evidence, research and management［J］. Oral Oncol, 77: 125-130.

Deng X B, Liu P, Jiang D, et al, 2020. Neoadjuvant radiotherapy versus surgery alone for stage Ⅱ / Ⅲ mid-low rectal cancer with or without high-risk factors: a prospective multicenter stratified randomized trial［J］. Annals of Surgery, 272（6）: 1060-1069.

Doppenberg D, Besselink M G, van Eijck C H J, et al, 2022. Stereotactic ablative radiotherapy or best supportive care in patients with localized pancreatic cancer not receiving chemotherapy and surgery（PANCOSAR）: a nationwide multicenter randomized controlled trial according to a TwiCs design［J］. BMC Cancer, 22（1）: 1363.

Ferlay J, Colombet M, Soerjomataram I, et al, 2021. Cancer statistics for the year 2020: an overview. Int J Cancer, 149（4）: 778-789.

Hsieh M C, Chang W W, Yu H H, et al, 2018. Adjuvant radiotherapy and chemotherapy improve survival in patients with pancreatic adenocarcinoma receiving surgery: adjuvant chemotherapy alone is insufficient in the era of intensity modulation radiation therapy［J］. Cancer Med, 7（6）: 2328-2338.

Ibrahim K, May C R, Patel H P, et al, 2018. Implementation of grip strength measurement in medicine for older people wards as part of routine admission assessment: identifying facilitators and barriers using a theory-led intervention［J］. BMC Geriatr, 18（1）: 79.

Jensen G L, Cederholm T, Correia M I T D, et al, 2019. GLIM criteria for the diagnosis of malnutrition: a consensus report from the global clinical nutrition community［J］. JPEN J Parenter Enteral Nutr, 43（1）: 32-40.

Ji X Q, Ding W, Wang J S, et al, 2023. Application of intraoperative radiotherapy for malignant glioma［J］. Cancer Radiother, 27（5）: 425-433.

Klein-Weigel P, Elitok S, Ruttloff A, et al, 2020. Superior vena *Cava* syndrome［J］. Vasa, 49（6）: 437-448.

Lakananurak N, Tienchai K, 2019. Incidence and risk factors of parenteral nutrition-associated liver disease in hospitalized adults: a prospective cohort study［J］. Clin Nutr ESPEN, 34: 81-86.

Li X, Wang J X, Wang Y P, et al, 2022. Comparison of pull and introducer techniques for percutaneous endoscopic gastrostomy［J］. J Multidiscip Healthc, 15: 733-741.

Martin B, Cereda E, Caccialanza R, et al, 2021. Cost-effectiveness analysis of oral nutritional supplements with nutritional counselling in head and neck cancer patients undergoing radiotherapy［J］. Cost

Eff Resour Alloc, 19（1）: 35.

Martincich I, Cini K, Lapkin S, et al, 2020. Central venous access device complications in patients receiving parenteral nutrition in general ward settings: a retrospective analysis［J］. JPEN J Parenter Enteral Nutr, 44（6）: 1104-1111.

McCurdy B, Nejatinamini S, Debenham B J, et al, 2019. Meeting minimum ESPEN energy recommendations is not enough to maintain muscle mass in head and neck cancer patients［J］. Nutrients, 11（11）: 2743.

Muscaritoli M, Arends J, Bachmann P, et al, 2021. ESPEN practical guideline: Clinical Nutrition in cancer［J］. Clin Nutr, 40（5）: 2898-2913.

Nakamura R, Inage Y, Tobita R, et al, 2018. Sarcopenia in resected NSCLC: effect on postoperative outcomes［J］. J Thorac Oncol, 13（7）: 895-903.

Pars H, Çavuşoğlu H, 2019. A literature review of percutaneous endoscopic gastrostomy: dealing with complications［J］. Gastroenterol Nurs, 42（4）: 351-359.

Petrovskiy A N, Popov A Y, Baryshev A G, 2019. Percutaneous endoscopic gastrostomy［J］. Khirurgiia, （8）: 69-73.

Porrazzo A, Cassandri M, D'Alessandro A, et al, 2024. DNA repair in tumor radioresistance: insights from fruit flies genetics［J］. Cell Oncol（Dordr）, 47（3）: 717-732.

Prasad S, Gupta S C, Tyagi A K, 2017. Reactive oxygen species（ROS）and cancer: Role of antioxidative nutraceuticals［J］. Cancer Lett, 387: 95-105.

Rossi M, Sina Mirbagheri S E Y E D, Keshavarzian A, et al, 2018. Nutraceuticals in colorectal cancer: a mechanical approach［J］. Eur J Pharmacol, 833: 396-402.

Sakurai H, Ohno T, Ogawa K, 2023. Current status and future prospects of particle therapy（proton beam and heavy ion therapy）in Japan-in the special issue of the Journal of Radiation Research［J］. J Radiat Res, 64（Suppl 1）: i1.

Schaap L A, van Schoor N M, Lips P, et al, 2018. Associations of sarcopenia definitions, and their components, with the incidence of recurrent falling and fractures: the longitudinal aging study Amsterdam［J］. J Gerontol A Biol Sci Med Sci, 73（9）: 1199-1204.

Sexton R E, Al Hallak M N, Diab M, et al, 2020. Gastric cancer: a comprehensive review of current and future treatment strategies［J］. Cancer Metastasis Reviews, 39（4）: 1179-1203.

Shiroyama T, Nagatomo I, Koyama S, et al, 2019. Impact of sarcopenia in patients with advanced non-small cell lung cancer treated with PD-1 inhibitors: a preliminary retrospective study［J］. Sci Rep, 9（1）: 2447.

Sun J Y, Huang W J, Chen J B, et al, 2022. Association of 3D-CRT and IMRT accelerated hyperfractionated radiotherapy with local control rate and 5-year survival in esophageal squamous cell carcinoma patients［J］. 95（1133）: 20211195.

Sung H, Ferlay J, Siegel R L, et al, 2021. Global cancer statistics 2020: GLOBOCAN estimates of incidence and mortality worldwide for 36 cancers in 185 countries［J］. CA Cancer J Clin, 71（3）: 209-249.

Tang R, Yin J Q, Liu Y X, et al, 2024. FLASH radiotherapy: a new milestone in the field of cancer radiotherapy［J］. Cancer Lett, 587: 216651.

Tran PT, Mouw KW, 2024. SABR Today... and Tomorrow?. Int J Radiat Oncol Biol Phys. 118（1）: 11.

Volkert D, Beck A M, Cederholm T, et al, 2019. ESPEN guideline on clinical nutrition and hydration in geriatrics ［ J ］. Clin Nutr，38（1）：10-47.

Vudayagiri L，Hoilat GJ，Gemma R，2022. Percutaneous endoscopic gastrostomy tube ［ M ］. Treasure Island（FL）：StatPearls Publishing.

Zeng H M，Chen W Q，Zheng R S，et al，2018. Changing cancer survival in China during 2003-15：a pooled analysis of 17 population-based cancer registries ［ J ］. Lancet Glob Health，6（5）：e555-e567.

Zhu B，Kou C G，Bai W，et al，2019. Accelerated hyperfractionated radiotherapy versus conventional fractionation radiotherapy for head and neck cancer：a meta-analysis of randomized controlled trials ［ J ］. J Oncol：7634746.